V&R Academic

Ortrud Weidemann

Dreigenerationenkonflikt bei Lern- und Arbeitsstörung

Studien zu Menschen mit Integrationserschwernissen ins Berufsleben bei schweren seelischen Erkrankungen

Mit 3 Abbildungen

Mit einem Vorwort von Prof. Dr. phil. Margret Dörr

V&R unipress

MIX
Papier aus verantwortungsvollen Quellen
FSC® C083411

Bibliografische Information der Deutschen Nationalbibliothek

Die Deutsche Nationalbibliothek verzeichnet diese Publikation in der Deutschen Nationalbibliografie; detaillierte bibliografische Daten sind im Internet über http://dnb.d-nb.de abrufbar.

ISBN 978-3-8471-0757-6

Weitere Ausgaben und Online-Angebote sind erhältlich unter: www.v-r.de

Lektorat: Katharina Rahlf, SPLENDID. Text- & Webdesign

Printed in Germany.
Titelbild: Ulla von Gemmingen, Australian gum trees 2011, Aquarell/Tusche 36 x 27 cm.
Druck und Bindung: CPI buchbuecher.de GmbH, Zum Alten Berg 24, D-96158 Birkach

Gedruckt auf alterungsbeständigem Papier.

Für meine Patienten

Inhalt

Übersicht 13

Abstract 15

Prolog 17

Vorwort 21

Teil I: Einführung 23
1 Einleitung 23
1.1 Seelische Erkrankungen als Integrationshürde 25
1.2 Bild einer innerseelischen Brücke 25
1.3 Arbeitsschwerpunkt 27
2 Problemstellung und Zielsetzung 30
2.1 Vorgefundene und typische Merkmale 31
2.2 Problemstellung 33
2.3 Ziele 35
3 Rahmenbedingungen der Studie 37
3.1 Äußere Rahmenbedingungen 37
3.2 Durchführung der Studie im Rahmen von Behandlungen . . . 38
3.3 Methodik 38
3.4 Für die Methodik erforderliche tiefenpsychologische Erläuterungen 39
3.4.1 Adoleszenz 39
3.4.2 Frühe Kindheit und Grundlagen der Persönlichkeitsentwicklung 41
3.4.3 Beziehungsanalytische Umgangsweise mit Krisen in der Adoleszenz 42
3.4.4 Ausdrucksformen von Integrationsschwierigkeiten . . . 45
3.4.5 Häufige Formen von Belastungsreaktionen 46

3.4.6 Drei-Säulen-Modell 47
3.4.7 Reaktionen auf Aktionen psychisch belasteter Mitmenschen 48
3.4.8 Ausbildungs- sowie Arbeitsmarktsituation und Mitmenschen mit Integrationsschwierigkeiten 50
3.4.9 Ambivalenz und Ambivalenzkonflikt 52
4 Auswahlkriterien für die Fallstudien 55
4.1 Verknüpfung von Prävalenz psychischer Störung mit nicht-gelingender Integration 55
4.2 Emotionale Konflikte, ausgedrückt über Lern- und Arbeitsstörungen 56
4.3 Zielvorstellung 57
5 Für die Studie ausgewählter theoretischer Hintergrund 58
5.1 Inner- und intrapsychische Störungen 59
5.2 Genetische Voraussetzungen und frühes Beziehungserleben . . 60
5.3 Familie 61
5.4 Dynamik der transgenerationellen Familienbeziehungen . . . 63
5.4.1 Dreigenerationenkonflikt 63
5.4.2 Immigrationsproblematik im Kontext des Dreigenerationenkonflikts 63
5.4.3 Dazugehörige Symptome 64
6 Theoretischer Hintergrund für Lern- und Arbeitsstörungen 65
6.1 Funktion der psychischen Störung 65
6.2 Ursächliche Formen, basierend auf einer gestörten Familiensituation 66
6.3 Störungen im Bereich psychischer Grundbedürfnisse und Affekte 67
6.4 Emotionalität 67
6.5 Emotion und Kognition 67
6.6 Reflexive Kompetenz 68
6.7 Konflikte 69
6.8 Psychose 70
6.9 Szenisches Verstehen 72
7 Diskussion 72

Teil II: Falldarstellungen 75
1 Behandlungen von Lern- und Arbeitsstörungen 75
2 Dreigenerationenkonflikt 76
3 Psychogene Ursachen der Lernhemmung 78
3.1 Grundbedürfnisse 78
3.2 Die Funktion der Emotion 79

4 Krankheitsausbruch durch Anforderungen an eine junge Erwachsene 80
4.1 Kraftfeld Familie 80
4.2 STEFANIE 82
4.2.1 Vorgefundenes Zustandsbild 82
4.2.2 Wichtige Sequenzen aus dem Therapieverlauf 87
4.2.3 Zusammenfassung des Verlaufs 93
4.2.4 Falldiskussion 93
5 Krankheitsausbruch durch signifikante Verschlechterung in den Familienbeziehungen 97
5.1 Theorien zur Selbstentwicklung 97
5.2 Die Affektkaskade 99
5.3 CORINNA 99
5.3.1 Vorgefundenes Zustandsbild 99
5.3.2 Wichtige Sequenzen aus dem Therapieverlauf 106
5.3.3 Zusammenfassung des Verlaufs 110
5.3.4 Falldiskussion 111
6 Krankheitsausbruch durch eine entscheidende Lebensveränderung . 113
6.1 Parentifizierung 113
6.2 TERESA 115
6.2.1 Vorgefundenes Zustandsbild 115
6.2.2 Wichtige Sequenzen aus dem Therapieverlauf 120
6.2.3 Zusammenfassung des Verlaufs 126
6.2.4 Falldiskussion 127
7 Krankheitsausbruch als Folge einer Identitätsstörung 131
7.1 Gesunde und kranke Emotionalität 131
7.2 JULIAN 133
7.2.1 Vorgefundenes Zustandsbild 133
7.2.2 Wichtige Sequenzen aus dem Therapieverlauf 138
7.3 SUSANNE B. 146
7.3.1 Depressive Position 146
7.3.2 Anamnese von Frau B. 147
7.3.3 Entwicklungsschritte von Frau B. 149
7.3.4 Katamnese 152
7.3.5 Falldiskussion 153
8 Krankheitsausbruch einer larvierten Depression 157
8.1 Die generationsübergreifende Struktur von Loyalitätskonflikten 157
8.2 WOLFGANG E. 158
8.2.1 Vorgefundenes Zustandsbild 158
8.2.2 Wichtige Sequenzen aus dem Therapieverlauf 166

8.2.3 Zusammenfassung des Verlaufs 168
8.2.4 Falldiskussion 170
9 Krankheitsausbruch als Folge einer Trennung 172
9.1 Bewältigung einer strukturellen Störung durch symptomwertiges Verhalten 172
9.2 MICHAELA S. 174
9.2.1 Vorgefundenes Zustandsbild 174
9.2.2 Wichtige Sequenzen aus dem Therapieverlauf 178
9.2.3 Zusammenfassung des Verlaufs 181
9.2.4 Falldiskussion 181
10 Krankheitsausbruch aus unbewusster Angst vor dem anstehenden Reifungsschritt in die Erwachsenenwelt 184
10.1 Somatoforme/funktionelle Störungen 184
10.2 AYSE 185
10.2.1 Vorgefundenes Zustandsbild 185
10.2.2 Wichtige Sequenzen aus dem Therapieverlauf 191
10.2.3 Zusammenfassung des Verlaufs 199
10.2.4 Falldiskussion 200
11 Krankheitsausbruch als Folge einer misslingenden Integration . . . 202
11.1 Fehlende emotionale Bedeutungsfunktion 202
11.2 ICD F 20 Schizophrenie 203
11.3 VASILIS T. 205
11.3.1 Vorgefundenes Zustandsbild 205
11.3.2 Wichtige Sequenzen aus dem Therapieverlauf 213
11.3.3 Zusammenfassung des Verlaufs 223
11.3.4 Falldiskussion 223
12 Krankheitsausbruch als Folge von generalisierter psychischer Überforderung 227
12.1 Das konkretistische Denken 227
12.2 CHRISTIAN A. 229
12.2.1 Vorgefundenes Zustandsbild 229
12.2.2 Lebensgeschichtlicher Hintergrund 231
12.2.3 Erster Eindruck 233
12.3 FAMILIE A. 233
12.3.1 Häusliche Situation 233
12.3.2 Familienanamnese 235
12.3.3 Psychodynamik 238
12.3.4 Indikation 241
12.3.5 Behandlungsplan 241
12.3.6 Prognose 241
12.4 Familientherapie 242

12.4.1 Behandlungsplan 242
12.4.2 Wichtige Sequenzen aus dem Therapieverlauf 242
12.4.3 Arbeitsverhältnisse von Herrn A. 252
12.4.4 Katamnese 253
12.5 RUTH 255
12.5.1 Vorgefundenes Zustandsbild 255
12.5.2 Wichtige Sequenzen aus dem Therapieverlauf 260
12.5.3 Katamnese 262
12.5.4 Falldiskussion 263

Teil III: Diskussion 267
1 Der Zusammenhang zwischen intra- und interpsychischem Geschehen 267
2 Reaktionen auf intra- und interpsychischen Rückzug 267
2.1 Fehlzeiten der Studienfälle 268
2.2 Die Prävalenzen zu psychischen Störungen 273
3 Psychodynamik von Lern- und Arbeitsstörungen 274
3.1 Virulenz und Auswirkungen der Erkrankung in Bezug auf Lern- und Arbeitsleistung 275
3.2 Konflikterleben zwischen Wunsch und Angst 276
3.3 Auswirkungen der Erkrankung auf Leistungsverhalten und Lernhilfen 278
4 Transgenerationelle Familienbeziehungen und psychogene Lernstörungen 280
4.1 Signifikante Prägungen der NS-Erziehung 280
4.2 Die 1. oder ›*Alles halb so schlimm*‹-Generation 282
4.3 Die 2. oder *Rechtmacher*-Generation 285
4.4 Die 3. oder ›*Keine Ahnung*‹-Generation oder auch Indexgeneration 285
4.5 Symptomanstieg über mehrere Generationen 287
4.6 Gegenübertragung 292
5 Prozess einer Therapie 293
6 Schamkonflikt bei Lern- und Arbeitsstörungen und dessen Auswirkungen 295

Anhang 299
1 Literaturverzeichnis 299
1.1 Monographien, Sammelbände und Aufsätze 299
1.2 Zeitschriften, Broschüren, unveröffentlichte Arbeiten, Vorträge, Online-Quellen und Sonstiges 303

2 Abbildungs- und Tabellenverzeichnis 304
2.1 Abbildungen 304
2.2 Tabellen 304
3 Auszüge und Erläuterungen 304
3.1 Dornes, M.: Die emotionale Welt des Kindes (Auszug) 304
3.2 Das Drei-Säulen-Modell nach Mentzos 306

Übersicht

Seelische Konflikte mit dem Erwachsenwerden, verursacht durch einen Dreigenerationenkonflikt und einhergehend mit dem Symptom einer psychogen bedingten Lern- und Arbeitsstörung, behindern bei dem Einzelnen die Integration ins Berufsleben teilweise oder ganz. Psychogen bedingte Lern- und Arbeitsstörungen entstehen nicht isoliert im Individuum. *Intra*psychisches Geschehen und *inter*psychische Wechselwirkungen sind von entscheidender Bedeutung. Individuelle Störungen sind auch Ausdruck von krankheitsähnlichen Strukturstörungen in gesellschaftlichen Systemen. Anhand des gesellschaftlich relevanten Systems *Familie* wird aufgezeigt, wie psychisch krankmachende Denk- und Handlungsmuster *transgenerationell* übertragen werden. Genetische Voraussetzungen und frühes Beziehungserleben, von transgenerationellen Vorgaben durchtränkt und meist unbewusst weitergegeben, beeinflussen die Entwicklung von Anfang an entscheidend. Es wird dargestellt, wie durch psychoanalytische Therapie individuelle Antworten auf gestörte Entwicklungsprozesse gefunden werden und durch Veränderungen eine Weiterreifung im Individuum ermöglicht wird. Dies wird verstanden als eine Möglichkeit, Lern- und Arbeitsstörungen aufzulösen, sodass die Integration ins Arbeitsleben doch noch erfolgt.

Das vorliegende Werk zeigt Wirkweise und Folgen zwischen Familiensystem und jeweiligem Individuum auf. Es wird vermittelt, wie die genetische Ausstattung im positiven und im negativen Sinn reagiert, um krankmachenden Elementen zu begegnen. Die Verschränkung von intra- und interpsychisch krankmachender Dynamik verdeutlicht, wie Auswege aus dem jeweiligen individuellen Dilemma in ihren strukturellen Zusammenhängen verstanden werden können. Fallbezogen werden Ausbildungs- und Arbeitsbereiche beleuchtet, wenn sie wesentliche Elemente enthalten, die eine psychische Erstarrung verstärken und eine Lern- und Arbeitsstörung auslösen. Transgenerationell vermittelte, krankmachende Strukturen werden in ihren gesellschaftspolitischen Bedeutungen erläutert und in ihren Ausformungen aufgezeigt.

In diesem Kontext wird deutlich, wie unser derzeitiges Gesellschaftssystem bei der Vermittlung von Integrationsschritten lahmt. Ausgerichtet auf ökonomisches Denken, bleiben für Ausbilder zu wenig Möglichkeiten, auf Störungen der Persönlichkeit im Auszubildenden einzugehen, da sie selber in ihrer Ausbildung auf reine Inhaltsvermittlung reduziert werden sollen. Was als effizienterer Weg konzipiert war, erweist sich zunehmend als zerstörend für das allgemeine Wohlbefinden vom Individuum bis zur Gesamtgesellschaft.

Psychische Störungen werden derzeit fast nur noch im therapeutischen Rahmen aufgelöst und nicht mehr im gesamten Ausbildungsbereich berücksichtigt. D. h., dass die Entwicklung eigenständigen Denkens und Handelns nur insoweit allgemein gefördert wird, als es optimales Funktionieren im ökonomischen Umfeld gewährleistet. Ausbildungs- und Arbeitswelt sollen über *Erledigungsdenken* optimiert werden, wodurch das *Integrationsdenken* obsolet wird. Für Mitmenschen, die sich intuitiv und unbewusst dagegen wehren, ist der Zugang zum Ausbildungs- und Arbeitsbereich nur angstbesetzt oder gar nicht mehr betretbar. Er stellt sich als vielgestaltige unüberwindbare Hürde für genetisch vulnerabel ausgestattete Individuen dar, die durch ihre Vorgeschichte seelisch tief verletzt wurden und deswegen Reifungskrisen nicht angemessen bewältigen können. Die Integration in die Ausbildungs- und Arbeitswelt ist unnötig erschwert oder kann nicht gelingen, wenn die innerseelischen Störungen im Ausmaß zu heftig, von zu langer Dauer oder unbewusst übernommen wurden und unbehandelt sind. In der Folge erkranken die Betroffenen zusätzlich an einem Schamkonflikt.

Diskutiert werden langjährige Stagnationen der Entwicklung bei guter genetischer Ausstattung und guten äußeren Bedingungen, ebenso Zielvorstellungen und -vorgaben, die entweder nicht vorhanden, zu schwach oder zu hochgesteckt sind. Überforderung und Demotivierung im Ausbildungswesen und in der Arbeitswelt stehen den Grenzen und Möglichkeiten des Individuums gegenüber. Die vorliegende Studie versucht zu zeigen, wie das Zusammenspiel von innerseelischen Störungen und Antworten durch die Umwelt ins Stocken gerät und reziprok dazu auch wieder frei werden kann. Aus dieser Dynamik ergibt sich der Hauptdiskussionspunkt:

Wie kann Integrationsunfähigkeit von Individuum und Umwelt verstanden, neu angegangen und letztlich aufgelöst werden? Eine mögliche Antwort lautet: Eine beziehungsanalytische Arbeitsweise darf sich nicht auf den therapeutischen Rahmen beschränken, sondern muss auch im gesellschaftlichen Umfeld zu einer allgemein anerkannten, respektvollen und annehmenden Begegnungsform entwickelt werden. Diese kann immer, überall und von allen erfahren und damit ausgeführt werden.

Abstract

Psychogenic working disorders or learning disorders can impede the integration into working life partially or completely. These disorders do not occur in isolation. Besides *intra*-psychic events, *inter*-psychic interactions are crucial for their development as well. Thus, they are also expressions of disease-like structural disorders in social systems. Unsolved *three-generation conflicts* will by the third generation at the latest lead to learning or working disorders. The inward directed cry of »war children«, who constitute the current generation of grandparents, is the cause of the current ›*no idea*‹ behavior of children, adolescents, and young adults. Key elements of integration difficulties are the same for immigrants as for the ›*no idea*‹ generation. Even the phrase ›*no idea*‹ often expresses shame in a perceived conflict situation.

Transference across generations can be reflected and changed not only within the family system, but also within systems relevant for the learning and working environments. Late effects, which arose from the attempt to make a part of history bearable by emotional silence, lead to a predominance of economic thought. We need interdisciplinary networks at universities to break through this silence that is pathogenic for our society. The culture of teaching and learning should show ways out of the impasse of purely economic thought. Teachers and trainers are not only content mediators but also dialogic and discursive agents. They should obtain the necessary skillset in their own education. The systemic approach of single-, pair-, and family-therapy can also be applied to the analysis and treatment of disorders in socially relevant systems. The operational concepts of psychoanalytic *Beziehungsanalyse* (Bauriedl) are not limited to the protected therapeutic setting. They can be universally taught and applied. Education for respectful treatment of the individual runs contrary to purely economic thinking. Therefore, purely economic thinking should be limited by prioritizing ethical values in our thinking and actions.

Prolog

Bei der vorliegenden Arbeit handelt es sich um ein Resümee einer Auseinandersetzung mit einem Krankheitsbild, welches mir in den vierzig Jahren meiner psychotherapeutischen Tätigkeit signifikant häufig begegnet ist. Es handelt sich um erhebliche Schwierigkeiten von psychisch schwer erkrankten Mitmenschen, einen Einstieg in das Erwachsenen- und, damit verbunden, ins Berufsleben zu finden bzw. eine Fortführung dessen zu erhalten, wenn ein unbewusster Mehrgenerationenkonflikt zugrunde liegt. Dieses innerpsychische Konfliktgeschehen findet gehäuft seinen symptomatischen Ausdruck in Lern- und Arbeitsstörungen und ist oftmals eingebettet in ein Syndrom.

In den ersten Jahren meiner Berufstätigkeit als Psychotherapeutin befand ich mich immer wieder in dem Konflikt zwischen einer rein analytischen Haltung und meinem sozialen Engagement, das ich durch das Studium der Sozialpädagogik vertieft hatte. Als Berufsanfängerin schickten mir die Gutachter für die Krankenkasse einige Anträge für eine psychoanalytische Behandlung bei strukturellen Störungen zurück mit der Bemerkung, dass ich sie noch einmal überarbeiten sollte. Ich hatte vergessen, die Betonung auf die Erkrankung im Sinne der RVO zu legen, wenn mich das Thema der Nichtintegration ins Berufsleben in Verbindung mit dem jeweiligen Patienten gepackt hatte. Automatisch griff ich dann bei meinen Formulierungen auf meinen sozialpädagogischen Ansatz bei dieser Problematik zurück. Es berührte und berührt mich, wie fast unmöglich es sein kann, sich bei schwerem psychischen Leid in einen normalen Lebens- und Berufsalltag zu integrieren.

Während meiner Ausbildung zur analytischen Kinder- und Jugendlichenpsychotherapeutin haderte ich oft mit der Aufforderung, mit den Patienten in einer klaren Haltung bei ihrem Anteil an einem Geschehen zu bleiben. Ich zweifelte, dass mein frisch gelernter Ansatz hilfreich sein könne, besonders dann, wenn äußere Anforderungen – als Macht der Umgebung erlebt – auf Ohnmachtsgefühle in den Betroffenen trafen. Die Zweifel waren dann besonders groß, wenn in der Kräfteverteilung das Missverhältnis augenscheinlich zu übermächtig für meine Patienten war. Ich konnte mich nicht auf Anhieb von der

Identifikation mit den Patienten befreien, erlebte Wut auf die Verursacher. Ich musste an mir selber arbeiten, um aus dem mitempfundenen Täter-Opfer-Schema auszusteigen. Als logische Folge wollte ich doch lieber die Welt verbessern – und das am liebsten in einem allumfassenden Streich. Auch für mich galt, dass es leichter ist, Allmachtvorstellungen zu ertragen, als die jeweilige Ohnmacht mit auszuhalten.

Wenn meine Patienten ohnmächtige Wut und grenzenlose Verzweiflung empfinden, finde und fand ich ihre Reaktionen durchaus schlüssig und sinnvoll innerhalb des psychischen Apparates. Sinnlos hingegen sind daraus gefolgerte unreflektierte Aktionen, da sie selbstschädigend sind und ohne Erfolgsaussichten nach außen bleiben. Die Ausdrucksweise ist oft ohne Differenzierungsmöglichkeit, zumeist intra- und interpsychisch indifferent, unkontrolliert und damit oft unangemessen. Die Folgen sind meistens gravierend. Zusammengefasst stelle ich fest, dass diese Betroffenen häufiger als *›normal neurotische‹* Mitmenschen Gewalt durch selbst- oder fremdschädigende Taten erleiden müssen und dass sie damit überfordert sind, angemessen für ihr Wohl zu sorgen.

Meine Forderung nach mehr Schutz und Wohlwollen für diese Betroffenen hat sich im Laufe der Jahre in einen Appell verwandelt. Es ist mir inzwischen ein Anliegen geworden, hilfreiche Strategien zur Konfliktbewältigung mit dem jeweiligen Patienten zu entwickeln und daran zu arbeiten, dass ihm aus seinem Umfeld mehr Wohlwollen entgegengebracht werden kann. Darüber hinaus möchte ich aber den Bezug zu systemübergreifenden Disziplinen nicht vernachlässigen, d.h. interdisziplinäre Ansätze suchen.

Ich persönlich folge meinem Ansatz, den meine langjährige Lehranalytikerin und Supervisorin Gertrud Wendl-Kempmann zusammenfasste mit den Worten:

»Wer bin ich?
Ich bin nicht das, was mir passiert,
ich bin das, wie ich darauf reagiere.«

In diesem Satz finde ich meine Leitlinie für meine Arbeits- und Lebensweise, die mich seitdem, z.B. auch in meiner Weiterbildung zur analytischen Paar- und Familientherapeutin, vielschichtig begleitet hat. Die Vernetzung psychischer, sozialer und kognitiver Strukturen in intra- und interpsychischen Bereichen beschäftigt mich nachhaltig. Ebenso lässt mich die Auseinandersetzung mit Emanzipation im Allgemeinen und in dem Sinne nicht los: *›Wie kommt es jeweils auf den eigenen Einsatz an?‹*

Die vorliegende Arbeit ist ein Versuch, meine Auseinandersetzungen mit Ansätzen, die mich zunächst theoretisch sehr beschäftigten, auf ihre praktische Brauchbarkeit zu prüfen. Meine Vorgehensweise ist dabei immer die gleiche: Ich setze mich der Selbsterfahrung aus. Erst wenn sich für mich etwas als tauglich und brauchbar erweist, bin ich bereit, es meinen mir anvertrauten Mitmenschen in individuellen Variationen zu vermitteln. Da ich persönlich ebenfalls nicht irgendwelchen Ideen ausgeliefert sein möchte, sondern den Anspruch habe, individuell gesehen zu werden, versuche ich stets, diese Haltung zu bewahren. Ich bin bereit, mir und meinem Gegenüber respektvoll zu begegnen.

Ich fühle mich durch die langjährige Weiterbildung in der Beziehungsanalyse nach Thea Bauriedl bereichert und gestärkt. Hier wurde mein Blick für das Zusammenspiel von inner- und intrapsychischen und politischen Zusammenhängen geschult.

Die zentrale These von Ivan Boszormenyi-Nagy und Geraldine M. Spark, dass das Individuum eingebunden ist in eine Hierarchie von Erwartungen und Verpflichtungen der vorausgehenden Generationen, und Martin Dornes' Arbeiten zur emotionalen Entwicklung von Säuglingen und Kleinkindern geben mir die Möglichkeit, meinen Arbeitsansatz klarer zu definieren.

Des Weiteren ist die vertiefte Auseinandersetzung mit dem Krankheitsbild der Psychosen nach Stavros Mentzos und der strukturbezogenen Psychotherapie, wie sie Gerd Rudolf vertritt, ein entscheidendes Handwerkszeug für meine psychotherapeutische Tätigkeit im Kontext der Behandlungen von früh gestörten Mitmenschen geworden.

Ich möchte in der vorliegenden Arbeit zeigen, wie im Leben von Anfang an Beziehungen auf das Wohlbefinden und auf das Gestörtsein in den Mitmenschen wirken und welche Effekte daraus entstehen. Ich führe den Nachweis anhand von psychogenen Lern- und Arbeitsstörungen, die durch gestörtes generationsübergreifendes Beziehungserleben verursacht worden sind.

Ich will aufzeigen, dass und wie es funktionieren kann, sich mehr Möglichkeiten zu verschaffen, durch die das Arbeits- und das sonstige Beziehungsleben gut zu bewältigen sind.

Ich möchte mich hiermit bei meinen Patienten und ihren begleitenden Angehörigen für das Vertrauen bedanken, das sie mir entgegengebracht haben. Anderenfalls hätte ich ihnen nicht bei der Bewältigung ihrer jeweiligen Erkrankung behilflich sein können.

Wie viel Mut, Krafteinsatz und Zeit solch ein Prozess der Gesundung erfordert, sollen die ausführlich geschilderten Studien aufzeigen. Bei den Katamnesen wurde mir noch einmal bewusst, wie nachhaltig und letztlich erfolgreich die große Anstrengung und der Einsatz sich jeweils für die Betroffenen auswirken können.

Grünwald 2016 Ortrud Weidemann

Vorwort

Obgleich der Titel der vorliegenden Schrift eine Komplexität andeutet, die eine dezidierte theoretische Auseinandersetzung mit den einzelnen Phänomenen – Dreigenerationenkonflikt, Lern- und Arbeitsstörung, psychische Erkrankung, Integrationsprobleme ins Berufsleben – einschließlich ihrer Verwobenheit erwarten lassen, sollte die Leserin und der Leser wissen, dass diese Erwartung nicht nur bereits zu Beginn der Arbeit produktiv irritiert, sondern auch unkonventionell erfüllt wird: Sehr persönlich informiert die Autorin im Vorwort über ihre Beweggründe, sich in und durch diese Arbeit mit ihren Erfahrungen mit einem Phänomen auseinanderzusetzen, welches ihr in den vergangenen vierzig Jahren psychotherapeutischer Tätigkeit als Kinder- und Jugendpsychotherapeutin signifikant häufig begegnet ist und das sie immer wieder in einen Konflikt zu bringen vermochte zwischen einer in der psychoanalytischen Behandlungstechnik geforderten Abstinenz mit Blick auf die intrapsychische Dimension der Patientinnen und Patienten und ihrem eigenen sozialen Engagement, das sie »durch das Studium der Sozialpädagogik vertieft hatte« (S. 17). Trotz divergierender Symptome/Störungen ihrer Patientinnen/Patienten im Sinne der RVO hat(te) die Verfasserin als Dipl.-Sozialpädagogin und analytische Kinder- und Jugendpsychotherapeutin einen konzentrierten Blick auf ein allen »Fällen« gemeinsames psychosoziales Problem: auf Lern- und Arbeitsstörungen aufgrund eines unbewussten Mehrgenerationenkonflikts, der zu erheblichen Integrationserschwernissen »in einen normalen Lebens- und Berufsalltag« (ebd.) führt. Dieses für ein Fachbuch sicherlich ungewöhnliche, ja eigensinnige Vorwort ist für die gesamte weitere Lektüre der vorliegenden Schrift maßgebend. Ausdrücklich formuliert Frau Weidemann den Anspruch ihrer professionellen Praxis, sich in der Auseinandersetzung mit unterschiedlichen Theorieelementen einer Selbsterfahrung auszusetzen: »Erst wenn sich für mich etwas als tauglich und brauchbar erweist, bin ich bereit, es meinen mir anvertrauen Mitmenschen in individuellen Variationen zu vermitteln.« (S. 18). Damit nimmt die Autorin Freuds Aussage ernst, der mahnte, »das Gerüst nicht für den Bau [zu] halten«, und entgeht darüber der Gefahr, psychoanalytische Fachbegriffe in einer Weise zu gebrauchen, die – worauf Günter Bittner (2009) eindrücklich hinweist – daherkommen mit der Kompaktheit von Eisenbahnwaggons und so tun, als wenn sie die Sache selbst wären.

Ihre Originalität entfaltet die vorliegende Arbeit zweifellos in den gekonnt aufbereiteten und thematisch gut strukturierten Falldarstellungen, die durch ihre dichten Beschreibungen samt einer lebendigen Bildhaftigkeit imponieren. In diesen elf Katamnesen bleibt die Verfasserin sich und den in der Einleitung dargelegten Ansprüchen treu und verzichtet konsequent auf eine theorielastige, praxis- und feldferne psychoanalytische Einordnung. Dies macht ihre Fallkonstruktionen und -rekonstruktionen so lesenswert, da sie den Blick offen hält für das ihr ›Fremde‹ in den szenischen Begegnungen mit ihren Patientinnen/Patienten und deren Familie. Erkennbar wird eine Vorgehensweise, die als vorbildhaft für ein Gelingen psychosozialer Verstehensprozesse anzusehen ist: Sie nähert sich geduldig in einer zugewandten und interessiert zuhörenden und fragenden (gerade nicht wissenden) Weise jenen Menschen, die – oftmals ambivalent – um ihre Unterstützung nachsuchen. In ausgewählten Sequenzen schildert sie feinsinnig, wie sie als kasuistisch operierende Praktikerin vorgeht, um sowohl ihre Urteilskraft als auch die ihrer Patientinnen und Patienten zu steigern. Obgleich von Frau Weidemann selber nicht manifest begründet, lassen sich ihre Katamnesen als Ausführung einer Kasuistik in der (sozial- und psychoanalytisch-)pädagogischen Traditionslinie lesen. Ihr exemplarisch dargelegtes Fallverstehen liefert auch angehenden (Sozial- und Berufs-)Pädagoginnen und Pädagogen Material zur Orientierung. Die Kasuistik der Sozialpädagogik meint ja gewöhnlich nicht wissenschaftliche Rekonstruktion, sondern zielt auf Erkenntnis im praktischen Fallverstehen – und dies nicht mit dem Ziel, herauszufinden, was genau mit einem Klienten oder einer Klientin »los ist«, sondern um herauszufinden, wie seine oder ihre Optionen für eine autonomere Lebenspraxis trotz bleibender Beschränkung erweitert werden können.

Wie es möglich wird, dass die Berücksichtigung von Augenblicken, die Benennung und Überwindung von Schwierigkeiten, aber auch Präzedenzfälle an die Stelle starrer Regeln treten können, wird in den vorliegenden Fallgeschichten von Frau Weidemann exemplarisch anschaulich: An ihnen lässt es sich lernen.

Margret Dörr

Teil I: Einführung

1 Einleitung

Wenn Menschen mit einer Lern- oder Arbeitsstörung auffällig geworden sind, müssen sie signifikant häufiger als andere achtlos ausgesprochene Sätze ertragen, die Komparative und Konjunktive enthalten wie ›*würde er fleißiger sein, dann …*‹ oder ›*könnte sie ihre Aufmerksamkeit mehr dem Unterrichtsstoff widmen, dann …*‹. Es ist leicht nachvollziehbar, dass die derzeit herrschende Vorstellung von einer instrumentellen Verfügbarkeit und Kontrolle des perfekten Funktionierens zu solchen Sätzen verleitet; ebenso unmittelbar leuchtet ein, wie tief verletzend solche Äußerungen wirken, wenn sie auf einen vulnerablen Kern in der Psyche eines Menschen treffen. Diese unbedachten Verletzungen geschehen aber durchweg von früher Kindheit an und sind signifikant gehäuft mit einem hochambivalent besetzten, unbewussten Auftrag innerhalb der Familie verbunden. Wenn das kindliche Bedürfnis nach Wertschätzung nur mangelhaft befriedigt wird, weil in der vorhandenen Kernfamilie tradierte, unerkannte Missachtungserfahrungen impliziert sind, kommt es zu Ausgrenzungen, Ablehnungen, Benachteiligungen und Vernachlässigungen. Bleibt diese Konfliktdynamik unbehandelt, kann sie nur in einem Dilemma enden.

Wer mit dieser Problematik vertraut ist, weiß, dass inter- und intrapsychische Verzweiflung schon relativ früh in der Entwicklung eines Kindes traumatisierend wirkt. Da Missachtungserfahrungen die Identitätsbildung beinträchtigen bis weitgehend verhindern können, kommt den Familien eine weitreichende Bedeutung zu, weil sie am nachhaltigsten an der Bildung der Persönlichkeitsstruktur mitwirken. Von der Prämisse ausgehend, dass Eltern nicht bewusst ihre Kinder schädigen wollen, erhebt sich sogleich die Frage nach unbewusst vermittelten transgenerationellen Geschehnissen, unbewältigten Konfliktkonstellationen und mangelhaften Konfliktlösungsmodellen. Zusammengefasst ergibt dies den Forschungsschwerpunkt des Mehrgenerationenkonflikts in Bezug auf Lern- und Arbeitsstörungen.

Während die daraus resultierende frühkindliche Spielstörung von Angehörigen oft noch kleingeredet wird mit: ›*Das wächst sich aus*‹, werden die ersten auftretenden Schulschwierigkeiten von den Angehörigen schon wesentlich ernster genommen, aber nach außen noch gerne kaschiert. Anstehende und – trotz guter genetischer Anlage der Intelligenz – kaum jemals ganz leicht vonstattengehende Schulwechsel werden oft benutzt, um selbstwertschädigenden Druck auf die Betroffenen auszuüben. Dieser Druck – offen ausgesprochen oder stillschweigend-resignativ ausgedrückt – kann das Leid der Betroffenen zusätzlich erhöhen. Die innerseelischen Folgen finden u. a. sehr gehäuft ihren – letztlich nicht mehr zu verheimlichenden – Niederschlag in den Erschwernissen der Integration ins Berufsleben. Meist sind jahrelange, massive Teilleistungsstörungen oder Lernstörungen als Symptome offen oder kaschiert vorangegangen. Dabei ist es nicht Usus, nach der Entstehung bzw. der eigentlichen Konfliktdynamik und damit nach dem Mehrgenerationenkonflikt zu fragen. Vielmehr wird nur gefordert, dass diese Symptomatik möglichst klein gehalten werden muss, idealerweise gar nicht auftritt. Die Sorge, dass daraus eine Integrationsstörung ins Berufsleben werden könnte, lässt viele Eltern oft frühzeitig zu Mitteln wie Nachhilfeunterricht, Bestrafung durch Spielentzug, aber auch Verleugnung der Problematik greifen, ohne sich mit den Ursachen auseinanderzusetzen. Spätestens in der Phase der Berufsfindung wird die Ausweitung dieser Problematik offenkundig.

Das Bundesministerium für Bildung und Forschung fasst diese Problematik in seinem Anrisstext des Berufsbildungsberichts folgendermaßen zusammen:

> »Die Ausbildungsmarktsituation ist für junge Menschen in Deutschland weiterhin gut. Zwar wurden 2012 etwas weniger Ausbildungsverträge neu abgeschlossen als im Vorjahr. Diese Entwicklung ist aber auch vor dem Hintergrund der demografischen Entwicklung zu sehen. Betriebe haben zunehmend Schwierigkeiten, ihre angebotenen Ausbildungsstellen zu besetzen. Gleichzeitig gibt es aber noch eine große Zahl von Bewerbern und Bewerberinnen, denen der Übergang von der Schule in die Ausbildung nicht sofort gelingt. Auch diese jungen Menschen werden gebraucht, um künftig den Fachkräftenachwuchs in Deutschland sicherzustellen.«[1]

Allgemein handelt es sich hier um die Altersgruppe von Menschen in der Adoleszenz, also um eine Gruppe, die einen besonders schwerwiegenden psychosozialen Reifungsprozess durchlaufen muss, nämlich den Übergang in das eigenständige Erwachsenen- und damit in das Berufsleben. Wer mit diesem Reifungsprozess als begleitendes Gegenüber konfrontiert ist, weiß um die Besonderheiten dieser Entwicklungskrise, die generell Menschen in der Adoleszenz betrifft.

1 Bundesministerium für Bildung und Forschung (2015): Berufsbildungsbericht 2015, URL: http://www.bmbf.de/de/berufsbildungsbericht.php, S. 8.

Rom bezeichnet die Adoleszenz »als Übergangsstadium, in dem der Mensch zwar biologisch gesehen erwachsen ist, aber emotional noch nicht.«[2] Deswegen trifft ein reifes, ausgebildetes *Körper-Ich* auf ein emotional nicht vollständig oder sehr begrenzt ausgereiftes *Ich.* Mit anderen Worten: Auf die Pubertät als biologische Reifungskrise folgt die Adoleszenz als psychosoziale Reifungskrise, um junge Menschen endgültig zum Erwachsenenleben zu befähigen. Es ist also eine Zeit der gewaltigen Chancen und gewaltigen Risiken, die es zu bewältigen gilt. Adoleszente haben das Risiko zu tragen, biologische Reife zur Verfügung zu haben, über die sie seelisch nicht wirklich verfügen können. Parallel zu dieser Aufgabenstellung finden wesentliche Weichenstellungen bzw. Entscheidungen für das Erwachsenenleben – wie z. B. die Berufsfindung – statt. Es ist also eine Lebensphase, die mit wichtigen Lebensentscheidungen behaftet und deshalb auch voller Probleme und Konflikte ist.

1.1 Seelische Erkrankungen als Integrationshürde

Wie aus dem Berufsbildungsbericht zu entnehmen ist, gibt es eine Gruppe Adoleszenter, die Integrationshürden nicht auf Anhieb bewältigen können. In der hier vorgestellten Arbeit mit dem Titel »Dreigenerationenkonflikt bei Lern- und Arbeitsstörung. Studien zu Menschen mit Integrationserschwernissen ins Berufsleben bei schweren seelischen Erkrankungen« liegt deshalb der Forschungsschwerpunkt auf dem Fragenkomplex: ›*Gibt es eine Hürde, die durch seelische Erkrankungen hervorgerufen oder verstärkt wird?*‹

Im Fokus stehen somit frühkindlich erworbene seelische Erkrankungen, die entweder durch die Überforderung der Adoleszenzkrise manifest wurden oder schon vorher manifest geworden waren – d. h., Erkrankungen, die auf mangelhafte bis ungenügende Bewältigungsstrategien in den betroffenen Mitmenschen hinweisen –, und die Frage: ›*Gibt es Hilfen, die den Integrationsschritt doch noch ermöglichen?*‹

1.2 Bild einer innerseelischen Brücke

Für den Reifungsschritt ins Berufs- und Arbeitsleben bietet sich das Bild einer innerseelischen Brücke an, die es zu überqueren gilt (siehe Abb. 1).

2 Rom, J. (2013): »Junge psychotische Menschen«. Vortrag anlässlich der Arbeitstagung der überregionalen Weiterbildung in analytischer Psychosentherapie, München, Juni 2013.

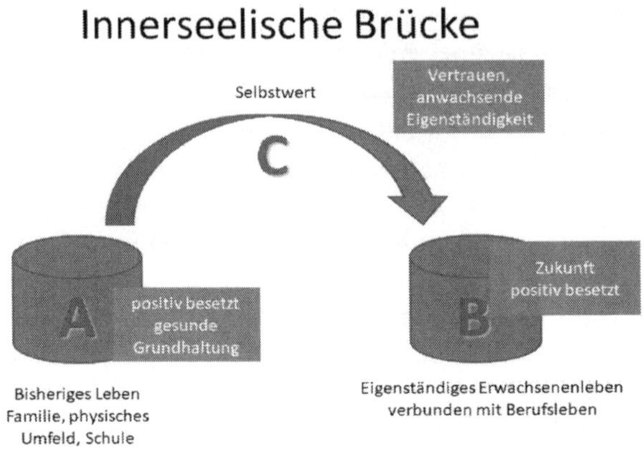

Abbildung 1: Innerseelische Brücke, idealtypisch

Der Stützpfeiler A beinhaltet das bisherige Leben mit Familie, Umfeld, Schule und psychisch gesunder Grundhaltung. Der Stützpfeiler B trägt die Überschrift »eigenständiges Erwachsenenleben, verbunden mit dem Berufsleben«. Der Verbindungsbogen C besteht hauptsächlich aus dem im Verlauf des bisherigen Lebens gewonnenen Selbstwert, der mit Vertrauen ins Leben verbunden ist. Selbstwert und Vertrauen sind als entscheidende Beweger neben anderen Motivationen und Notwendigkeiten zu verstehen. Mit A ist die in vielen Jahren erfahrene und daher wohlvertraute psychische Grundstimmung gemeint, die belebt ist durch zahlreiche positive wie negative Erlebnisse bewusster, aber auch unbewusster Natur. B steht einerseits für Perspektiven und Hoffnungen, bei depressiver Grundhaltung aber andererseits für nur schwer erfüllbare Wünsche, Erwartungen und Ängste, ohne dass ausreichende eigene berufliche Erfahrungswerte zur Verfügung stehen, um nur einige Aspekte zu nennen.

Es ist nun leicht nachvollziehbar, dass Adoleszente sich trotz aller natürlichen Bedenken aufmachen können, die Brücke zu beschreiten, wenn Zukunftsangst nicht überwiegt. Adoleszente sind deswegen z. B. darauf bedacht, über Ideen der Selbstfindung sich des bisher gewonnenen Verbindungsmaterials zu erinnern, um den Reifungsschritt aktiv voranzutreiben.

Anders stellt sich das Bild bei seelischen Erkrankungen dar (siehe Abb. 2). Es gilt also, zu untersuchen:

- wie mangelnder Selbstwert, verursacht durch Misstrauen, Angst, Depression, ausgedrückt über Lern- und Arbeitsstörung, die Integration ins Berufs- und Arbeitsleben erschwert bis unmöglich sein lässt.
- wie Familiensysteme, soziales Umfeld und Schule als Mitverursacher, aber auch als Helfer wirken können.

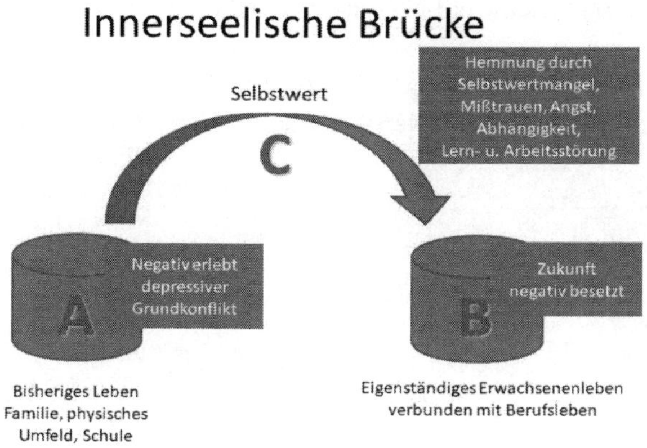

Abbildung 2: Innerseelische Brücke bei seelischen Erkrankungen

1.3 Arbeitsschwerpunkt

Der Forschungsschwerpunkt dieser Arbeit liegt auf der Auseinandersetzung mit den Ursachen seelischer Erkrankungen, die mit mangelndem Selbstwert, Misstrauen, Angst und Abhängigkeit in Bezug auf Familienstrukturen einhergehen, sich in Lern- und Arbeitsstörungen ausdrücken und somit auch im außerfamiliären Bereich wirksam sind.

Für eine ausreichende theoretische Fundierung des gesamten Problembereichs sind weitere Eingrenzungen notwendig. Vorab sei klargestellt, dass es in dieser Arbeit nicht um die Quantität von (Weiter-)Bildungseinrichtungen, nicht um die Qualität von berufs- und bildungsbezogenen kognitiven Inhalten geht, sondern um die Qualitätsverbesserung der Beziehungsangebote zwischen Eltern und ihren Kindern sowie zwischen Ausbildern und Auszubildenden in der Adoleszenz. Es geht um die intra- und interpsychische Psychodynamik von Beziehungsstrukturen.

Zwei Fragenkomplexe ergeben sich spontan in Verbindung mit Integrationsschwierigkeiten:

1. Wie stark müssen intrapsychische Geschehnisse, ausgelöst durch einen Dreigenerationenkonflikt, sein, dass sie für den Integrationsschritt erschwerend bis verhindernd wirken?
2. Wie zeigen sich Integrationsschwierigkeiten ins Berufsleben bei vulnerabel ausgestatteten Adoleszenten?
3. Was weist auf eine Diskrepanz zwischen biologischer und seelischer Reifung bei Lern- und Arbeitsschwierigkeiten hin?

4. Wodurch kommt die seelische Reifung bei lern- und arbeitsgestörten Mitmenschen ins Stocken?
5. Welche Abstufungen bei den Integrationsschwierigkeiten finden wir vor?
6. Welche interpsychischen Ursachen erschweren oder verhindern diesen Integrationsschritt
   a) über den familiären Bereich?
   b) über den schulischen Bereich?
   c) aus Zukunftsangst, ausgelöst durch als mangelhaft assoziierte Perspektiven?
7. Welche Schlussfolgerungen können aus all den Erkenntnissen gezogen werden?

Wie Ciompi in seinem Konzept der Affektlogik erstmalig aufzeigt, wirken Fühlen und Denken in allen psychischen Leistungen zusammen.[3] Dieses Zusammenwirken von Fühlen und Denken und die vorgefundenen Schwierigkeiten weisen spontan auf eine Problematik hin. Es stellen sich Fragen wie:

8. Welche Auswirkungen hat die Reifungskrise der Adoleszenz, die im Wesentlichen das Fühlen betrifft, auf das Denken und – bezogen auf das Lernen – auf Integrationsschwierigkeiten ins Berufsleben?
9. In welchem Kontext steht dazu die eingangs erwähnte Feststellung, dass es eine signifikante Zahl von Adoleszenten gibt, welche die Integration ins Berufsleben nicht auf Anhieb schaffen?

An dieser Stelle treffen sich das tiefenpsychologische, das pädagogische und das berufspädagogische Arbeitsfeld. Die Bedeutung der zitierten Feststellung: »Gleichzeitig gibt es aber noch eine große Zahl von Bewerbern und Bewerberinnen, denen der Übergang von der Schule in die Ausbildung nicht sofort gelingt« betrifft alle Bereiche gleichermaßen.

Erkenntnisse des Konzepts von Ciompi kamen zunächst dem psychiatrischen und psychotherapeutischen Fachgebiet zugute. Heute gilt es als Überbau für alle affektiv-kognitiven Wechselwirkungen und ist somit auch für viele Themenbereiche der Pädagogik relevant. Pädagogisch betrachtet bedeutet dies, den folgenden Fragen nachzugehen:

10. Welche Bedeutung haben in dieser Problemstellung Ausbilder
    a) als – per definitionem durch die Gesellschaft – Erzieher und Vermittler zwischen der Arbeitswelt und den Auszubildenden?

3 Ciompi, L. (1982): Affektlogik. Über die Struktur der Psyche und ihre Entwicklung. Ein Beitrag zur Schizophrenieforschung. Stuttgart: Klett-Cotta.

b) als Bezugs- und damit Übertragungspersonen innerseelischer Belange von den sich in Ausbildung befindlichen Adoleszenten?[4]

11. Wann und in welchem Umfang sind zielgerichtete Formen von Unterstützung durch Ausbilder sinnvoll und notwendig?

Gut funktionierende Beziehungsstrukturen zwischen Ausbildern und Auszubildenden sind eine wichtige Voraussetzung, dass die Integration ins Berufsleben sich trotz Integrationsschwierigkeiten doch noch erfolgreich gestalten kann. Zentrale Leitvorstellungen, geprägt und gespeichert aus frühkindlichen Phasen, füllen die jeweilige Beziehungsstruktur aus. Ciompi erläutert dazu:

> »Ein Beispiel für derartige Fühl-, Denk- und Verhaltensprogramme sind elementare Angst- und Vermeidungsreaktionen von der Art der ›bedingten‹, das heißt durch Erfahrung erworbenen Reflexe. Ein maximal komplexes, aber in seiner Grundstruktur durchaus analoges Beispiel stellen dagegen die sogenannten Selbst- und Objektrepräsentanzen im psychoanalytischen Sinn dar (Kernberg 1976, 1980). In solchen Repräsentanzen sind relevante affektiv-kognitive Erlebnisse mit den Eltern und anderen emotional wichtigen Bezugspersonen aus frühkindlichen Prägephasen gespeichert und zu zentralen Leitvorstellungen über sich selbst und andere Menschen verdichtet. Sie bestimmen nicht nur den Umgang mit den ursprünglichen Zentralfiguren, sondern die ganze soziale Wahrnehmung und Kommunikation.«[5]

Seit den 1970er Jahren ist ein Forschungsschwerpunkt der Schulpädagogik das Sozialklima von Schulklassen. Nach Fend wird das Schulklima definiert als »Verlebendigung« institutioneller Verhältnisse durch die Individualität der Lehrer und Schüler. Er beschreibt, wie sich zwischen der 7. bis 10. Jahrgangsstufe eine Lösungsphase nicht nur von den Eltern, sondern auch von der Schule abzeichnet.[6] Diese Lösung erfolgt, damit ein eigener Lebensstil entworfen werden kann. Fend sieht erhebliche Schwierigkeiten für denjenigen Typus von Jugendlichem, der sich aus einem mangelnden Selbstwertgefühl heraus auch weiterhin mehr an anderen, ähnlich Unsicheren – wie er selbst – orientiert, als an seiner Selbstbesetzung zu arbeiten.[7] Maschke und Steder führen die Auseinandersetzung um das Sozialklima in der Schule fort. Sie setzen sich anhand von Vertrauen, Akzeptanz, Mitbestimmung sowie Restriktivität und aus der Sicht der Schüler mit den Unterschieden zwischen einem fördernden und einem hemmenden Sozialklima auseinander.[8] Die Entwicklung kann sich, wie Fend

4 Der besseren Lesbarkeit wegen verzichtet die Autorin darauf, jeweils die männliche und die weibliche Form anzugeben.

5 Ciompi (1982), S. 48.

6 Fend, H. (1997): Der Umgang mit Schule in der Adoleszenz, Bern: Huber.

7 Ebd.

8 Maschke S. u. Steder L. (2010): In der Schule, vom Leben und Lernen in der Schule, Wiesbaden: SpringerVS, S. 86.

zeigt, in die richtige Richtung einspuren, wenn der Blick des Jugendlichen sich fokussiert auf Ausbildungs- und Berufsplatzierung.[9] Doch genau an dieser empfindlichen Nahtstelle setzt die im Folgenden zu diskutierende Problematik an. Hier kann man erkennen, dass die mangelnde Selbstbesetzung sich eben nicht in die Fokussierung auf Ausbildungs- und Berufsplatzierung einspuren kann, wenn die Selbstunsicherheit noch keine Selbstreflexion ermöglicht.

An dieser Stelle sei gewarnt vor scheinbar sicher getroffenen Schul- oder Berufsentscheidungen. Sie stellen sich bei näherer Betrachtung oft nur als logische Folgerungen aus vermeintlichen oder tatsächlichen Forderungen aus dem Umfeld dar – Folgerungen, die sich bei näherer Auseinandersetzung als Wege zu individuellen Fehlentscheidungen herausstellen. Tiefergehende, d.h. psychotherapeutische Maßnahmen müssen nun hinzukommen.

2 Problemstellung und Zielsetzung

Den Ausgangspunkt für die vorliegende Arbeit bildet die langjährige Beobachtung in einer psychotherapeutischen Praxis für Kinder, Jugendliche, Paare und Familien, dass psychisch schwer kranke Mitmenschen – und damit die in dieser Arbeit diskutierten Adoleszenten – erheblich mehr Schwierigkeiten aufweisen, die Integration ins Berufsleben zu schaffen, als weniger gestörte Personen. Diese Schwierigkeiten sind trotz ausreichender bis sehr guter Intelligenz, äußerlich gut funktionierendem sozialen Umfeld und ausreichend vorhandenen Aus- und Weiterbildungsangeboten zu beobachten. Dabei zeichnet sich deutlich ab, dass Integrationsschwierigkeiten bei einem guten Lehrer/Ausbilder-Auszubildenden-Verhältnis sich wesentlich leichter auflösen lassen als bei einem schlechten. Diese Beobachtungen sind Standardbeobachtungen in psychotherapeutischen Praxen, Kliniken und anderen sozialen Einrichtungen, die mit psychisch schwer gestörten Mitmenschen arbeiten.[10]

Wegen der vielfältigen berufsvorbereitenden Möglichkeiten, die Auszubildenden angeboten werden, können Standardevaluierungen Integrationsschwierigkeiten nur mangelhaft erfassen. Schul- und Ausbildungsabbrecher sind bspw. einfach zu erfassen, nicht aber Betroffene, die zu Ersatzmaßnahmen greifen, die sich letztlich nur als unzureichend oder als kontraproduktiv in einer Berufsbiografie auswirken. Spätfolgen sind dann oft chronische psychische Erkrankungen wie Depressionen oder psychosomatische Erkrankungen sowie häufige Arbeitslosigkeiten und Erwerbstätigkeiten, die nicht den Möglichkeiten der Betroffen entsprechen und nur der Sicherung des Unterhalts dienen.

9 Fend, H. (1997).
10 Ciompi (1982).

Ausgehend von den seit Jahrzehnten in der psychoanalytischen und pädagogischen Literatur beschriebenen wissenschaftlichen Erkenntnissen darüber, wie frühe Beziehungen und tiefgreifende Persönlichkeitsprobleme ineinandergreifen, werden hier nur die Ansätze dieser theoretischen Konzepte vorgestellt – und auch dies nur so weit, wie sie für die Hauptdiskussion notwendig erscheinen:

2.1 Vorgefundene und typische Merkmale

- Es handelt sich nicht um sogenannte Underarchievements, sondern um Betroffene, wie sie nach der in ICD10F81 umschriebenen Entwicklungsstörung schulischer Fähigkeiten (verbunden mit weiteren Symptomen)[11] diagnostiziert werden. Ein Hauptmerkmal ist, dass die Betroffenen das offene Eingeständnis von Schwierigkeiten nur schwer übermitteln können. Während Außenstehende wie überweisende Ärzte, Lehrer/Ausbilder, Sozialeinrichtungen Hinweise auf Lern- und Arbeitsschwierigkeiten bei den Voranfragen für eine Behandlung geben, äußern Betroffene z. B. erst nach mehreren probatorischen Sitzungen und eher zögerlich, dass sie u. a. ›vielleicht auch Lern- und Arbeitsschwierigkeiten haben könnten‹.
- Besorgte Eltern nennen zwar sehr oft schlechte Schulleistungen als Anmeldungsgrund, sind aber zumeist überzeugt, dass diese nur oberflächlich und daher leicht zu beseitigen seien. Oft werden Begründungen im Ausbildungssystem gesucht oder bestimmte Familienmitglieder sowie Gruppen, denen der Betroffene angehört, als alleinschuldig angeführt.
- Während der Anfangsbegegnungen ist die Suche nach einem Alleinschuldigen weitverbreitet. Um das Feld grob abzustecken, werden als ›Schuldige‹ vermutet:
  - der Betroffene mit seinen Interessen und Desinteressen, seinem Umgang,
  - die Familiensituation,
  - bestimmte Ausbilder,
  - das Schul- und Ausbildungssystem.
- Gehäuft ist eine beobachtbare Schere in Bezug auf die Einwertung der Schwierigkeiten zu verzeichnen. Während Außenstehende – z. B. betroffene Eltern und Ausbilder – zunehmend insistierend wirken, sind bei Betroffenen u. a. Verleugnen, Verdrängen, Beschönigen, das Benennen von äußeren Gegebenheiten als Hindernisse häufig anzutreffende Reaktionsweisen.

11 Internationale Klassifikation psychischer Störungen.

- Direkte Befragungen werden von den Betroffenen als eindringend und verfolgend erlebt und ihnen wird, je nach Geschicklichkeit und Übung, mit Abbzw. Umlenkungen begegnet.
- Es ist zu beobachten, dass routiniertes Ausweichen bei größerer Intelligenz von den Betroffenen wie ein »Geschicklichkeitsspiel« eingesetzt wird. (Ein therapeutisch geschultes Gegenüber weiß um diese Abwehrhaltung aus Angst und Gekränktheit und vermeidet ein »Katz-und-Mausspiel«, was nach anfänglicher Verunsicherung meist zu einem beginnenden Vertrauensverhältnis und damit zur Öffnung führt.)
- Für den tiefenpsychologisch Geschulten ist ein weiteres typisches Merkmal ein abgewehrter Schamkonflikt – ein Schamkonflikt in dem Betroffenen über ›sein‹ Nichtgelingen der Integration, der leicht aus dessen Verhalten abzuleiten ist.
- Ein Therapeut weiß um die Heftigkeit von Scham und Ängsten bei neurotisch gestörten oder traumatisierten Patienten. Wenn sich abzeichnet, dass gewünschte Lebensskripte nicht gelingen können, stellen sich Scham, Trauer, Verzweiflung und oft heftige Wut ein, signifikant verbunden mit erhöhter Suizidalität.
- Meist verstreicht viel Zeit, bis Betroffene ihre Gefühlsverfassung in ihr Bewusstsein aufnehmen können. Auch das stellt ein wichtiges Merkmal dar.

Durch die genannten Merkmale wird das individuelle Problemfeld Lern- und Integrationsschwierigkeiten für den Betroffenen typischerweise schwer aushaltbar und benennbar, geschweige denn bearbeitbar. Angst, Schuld, Scham und Gequältsein stehen zwischen dem Betroffenen und seinem Gegenüber. Es handelt sich also um eine tief verwurzelte psychische Sprachlosigkeit der Betroffenen. Sie können deswegen nicht angemessen um Hilfe und damit um Integrationshilfen bitten.

Ein Gegenüber kann leichter reagieren, da es nicht primär betroffen ist. Allerdings kann das Gegenüber seine eigene wichtige Rolle als möglicher Unterstützer kaum erkennen, wenn es davon überzeugt ist, dass eine anempfohlene Verhaltensveränderung oder die Umgestaltung einer ausbildungsrelevanten Maßnahme ausreichend sei.

An dieser Stelle sei noch einmal darauf hingewiesen, dass es nicht ausreichen kann, eine z. B. ungeschickt gesetzte Ausbildungsmaßnahme zu korrigieren, sondern dass eine tiefgreifende, schwierige Lebenslage der Betroffenen erkannt und umfassend behandelt werden muss.

2.2 Problemstellung

Wie kann von außen Adoleszenten, die zu wenige innerseelische Kräfte entwickelt haben, geholfen werden, die Integration ins Berufsleben erfolgreich einzuspuren, …

a) auf dem Feld der Pädagogik mit Sozial-, Berufs- und Wirtschaftspädagogik?
b) auf dem Arbeitsfeld der Tiefenpsychologie?
c) Als Zielvorgabe gilt schließlich, das Thema Integrationsschwierigkeiten ins Berufsleben als interdisziplinäre Auseinandersetzung anzuregen.

Zu a) auf dem Feld der Pädagogik mit Sozial-, Berufs- und Wirtschaftspädagogik:

Da der Staat mit Vollzeitschulpflicht und Berufsschulpflicht die vollständige Aufsicht über die Schulpflicht übernommen hat,[12] erhebt sich die für diese Arbeit durchgängige Frage: Wie verantwortungsbewusst wird mit der allumfassenden Entwicklung und Befähigung der Heranwachsenden umgegangen?

Die Berufsschulpflicht beginnt nach Ablauf der Vollzeitschulpflicht. Dieser Berufsschulpflicht kann durch die Teilnahme an einer Berufsausbildung, durch den Besuch von Bildungsgängen an einer Berufsbildenden Schule, durch den Besuch der Sekundarstufe I oder der Sekundarstufe II an einer Allgemeinbildenden Schule oder Berufsschule Folge geleistet werden.[13] Beim ersten Blick von außen zeichnet sich ab, dass ein ungünstiges – oft verdecktes – Lern- und Sozialklima in Verbindung mit psychischen Störungen die Betroffenen dergestalt beeinträchtigt, dass es zu erheblichen Integrationsschwierigkeiten kommt. Diese sind nicht – wie gewünscht – einfach und oberflächlich zu erfassen und zu beseitigen. Hohe Kompetenzerwartungen, Gefühlsverleugnungen, Fehleinschätzungen, falsche Stresseinschätzungen – um nur einige Merkmale zu nennen – treten einem als erste Eindrücke entgegen.

Zu b) auf dem Arbeitsfeld der Tiefenpsychologie:

Es bedarf von Anfang an einer anderen Vorgehensweise, damit das offenkundige, aber verdrängte Versagen ausgehalten und mit Hilfe von außen angeschaut werden kann. Das Überwinden von:

- narzisstischem Gekränktsein und den damit verbundenen Affekten,
- Scham und den damit verbundenen Emotionen,
- Fremdheit mit sich selber und meist auch mit nahen Angehörigen.

12 Art. 7 Abs. 1 GG: »Das gesamte Schulwesen steht unter der Aufsicht des Staates.«
13 Ebd.

bedarf psychischer Kräfte, die sehr häufig noch nicht ausreichend zur Verfügung stehen. Hier kann man leicht erkennen, dass z.B. eine direkte Befragung als psychische Verletzung abgewehrt werden muss, da sie als nicht aushaltbar erlebt wird.

Um das Problemfeld dieser Arbeit noch überschaubarer einzugrenzen, sollen nur Integrationsschwierigkeiten ins Arbeits- und Berufsleben bei Adoleszenten beleuchtet werden, die sich aus verschiedenen Gründen einer psychotherapeutischen Behandlung unterzogen haben und nicht als leistungsschwach wegen eines geringen Leistungspotenzials eingestuft worden sind. Es handelt sich somit um eine Personengruppe, die bereits ein Einspuren in Hilfsmaßnahmen erfahren hat und bei der von einer Erwartungswidrigkeit in Bezug auf Leistung und Begabung ausgegangen werden kann.

Das auffallende Merkmal, dass diese Betroffenen nicht wegen Integrationsschwierigkeiten ins Berufsleben um eine Behandlung nachgesucht, sondern aus anderen und in Teil II der Arbeit dargestellten Beschwerden die Praxis aufgesucht haben, soll ein wichtiger Leitgedanke für die Fehleinschätzung von Lern- und Arbeitsstörung und deren Folgen bei den Betroffenen selber sein. Tiefenpsychologisch betrachtet zeichnet sich ab, dass offensichtlich ein signifikanter Prozentsatz die produktive Bewältigung der Adoleszenz nicht nur krisenbehaftet, sondern mit manifester Zuspitzung und noch dazu aus unterschiedlichsten Gründen nicht erreichen kann. Es tritt zutage, dass psychogene Übertragungsmuster, wie aus dem Lehrer-Schüler-Verhältnis vertraut, hier eine erneut belebte und damit verstärkte Rolle spielen. Damit ergeben sich bei der so vorgefundenen Problemstellung folgende Fragen:

1. Was ist die tiefenpsychologische Funktion von Integrationsschwierigkeiten?
2. Welche individuellen Entwicklungsverläufe führen dazu?
3. Gibt es neben dem Symptom Lern- und Arbeitsstörung signifikante Prozessstrukturen?
4. Wie verteilen sich die intrapsychischen Schwierigkeiten zu den interpsychischen?
5. Welche Risikofaktoren ergeben sich durch das Schul- und Ausbildungssystem?
6. Wie können Risikofaktoren erfasst werden?
7. Wie können interdisziplinäre Beiträge helfen, die Situation der Betroffenen zu verbessern?
8. Welche Veränderungen sollten angestrebt werden?

Zu c) Wie können sich die o.g. Bereiche interdisziplinär auseinandersetzen, damit ein Konzept für besser greifende Hilfestellungen ausreifen und – angelehnt an das ähnlich gebildete Berufsfeld des Sozialpädagogen – wirken kann?

2.3 Ziele

Kein Ziel dieser Arbeit sind Evaluierungen, wie sie im derzeitigen Wissenschaftsbetrieb durchgeführt werden, da die vorgetragene Problematik wegen der geschilderten, neurotischen Umgangsweise der Betroffenen über Standardverfahren nicht ausreichend erfasst werden kann. Vielmehr soll diskutiert werden, wie – neben den möglichen Evaluierungen – auch andere Erfassungsmethoden zum Tragen kommen können. Diese Arbeit verfolgt daher vor allem die Absicht, mit mehr Evidenz an das Problemfeld herantreten zu können, damit sich tiefer greifende Empfehlungen zu Veränderungsmöglichkeiten bündeln lassen.

So ergibt sich die Forderung nach einer direkten interdisziplinären Kooperation zwischen den Arbeitsbereichen Tiefenpsychologie und Pädagogik, mit dem Ziel, ein Konzept zu schaffen, in dem gruppenspezifische psychosoziale Interventionen zum Tragen kommen können. Spezifischer: Es geht darum, ein Konzept zu entwickeln, in dem z. B. Ausbilder nicht in eine therapeutische Rolle gedrängt werden sollen, ihnen wohl aber – neben einem pädagogischen Wissen – ein größeres, tiefenpsychologisch fundiertes Wissen vermittelt werden soll. Dies soll dem Zweck dienen, eine klarere Abgrenzung von den durch den adoleszenten Auszubildenden unbewusst übertragenen Rollenzuweisungen zu erreichen. Daher lautet die Einstiegsthese:

1. Nicht gelingende Integration ins Berufsleben kann u. a. auch Ausdruck einer manifesten psychischen Erkrankung sein und/oder ist psychisch krankmachend und muss deshalb in interdisziplinärer Kooperation betrachtet werden.

Um diesem Fragekomplex nachzugehen, findet eine detaillierte Auseinandersetzung anhand einiger ausgesuchter Fallstudien mit der Untergruppe von Betroffenen statt, die wegen der Folgen seelischer Erkrankungen diesen Integrationsschritt ins Berufs- und Erwachsenenleben nicht auf Anhieb oder nur unzureichend schaffen konnten, sodass eine psychotherapeutische Behandlung notwendig geworden war. Es werden dabei nicht nur Behandlungen von Betroffenen in der Adoleszenz beschrieben, sondern auch Behandlungen von Betroffenen mit Spätfolgen. Beschrieben werden auch deren Kinder, da Spätfolgen generationsübergreifend wirken und weitere Erkrankungen induzieren. So ergibt sich der Fokus auf eine Mehrgenerationenerkrankung, die mehr oder weniger virulent innerhalb der Generationen auftritt. Um einigermaßen gesichertes Material erheben und verarbeiten zu können, wird von einem Drei-Generationen-Konfliktgeschehen ausgegangen.

Parallel wird dabei angestrebt, dass die primär aus psychotherapeutischer Sicht verfasste Arbeit in einen interdisziplinären Kontext eingefügt werden kann, in dem tiefenpsychologisch fundierte Befunde mit pädagogischen Evaluierungen verknüpft und diskutiert werden sollen. Der Schwerpunkt dieser Arbeit liegt deshalb auf krankheitswertigen Adoleszenzkrisen, d.h. auf Anpassungsstörungen mit depressiver Reaktion und mit Störungen des Sozialverhaltens im Kontext der Integrationsschwierigkeiten. Bei diesen Krankheitsbildern (in Teil II ausführlich beschrieben) kann man erkennen, dass individuelles Erleben und Verhalten eines Menschen zu wenig Beachtung findet in den Ausbildungs- und Berufsanforderungen. Daraus ergibt sich:

2. Integrationsschwierigkeiten ins Berufsleben sind auch als Ausdruck einer psychosozialen Überforderung zu verstehen.

Gesellschaftlich relevante Ursachen, die dazu führen, dass es im Individuum zu einer psychosozialen Überforderung kommt, werden über gestörtes Beziehungserleben und transgenerationelle Übertragungen anhand des Dreigenerationenkonfliktes definiert, belegt und diskutiert. Zusammengefasst:

3. Ursachen psychosozialer Überforderung, ausgedrückt über das Symptom Lern- und Arbeitsstörung, sind als Ausdruck gestörten Beziehungserlebens, verbunden mit transgenerationellen Übertragungen (Dreigenerationenkonflikt), zu verstehen.

Diese These wird anhand der nach bindungstheoretischen Gesichtspunkten ausgesuchten und ausführlich diskutierten Falldarstellungen in Teil II vertieft. In dieses Konfliktgeschehen werden Ausbilder durch die Übertragung von frühkindlichen Beziehungsmustern mit einbezogen. Hier sei vorab die daraus resultierende und in Teil III diskutierte Folgerung genannt:

4. Das Symptom Lern- und Arbeitsstörung, verursacht durch gestörtes Beziehungserleben und verbunden mit transgenerationellen Übertragungen, muss gleichermaßen tiefenpsychologisch wie pädagogisch angegangen werden.

Ein Katalog mit erforderlichen Maßnahmen kann hier schon begonnen werden:

5. Ausbilder müssen neben ihrer Fachkompetenz auch über weitreichendere Kenntnisse im Umgang mit psychischen Störungen verfügen, damit sie theoretisch und praktisch geschult mit diesem Problemfeld umgehen können.

6. Psychologen wie Pädagogen brauchen Maßnahmen zur Problembehandlung, wie etwa interdisziplinäre Vernetzungen an den Hochschulen, damit z.B.

7. der praktizierende Pädagoge über vertiefte Kenntnisse in der Tiefenpsychologie gestärkt wird und so als von den Betroffenen ausgewählter Funktionsträger mit seiner Rolle im Dreigenerationenkonflikt angemessener umgehen kann;

8. Supervision eine selbstverständliche und in der Arbeitsplatzbeschreibung fest integrierte Größe bei den praktizierenden Pädagogen werden kann – in ähnlichem Umfang, wie es bei Psychotherapeuten bereits Usus ist.

In den Falldarstellungen werden individuelle Lebenssituationen nachgezeichnet, die zu den oben genannten Thesen führen und diese untermauern. Sie basieren auf den in der Hauptdiskussion zusammengefassten und erörterten Problemstellungen und führen zu der Schlussfolgerung:

9. Bleiben die Mitmenschen mit diesen krankheitswertigen Störungen unbehandelt, bekommen sie Behinderungen, die sich signifikant negativ auf ihr Arbeits- und Erwachsenenleben auswirken.

3 Rahmenbedingungen der Studie

3.1 Äußere Rahmenbedingungen

Die Fallstudien wurden im Rahmen einer Psychotherapeutischen Praxis für analytische Kinder- und Jugendlichen-, Paar- und Familientherapie[14] durchgeführt. Aus Stundenprotokollen der vorgestellten Therapien wurde stets nur so viel Material verwendet, dass der Hintergrund der jeweiligen psychischen Erkrankung auch für den therapeutischen Laien verständlich werden kann.[15] Aus den Therapieverläufen wird nur ausschnittsweise und anonymisiert berichtet, zudem nur in dem Maß, wie es für die zu diskutierenden Punkte relevant ist:
- vorgefundenes Zustandsbild
- Wie verdichten sich psychisch unbewusste Inhalte zu dem Symptom Lern- oder Arbeitsstörung und werden damit virulent?
- Bewusstwerdung der Konflikte und Verknüpfung mit Symptomen bzw. dem Syndrom

14 Als Kinder- und Jugendlichenpsychotherapeutin bin ich zur vertragspsychotherapeutischen Versorgung zugelassen und zur Durchführung von tiefenpsychologisch fundierten und analytischen Therapien berechtigt. Darüber hinaus habe ich zwei Weiterbildungen durchlaufen: Psychoanalytische Paar- und Familientherapie der Arbeitsgemeinschaft Beziehungsanalyse e.V. München; überregionale Weiterbildung in analytischer Psychosentherapie an der Akademie für Psychoanalyse und Psychotherapie e.V. München.

15 Psychoanalytische Fachtermini werden weitgehend umgangen.

- veränderter Umgang mit und Aufweichung bzw. Lösung der Lern- und Arbeitsstörung
- Falldiskussion

Verwendete Fachbegriffe werden über Zitate von Autoren erläutert, die entweder den Begriff geprägt haben oder deren Forschungsschwerpunkt genau in diesem Bereich liegt. Diese theoretischen Ausführungen dienen dazu, konkrete Darstellungen der einzelnen Schicksale in Bezug auf Lern- und Arbeitsstörung tiefer zu verstehen.

3.2 Durchführung der Studie im Rahmen von Behandlungen

Durch die durchschnittliche Dauer der Therapien zwischen drei und vier Jahren ergibt sich eine längere Zeitspanne für die Erhebung der Studie. Selbstverständlich kann nur eine kleine Auswahl von Störbildern zur Diskussion gelangen. Es gab auch Therapiebegleitungen, die sechs Jahre andauerten, davon einige mit Unterbrechungen, die durch Krankheit, Ausbildung oder Arbeitstätigkeit entstanden sind. Eine Behandlung konnte wegen des Wegzugs der Familie nicht bis zum Ende durchgeführt werden. Alle Behandlungen wurden als psychische Erkrankungen gutachterlich und im Rahmen der üblichen Behandlungsabschnitte geprüft. Die Kosten wurden jeweils von den Krankenkassen im Sinne der RVO[16] übernommen. Lern- und Arbeitsstörungen waren in allen Fällen, diagnostisch betrachtet, nur ein Teil der psychischen Erkrankungen. Mehr oder weniger virulent gehörten sie zur Ausgangssymptomatik, oft als Teil eines Syndroms. Alle Fälle wurden im Rahmen der Praxisarbeit bei entsprechenden und von der Kassenärztlichen Vereinigung als Fortbildungsmaßnahmen anerkannten Arbeitsgemeinschaften intervidiert. Einige Fälle wurden durch das Limit der Kostenübernahme beendet, doch konnte die Lern- und Arbeitsstörung jeweils schon im Vorfeld gelöst oder auf ein erträgliches Maß verringert werden.

3.3 Methodik

In der vorliegenden Arbeit geht es weder um eine allgemeine noch um eine individuell ätiologische Deskription von Lern- und Arbeitsstörungen, ebenso wenig um deren Messung. Vielmehr steht das Aufzeigen des inter- und intrapsychisches Kräftespiels im Fokus. Mit den Worten von Mentzos geht es um die Dynamik des psychischen Geschehens von bewussten und unbewussten Moti-

16 Reichsversicherungsordnung.

vationen, Emotionen und kognitiven Prozessen.[17] Die speziell ausgewählten Fälle ermöglichen u. a. einen differenzierten Blick auf dieses komplexe Kräftespiel der Lern- und Arbeitsstörung. Damit den Lesern die zumeist anzutreffende Psychodynamik bei Lern- und Arbeitsstörungen nähergebracht werden kann, sind zunächst einige theoretische Komplexe aus der Tiefenpsychologie zu erläutern. Diese Erläuterungen – allgemein theoretisch dargestellt und fallbezogen veranschaulicht – sind notwendig, um anschließend in der Hauptdiskussion die Forderung nach interdisziplinärer Zusammenarbeit zwischen tiefenpsychologischen und wirtschaftspädagogischen Bereichen zu bekräftigen.

3.4 Für die Methodik erforderliche tiefenpsychologische Erläuterungen

3.4.1 Adoleszenz

Die Adoleszenz ist erst in der jüngsten Vergangenheit zu einem beachteten Betrachtungs- und Forschungsgegenstand der Entwicklungspsychologie geworden, sodass die Auseinandersetzung mit dieser Lebensphase erst seit Kurzem vertieft worden ist. Blos beschreibt die Unterschätzung und Vernachlässigung der Adoleszenz im psychoanalytischen Schrifttum:

> »Wie Hartmann, Kris und Löwenstein (1946) andeuten, ist das Potential für eine Persönlichkeitsformung in der Latenzzeit und in der Adoleszenz im psychoanalytischen Schrifttum unterschätzt worden. Ähnliches durch Fenichel angedeutet (1945).«[18]

Während früher der Begriff Jugend (13.–21. Lebensjahr) für jene jungen Menschen verwendet wurde, die »als zwischen Kindheit und Erwachsenen stehend« galten, spricht man heute von der Pubertät/Adoleszenz (ab dem 13. Lebensjahr und erweitert bis zum 24. Lebensjahr). Im Jugendrecht ist die Phase der Adoleszenz als die Zeit zwischen dem 13. und 21. Lebensjahr definiert.

Die Entwicklungsaufgaben der Adoleszenz aus psychoanalytischer Sicht sind Selbstentwicklung und Identitätsentwicklung. Sie sind verbunden mit der jeweiligen Persönlichkeitsstruktur und weisen Krisen auf; Krisen, die anhaltende psychosoziale Probleme mit Familie, Schule/Ausbildung und Gleichaltrigengruppe nach sich ziehen können. Laufer u. Laufer verzichten 1989 bspw. auf diagnostische Festlegungen in dieser Phase, da wiederbelebte infantile Konflikte beunruhigen und die Betroffenen stimmungslabil und aufgewühlt sein lassen.[19] Zumeist in sich verstrickt, befinden sich Betroffene in der Adoleszenz häufig in

17 Mentzos, S. (2011): Lehrbuch der Psychodynamik, 5. Auflage, Vandenhoeck & Ruprecht, S. 20.

18 Blos, P. (2001): Adoleszenz, Klett-Cotta, S. 15.

19 Salge, H. (2013): Analytische Psychotherapie zwischen 18 und 25, Heidelberg: Springer.

heftigen Auseinandersetzungen mit sich und der Umwelt. Hiervon muss die pathologische Adoleszenz unterschieden werden, bei der es vorrangig um eine übergroße Sehnsucht nach Größe und um eine Identität als Betrogene geht. Eine daraus resultierende Kontinuität des Sich-vom-Leben-betrogen-Fühlens kann bis zu einer komplexen traumatischen Belastungsstörung führen. Die Psychopathologie ist – als Folge von Traumatisierung – in den Entwicklungsstörungen zu erkennen. Sie umfasst Störungen in der Selbst-, Affekt- und Impulsregulierung und hat als Folge traumatischer Belastung Auswirkungen auf das Gedächtnis und somit auf das Lernen.

Anna Freud bezeichnet die Adoleszenz als die Phase, in der ein relativ starkes *Es* einem relativ schwachen *Ich* gegenübersteht.[20] Erikson verändert den psychoanalytischen Blick auf die Adoleszenz mit ihren Krisen, indem er anregt, dass die Adoleszenz nicht als ein Gebrechen, sondern als eine »normative Krise«, also als eine »normale Phase mit Konfliktverstärkung« angesehen werden könne. Er spricht von einer aggravierten Krise, d. h. einer Krise, die sich selber wieder auflösen kann.[21] Nach Blos finden Differenzierungsprozesse statt, die durch gleichzeitige Reifungsreize inter- und intrapsychisch angestoßen werden. Auf diese Weise können sich Reifungsreize wechselseitig befruchten, sodass sie in den seelischen Apparat integriert werden können. Blos[22] zufolge ergibt sich dadurch in der Adoleszenz die Chance der Spontanheilung für psychische Störungen, die durch schwächende Kindheitseinflüsse entstanden sind: Durch die regressiven Prozesse der Adoleszenz können somit Korrekturen und Modifizierungen zugunsten einer psychisch gesunden Persönlichkeitsentwicklung leichter aufgegriffen werden. Er geht von der Annahme aus, dass präpubertäre Dispositionen immer das Resultat beeinflussen. Fonagy et al. sprechen beim adoleszenten Zusammenbruch von einem Resultat früherer Entwicklungsstörungen. Sie führen ihn zurück auf eine mangelhafte Konsolidierung der Symbolisierungsfähigkeit, die auf einer Störung der emotionalen und kognitiven Erfahrungswelt basiert.[23] Sie betonen, dass in diesen Fällen bereits die frühkindliche Beziehung zwischen Mutter und Kind gestört war. Stern weist auf die gemachten Erfahrungen hin, als Objekt gebraucht (ambivalent parasitär besetzt) und missbraucht worden zu sein.[24] Hier sind die jeweiligen Chancen von Tiefenpsychologie/Therapeuten und

20 Freud, A. (1980 [1936]): Die Schriften. Gesamtausgabe, München: Kindler, S. 24.

21 Erikson, J. E. H. (1996 [1959]): Identität und Lebenszyklus, Suhrkamp, S. 23.

22 Blos, P. (2001).

23 Fonagy, P., Gergely, G., Jurist, Elliot L., Target, M. (2004 [2002]): Affektregulierung, Mentalisierung und die Entwicklung des Selbst (übersetzt v. E. Vorspohl), Stuttgart: Klett-Cotta, S. 10.

24 Stern, W. (1993): Psychologie der frühen Kindheit bis zum sechsten Lebensjahr, Darmstadt u. Leipzig: Wissenschaftliche Buchgesellschaft.

Pädagogik/Ausbilder anzusiedeln – sie müssen für Modifizierungen und Korrekturen zur Verfügung stehen, damit die Integration ins Erwachsenen- und ins Berufsleben doch noch gelingen kann.

3.4.2 Frühe Kindheit und Grundlagen der Persönlichkeitsentwicklung

Aus der Arbeit mit den Betroffenen, aus der empirisch-psychologischen Forschung und aus psychoanalytischen Theorien wissen wir um die Wiederholung der frühkindlichen psychosexuellen Entwicklungsstürme in der Adoleszenz. Wie Blos geht auch Erikson davon aus, dass alle vorerlebten Formen der Erregung, Spannung, Befriedigung und Abwehr abgerufen werden, um der neuartigen Befindlichkeit begegnen zu können.[25] Gemeint sind die Formen, die während der frühkindlichen psychosexuellen Entwicklung prägend wurden. Um diese umfassender verstehen zu können, ist es notwendig, die für eine Persönlichkeitsentwicklung wichtigen neueren Erkenntnisse als theoretische Basis präsent zu haben. An dieser Stelle sei auf die Untersuchungen von Dornes verwiesen. Die im Folgenden vorgestellten frühkindlichen Untersuchungen zeigen u. a. auf, dass es in der frühen Kindheit unerlässlich ist, dass für eine psychisch gesunde Entwicklung mindestens eine feste, den jeweiligen Fortschritt stabilisierende Bezugsperson vorhanden ist.[26]

In der jüngeren psychoanalytischen Psychotherapieforschung weist Fonagy 1999 auf die Bedeutung der frühen Eltern-Kind-Beziehungen für die Persönlichkeitsentwicklung hin. Fonagy und Mitarbeiter bauen auf den Erkenntnissen der Psychoanalyse sowie der Bindungstheorie von John Bowlby aus den 1960er Jahren auf. Die Bindungsforschung ist seitdem ein fest verankerter Bereich in der psychologischen Forschung.[27] Reinke bezeichnet den methodischen Ansatz der Forschungsgruppe um Fonagy als »psychoanalytisch begründete empirisch-psychologische Feldforschung«. Der Schwerpunkt liegt auf der Erforschung der geistigen und seelischen Grundlagen unseres Handelns und unserer zwischenmenschlichen Beziehungen, womit sich Fonagy et al. von der kognitiv-behavioralen Forschung abgrenzen.[28] Bohleber bezeichnet 2010 fundamentale Komponenten jeder Subjektivität als Strukturprinzipien,[29] um das Feld grob abzustecken. Darunter sind die emotionalen Schlussfolgerungen zu verstehen, die sich aus den Erfahrungen mit der emotionalen Umwelt rekrutieren und welche

25 Erikson, J. E. H. (1980): Jugend und Krise (Deutsche Ausgabe), S. 23.
26 Dornes, M. (1999): Die frühe Kindheit, 3. Auflage, Fischer, S. 30ff.
27 Fonagy, P. u. Target, M. (2003): Frühe Bindung und psychische Entwicklung, Psychosozial-Verlag.
28 Reinke, E.: Vorwort zu Fonagy, P. u. Target, M. (2003), S. 10.
29 Bohleber, W. (2012 [2010 Originalausgabe]): Was Psychoanalyse heute leistet (Deutsche Ausgabe), Klett-Cotta.

die reziproken Erwartungen von Interaktionssequenzen formen – die interaktiven Erfahrungsmuster, die sich als reziproke Erwartungen von Interaktionssequenzen bilden, die »Ko-Konstruktionen des jeweiligen Paares«[30]:

> »Diese Strukturprinzipien oder Erfahrungsmuster sind häufig unbewusst, entweder präreflexiv unbewusst (dem entspricht das moderne Konzept des impliziten Unbewussten) oder verdrängt und dadurch dynamisch unbewusst. In der analytischen Beziehung interagieren zwei Subjekte als ›Erfahrungsmuster‹ miteinander und lassen ein unverwechselbares, aufs Engste verflochtenes dyadisches System entstehen.«[31]

Beebe und Lachmann beschreiben interaktive Erfahrungsmuster, die sich erstmals zwischen dem Kind und seiner Bezugsperson entwickelt haben und somit in jeder Beziehung gegenwärtig sind:

> »Heute betrachten wir die therapeutische Behandlung als einen in jedem Moment kokonstruierten Interaktionsprozess, dem zufolge psychodynamische Narrationen und das Aushandeln der Beziehungsmuster Augenblick für Augenblick zwischen Vordergrund und Hintergrund fluktuieren.«[32]

Exemplarisch wird die Analytiker-Analysand-Beziehung aufgeführt. Die Ausbilder-Auszubildender-Beziehung lässt sich gleichermaßen als Beispiel nennen.

3.4.3 Beziehungsanalytische Umgangsweise mit Krisen in der Adoleszenz

Nun taucht die Frage nach dem Procedere im Umgang mit Krisen in der Adoleszenz auf. Diese sind zunächst mit therapeutischen Mitteln einfacher angehbar und diskutierbar als z. B. mit wirtschaftspädagogischen Möglichkeiten. Um den Prozess, der aus einer stockenden aggregativen Krise herausführen soll, effizient einzuspuren, ist eine ähnliche Konstellation wie in der frühen Kindheit sinnvoll und notwendig, d. h. es bedarf mindestens einer zuverlässigen Bezugsperson, die krisenbegleitend wirken kann.

Für die in Teil II ausführlich beschriebenen Fälle sind darüber hinaus zwei Annahmen dienlich:

- Den tiefenpsychologischen Erkenntnissen zur Adoleszenzkrise, verbunden mit dem beziehungsanalytischen Konzept nach Bauriedl, zufolge liegt der Schwerpunkt der Behandlung in der Beziehungsform zwischen Therapeut und Patient und in therapeutischen Techniken.
- Nach Erikson belebt die Krise alle Formen der Erregung, Spannung, Befrie-

30 Ebd.

31 Ebd.

32 Beebe B. u. Lachmann F. (2004 [2002]): Säuglingsforschung und die Psychotherapie Erwachsener (Deutsche Ausgabe), Klett-Cotta, S. 34.

digung und Abwehr, die in der psychosexuellen Entwicklung der Säuglingszeit und frühen Kindheit eine Rolle gespielt haben.

Es geht also grundsätzlich um die Bedeutung und das Verständnis der jeweils aktuellen Beziehungsdynamik.

Psychoanalytiker benutzen inzwischen weitgehend das von Lorenzer und Argelander[33] in den 1970er Jahren entwickelte Konzept des szenischen Verstehens, das in Punkt 6.9 ausführlicher dargestellt wird. Macht man sich diese theoretischen Erkenntnisse zunutze und begegnet ihnen mit dem beziehungsanalytischen Ansatz, dann kann es zu erfolgreichen Heilungsprozessen kommen, wie sie in den Fallstudien aufgezeichnet sind.

Welche Folgerungen aus dieser Vorgehensweise für die praktizierende Pädagogik gezogen werden können, wird in Teil III diskutiert. An dieser Stelle sei nur folgende These aufgeführt:

10. Szenisches Verstehen als beziehungsanalytische Arbeitsweise beschränkt sich nicht auf den geschützten therapeutischen Rahmen, sondern kann universell erlernt und ausgeführt werden.

Die Aufgabe »Begleitung des Kindes bis zur Selbstständigkeit« ist durch trianguläre Elemente leichter zum Erfolg zu führen, weil unterschiedlich denkende und fühlende Personen sehr sinnvoll wirken können, damit das Kind eine eigene stabile Position erlangen kann. Dies gilt ebenso für die in dieser Arbeit diskutierte Aufgabe: »endgültiger Eintritt in die Erwachsenenwelt«.

In den überwiegenden Fällen wird diese Gedanken- und Gefühlsvielfalt am Lebensanfang durch ein Elternpaar repräsentiert. Deshalb bietet sich bei signifikanten Schwierigkeiten in der Adoleszenz ein Setting an, das ähnlich wie bei einem kooperierenden Elternpaar von unterschiedlichen Positionen ausgeht. Wichtige Begleiter während der Adoleszenz sind nun nicht mehr nur die genetisch nahen Bezugspersonen, sondern, erweitert, die Vertreter der Erwachsenenwelt, die aber sinnvollerweise ähnlich zusammenarbeiten sollten wie ehemals ein entwicklungsförderndes Elternpaar.

Eine effiziente Zusammenarbeit zwischen familiärer Umwelt, Ausbildern und gegebenenfalls Therapeuten kann, muss aber nicht im konkreten Kontext geschehen. Hier genügt – im Gegensatz zum Netzwerk beim Säugling – eine Vernetzung im Adoleszenten. Wenn er die Funktion seiner Störung mit Hilfe von Außenstehenden erkennen und bei sich integrieren kann, dann kann sie über-

33 Lorenzer, A. (1970): Sprachzerstörung und Rekonstruktion, Frankfurt a. M.: Suhrkamp.

wunden werden. Dazu ist aber eine ausreichend entwickelte Reflexive Kompetenz[34] notwendig, wie in Teil II jeweils gezeigt wird.

Wie dieser Prozess effizient vonstattengehen kann, wird ausführlich in Teil II über Beispiele dargestellt und in Teil III der Arbeit zusammengeführt und diskutiert. Es wird aufgezeigt, wie intra- und interpsychische Wechselwirkungen negativ wie positiv die Integration ins Berufs- und Erwachsenenleben beeinflussen.

In der Regel genügen interdisziplinäre Verknüpfungen, damit die Mitmenschen, die ohne Hilfestellungen ihre Lebenskrise nicht mehr bewältigen können, eine tragende Unterstützung erhalten. Somit wiederholt sich hier etwas, das z. B. Dornes schon beim Säugling gezeigt hat: Ein gut funktionierender Beziehungsrahmen wirkt stabilisierend. Notfalls kann auch eine gute Begleitung durch eine kompetente Bezugsperson in eine einigermaßen ausreichende Gesundung münden. Leichter und effizienter erscheint aber eine gute Zusammenarbeit zwischen Ausbildern und notwendig gewordenen Therapeuten. Daraus ergibt sich mit Nachdruck die These:

11. Wir brauchen interdisziplinäre Vernetzungen an den Hochschulen, um das die Gesellschaft krankmachende Schweigen, hervorgerufen durch die nicht bewältigten politischen Spätfolgen der Vergangenheit, zu durchbrechen.

Für die vorliegende Arbeit wird dieses Vorgehen gewählt, um ein tieferes Verständnis für die Psychodynamik einer Lern- und Arbeitsstörung zu wecken. Diese Herangehensweise wird von der Autorin aber nicht etwa dahingehend verstanden, dass die Epidemiologie psychischer Störungen oder das psychoanalytische Handwerkszeug für den Umgang mit denselben vermittelt werden soll. Stattdessen soll hier ein fundiertes und zu vertiefendes Verständnis für lern- und arbeitsgestörte Mitmenschen angeregt werden – mit dem Ziel, dass wirtschaftspädagogisch relevante Evaluierungen nicht in Deskriptionen enden müssen, sondern interdisziplinär genutzt werden und zu weiteren wissenschaftlichen Erkenntnissen führen können.

An dieser Stelle sei ein von mir erwünschter Nebeneffekt erwähnt: Ausbilder, die bisher nicht zur diagnostischen Differenzierung befähigt waren, sollen erkennen lernen, wann es sich bei Störungen der Betroffenen um eine als normal einzustufende Krise im Rahmen der Adoleszenz handelt und wann eine Manifestierung einer psychischen Störung vorliegt. So soll die vorliegende Arbeit eine interdisziplinäre Weiterbildung anregen, damit vorhandene Maßnahmen auch für diese Gruppe von Betroffenen besser wirksam werden können.

Therapeuten, die generell aus Gründen der Abstinenz keinen Kontakt zu

34 Siehe Erklärung S. 68.

Ausbildern aufnehmen, sollen entweder ihre Haltung in dem jeweiligen Fall hinterfragen oder angeregt werden, sich mit dem strukturbezogenen Ansatz von G. Rudolf[35] auseinanderzusetzen. Hier wird deshalb die Ansicht vertreten, dass eine interdisziplinäre Auseinandersetzung im Umgang mit strukturgestörten Patienten sehr hilfreich ist.

3.4.4 Ausdrucksformen von Integrationsschwierigkeiten

Die entwicklungspsychologischen Aufgaben der Pubertät und Adoleszenz sind gewissermaßen Allgemeingut. Sie sind mit Krisen verbunden, die aber nicht originär pathologisch sind. Während Anna Freud (1965/66) die Adoleszenz als Entwicklungskrise in allen Bereichen ansieht, Probleme der Pubertät noch als typische Erscheinungsformen von Entwicklungsstörungen anführt, zeichnet Erikson das Bild einer normalen Entwicklungsphase, die jeder Mensch mehr oder weniger virulent durchläuft, um den Anforderungen des Erwachsenenlebens gerecht zu werden. Der Grund für diese unterschiedlichen Ansätze liegt vor allem darin, dass Erikson mit Krise nicht eine nicht oder nur schwer zu bewältigende Krisenform assimiliert, sondern einen Zustand, in dem sinnvolle und notwendige Veränderungen stattfinden – obgleich auch diese Krisen subjektiv gesehen natürlich manchmal durchaus schwer zu bewältigen sind. Hier ist nun eine differentialdiagnostische Sichtweise erforderlich, um eine große, aber durchaus bewältigbare Krise von einer pathologischen Krise zu unterscheiden.

Wir wissen, wie die Betroffenen auf ihre Entwicklungskrise reagieren: reizbar, unberechenbar, empfindsam, depressiv und kränkbar, was die eigene Größenvorstellung betrifft. Pubertierende wollen einerseits echte Verantwortung übernehmen, wehren sich aber gleichzeitig gegen Aufträge aus der Erwachsenenwelt. Dies geschieht oft überzogen und in einer realitätsfernen, meist hochambivalent besetzten Art und Weise. Das Chaos an Gefühlen und deren Auswirkungen im Verlauf der Pubertät wird von der Umwelt solange toleriert, wie sich Betroffene in dem Rahmen bewegen, der zum jeweiligen biologischen Alter stimmig erscheint. Schwierig gestaltet sich das Verständnis der Umwelt, wenn offenkundig ist, dass die Schere zwischen der biologischen und der psychosozialen Reifung signifikant auseinanderklafft. Der sogenannte Kittenschutz greift – zunehmend – weniger, sodass die Reaktionen der Umwelt härter und zurückweisender ausfallen, wenn pathologische Phänomene auftreten.

Anwachsendes gegenseitiges Unverständnis prägt fortan die daraus resultierende Beziehungsform. Spätestens ab diesem Zeitpunkt zeigt sich offen eine mangelhafte bis defizitäre psychosoziale Entwicklung. Letztere tritt in vielfäl-

35 Rudolf, G. (2004): Strukturbezogene Psychotherapie, Schattauer.

tigen und mehr oder weniger offenen bzw. verdeckten Formen auf und bedarf einer differenzierten Diagnosestellung.

3.4.5 Häufige Formen von Belastungsreaktionen

Liest man von »Bewerbern und Bewerberinnen, denen der Übergang von der Schule in die Ausbildung nicht sofort gelingt« (s. o., S. 24), dann tauchen bei uns sofort Erinnerungen an Mitmenschen auf, denen wir im eigenen Lebensverlauf begegnet sind und denen es aus den verschiedensten Anlässen heraus entweder nicht gelungen ist, Schule, Aus- und Weiterbildung oder ihr Arbeitsleben zu bewältigen, oder die ihre Zielvorstellungen nicht realisieren konnten. Wer kennt sie nicht aus der Schulzeit, aus der Arbeitswelt oder aus der näheren Umgebung mit Namen und Gesichtern und manchmal mit Wissen um deren Lebensgeschichte:

- die Unterrichts- und Schulschwänzer,
- die Unruhigen, die ewigen Störer, die nie bei einer Sache bleiben können,
- die, die in einer Gruppe immer auffälliger sein müssen als die anderen,
- die Wiederholer und die, die kurz vor der nächsten Wiederholung die Schule verlassen,
- die Stillen, die ohne Abschluss bleiben und »irgendwie« verschwinden,
- die Schüchternen, die nur im schriftlichen Bereich zeigen, was sie können,
- die Unentschlossenen, die nicht erfassen können, was für sie selbst wesentlich ist,
- die, die ständig an Erkrankungen leiden und viele Fehlzeiten aufweisen,
- die, denen sozial (selbst- oder fremdverschuldet) etwas Schwerwiegendes passiert ist,
- die, die nach der Schule »die Welt kennenlernen wollen« und nie zur Ausbildung gelangen,
- die, die durch Suchtmittel blockiert sind,
- die, die offen oder verdeckt psychiatrisch erkrankt sind,
- die, die an ihrer als zu schwierig erlebten psychosozialen Integration scheitern.

Diese Liste der Auffälligkeiten als Ausdruck von Belastungsreaktionen ließe sich noch fortführen. Es ist aber für tiefenpsychologisch Geschulte auf Anhieb zu erkennen, wie innerseelisches Geschehen zu unreflektierten und lang andauernden Aktionen führt, wenn es für den Betroffenen nicht mehr bewältigbar ist; wenn also das Gefühlsleben durch Kränkung, Beschämung, Enttäuschung, Überlastung durcheinander geraten ist, dann ist *nachvollziehbar*, wie es zu Leistungseinschränkung bis hin zu -defiziten kommt und zu Aktionen, die dem Gegenüber im ersten Eindruck losgelöst und sinnlos erscheinen.

»Es ist offensichtlich, dass eine Phase derartig enormer Umgestaltungen, für die die jeweilige Gesellschaft nicht immer brauchbare Hilfen zur Verfügung stellt, mit einer ungeheuren Verletzbarkeit verbunden ist, die sich auch in der Erstmanifestation verschiedener schwerer Psychopathologien zeigen kann. Je schlechter ausbalanciert ein Individuum intrapsychisch und interpersonell in diese Stromschnellen des Entwicklungsgeschehens hineingerät, desto größer ist seine Verletzlichkeit, vor allem im Bereich des Selbstempfindens. Dies nicht zuletzt auch deswegen, weil sich im gegenwärtigen Kontext reaktivierte, bisher gerade noch brauchbare Beziehungskonfigurationen und affektive Orientierungshilfen für die jetzigen Entwicklungsaufgaben als nun nicht mehr tauglich erweisen. (Bürgin 1986)«[36]

Um eine adäquate Selbstwertgefühlregulation und ihre Störbarkeit leichter erfassen zu können, bietet sich die Auseinandersetzung mit dem Drei-Säulen-Modell von Mentzos[37] an, denn ein mangelhaft entwickeltes Selbstwertgefühl führt signifikant zu Erkrankungen.

3.4.6 Drei-Säulen-Modell

In dieser Arbeit wird primär das von Mentzos[38] entwickelte Drei-Säulen-Modell thematisiert, da die Orientierung an diesem nicht nur eine differenzierte diagnostische Einschätzung, sondern darüber hinaus einen reflektierten Umgang mit dem Betroffenen ermöglichen kann. Eine ausführliche Erläuterung an dieser Stelle würde den Rahmen sprengen, daher seien hier nur die zentralen Grundannahmen vorgestellt.[39] Mentzos selbst betrachtet das Modell als ein Instrumentarium, das vor allem zur Selbstreflexion geeignet und hilfreich für kommunikativen Austausch sei. Es kann der allgemein herrschenden Verunsicherung und Desorientierung in Bezug auf Wertesysteme, Identitätszugehörigkeit und Loyalität einen Bezugsrahmen geben. Für den Krankheitsausbruch ausschlaggebend ist das innere Konfliktgeschehen, das nicht bewältigt werden kann – nicht aber äußerliche Belastungen.

Bei solchen Konflikten führen rigide Lösungsmuster durch eine Entweder-Oder-Haltung zu unlösbaren Ambivalenzen. Es entsteht eine innerseelische Erstarrung, die in verschiedenen Schweregraden ausgeprägt sein kann. Argelander bekundete 1970, dass alle, die an manifesten seelischen Krankheitssymptomen leiden, sich als Opfer definieren, als Opfer von als fremdartig erlebten oder unbewussten Kräften.[40]

36 Zusammenfassung von Bürgin (1999) in seinem Beitrag »Adoleszenz und Trauma«, in: Streeck-Fischer, A. (Hrsg.): Adoleszenz und Trauma, Vandenhoeck & Ruprecht, S. 129.
37 Mentzos, S. (2011).
38 Ebd., S. 68ff.
39 Siehe dazu den Auszug im Anhang.
40 Argelander, H. (1970): Das Erstinterview in der Psychotherapie, Darmstadt: Wissenschaftliche Buchgesellschaft.

Mit anderen Worten: Ein gewisser Prozentsatz der Bewerber/Bewerberinnen, denen der Übergang von der Schule in die Ausbildung nicht sofort gelingt, hat nicht gelernt, angemessen mit sich verändernden Situationen umzugehen. Ihnen fehlt eine reife Persönlichkeitsorganisation. Für sie gibt es keine psychisch zuverlässige Unterscheidung des Gegenübers zwischen Eltern, Lehrern und Ausbildern, zwischen einer nahen und einer weiter entfernten Welt. Es gibt, kurzum, keinen zuverlässigen Begegnungsrahmen zwischen innen und außen. Dies löst immanente Ängste vor einem als nicht begehbar erlebten Terrain = Berufswelt aus – mit der Folge der manifesten psychischen Erstarrung unterschiedlichen Ausmaßes.

Eine logische und im psychischen Apparat durchaus schlüssige Reaktion erfolgt nun, indem ein Rückzug beginnt, ein Festhalten an vertrauten, wenngleich nicht unbedingt als angenehm erlebten Tatsachen. Nach Moser erfolgt ein innerseelischer Rückzug bis in die »frühe« Mikrowelt des jeweiligen Individuums.[41] Ersehnte oder gefürchtete Antworten aus den Mikrowelten der primären Bezugspersonen – meistens der Eltern, jetzt übertragen auf die Ausbilder – sollen unbewusst auch den nicht zu bewältigenden Jetztzustand bestimmen.

> »Ein Patient kann sich mit einem Elternteil identifizieren in Beruf, Haltung, Aussehen etc. und gegen einen anderen Anteil von sich selbst so hart vorgehen wie einst dieser Elternteil.«[42]

Zu den möglichen Folgen zählen nicht nur schlecht bestandene Prüfungen oder Verhaltensauffälligkeiten aus der Liste der Belastungsreaktionen[43], sondern auch psychosomatische Erkrankungen, um nur einige zu benennen.

3.4.7 Reaktionen auf Aktionen psychisch belasteter Mitmenschen

Wenn Betroffene bei sich erleben, dass ihr langfristiges oder augenblickliches Gekränktsein so groß ist, dass ihre Konzentration und Merkfähigkeit immanent so massiv gestört ist, dass sie weder ihr Gegenüber noch die Lerninhalte mitbekommen, sind sie ausgeliefert. Sie suchen »Rettung«, die sie aber wegen ihrer verinnerlichten hohen Ambivalenz meist gleichzeitig zurückweisen müssen. Helfer stufen sie in der Regel aus ihren Vorerfahrungen heraus als schwach und gleichzeitig als feindlich ein – so wie sie sich auch selbst erleben. Im Unterrichtsgeschehen bedeutet das, dass sie stören oder sich in sich selbst zurückziehen. Beiden Extremen ist gemeinsam, dass das Gegenüber direkt mit einem

41 Moser, U. (2013): Was ist eine Mikrowelt?, in: PSYCHE, Jg. 67 (2013), H. 5.
42 Argelander, H. (1970), S. 75.
43 Siehe S. 46.

Double Bind[44] angegangen bzw. auf Basis eines solchen mit ihm umgangen wird: ›*Geh weg – komm her*‹.

Die Verknüpfung zwischen den aufgelisteten Auffälligkeiten[45] und den jeweils nicht zu bewältigenden Aufgaben in Bezug auf das Lern- und Arbeitsverhalten kann man als Hauptursachen des innerseelischen Gestörtseins verstehen. Fällt es einem Gegenüber, z. B. dem Lehrer oder Ausbilder, schwer, dieses Symptom des Double Bind nachzuvollziehen, weil der emotionale Bezug zu diesem Vorgang unbekannt ist oder vernachlässigt wird, kommt es zu moralisierenden und oberflächlichen Reaktionsweisen. Hierdurch fühlen sich wiederum die Betroffenen erneut weggeschoben oder verurteilt, erleben sich abermals oder zusätzlich als gekränkt und reagieren in bekannter Manier, diesmal aber mit einer Steigerung, wodurch ein Circulus vitiosus entsteht. Dazu Mentzos:

> »[…] weil vielfach intrapsychische (primäre und sekundäre) Konflikte unbewusst auf äußere, reale Konflikte aufgepfropft und in dieser verschobenen, externalisierten Form ausgefochten werden. Solche nach außen projizierten, also externalisierten Konflikte sind recht häufig. Ihre richtige Erfassung kann von praktischer Bedeutung für das Verständnis von Ehe- und Partnerproblemen, von intergruppalen und ethnischen Konflikten sein.«[46]

Wer sich von den Aktionen der Betroffenen ablenken und verwirren lässt, kann die Beziehung nicht weiter aufrechterhalten und reagiert ähnlich gestört wie der ursprünglich Betroffene, nur aus seinem jeweils eigenen individuellen Hintergrund heraus. Kann das Gegenüber jedoch die Double-Bind-Aktionen mit seinen eigenen Gefühlen ohne Verwirrtheit erfassen, übersetzen und daraus eine angemessene Antwort entwickeln, dann kann wieder eine Rückkehr zu dem eigentlich vereinbarten Thema, z. B. dem Lernthema, gefunden werden. Wird die Störung als nicht annehmbar vermieden, indem die emotionale Begegnungsebene verlassen und die rationale vorgeschlagen wird, verfestigt sie sich zu einer ein- oder wechselseitigen unüberwindbaren Hürde. Dabei ist dem Gegenüber nicht zu verdenken, dass es bei gewissermaßen verrücktmachenden Double-Bind-Angeboten zunächst einfach nur sich selber retten möchte.

Die Prävalenz psychischer Störungen im Kindes- und Jugendalter beläuft sich auf 15 Prozent. Zwei Hauptgruppen dieser Betroffenen lassen sich auf Anhieb unterscheiden:

- durch ein *Trauma* oder eine Reifungskrise als Jugendliche(r) oder Adoleszente(r) erschüttert und bis dahin relativ integriert wirkend. Hier fragt man instinktiv mehr nach: ›*Was ist denn mit dem/der los?*‹

44 Dabei handelt es sich um eine inkongruente Botschaft, die als paradoxes Kommunikationsmuster in abhängigen Beziehungen zum Problem wird.

45 Siehe S. 46.

46 Mentzos, S. (2011), S. 43.

- seit der frühen Kindheit eine *traumatisierende* Entwicklung durchlaufend. Hier denkt man automatisch bereits eher einordnend bis verurteilend: ›*Mal wieder typisch*‹ oder: ›*Typisch, so ein …*‹.

3.4.8 Ausbildungs- sowie Arbeitsmarktsituation und Mitmenschen mit Integrationsschwierigkeiten

Arbeitsmarkt und Individuum haben eine gemeinsame und für beide gewichtige Überschrift: Entfaltungsmöglichkeit. Während für die wirtschaftliche Entfaltungsmöglichkeit die Ein- bzw. Unterordnung des Individuums unabdingbar ist, steht dies teilweise im Widerspruch zur Entwicklungsvielfalt des Menschen. Sofort entsteht eine Spannung, die an eine Eltern-Kind-Situation erinnert: Eltern verlangen etwas vom Kind, was dieses bewusst auch möchte, aber noch längst nicht kann oder will, weil ein intrapsychischer Interessenkonflikt vorliegt.

Das Stichwort in diesem Kontext lautet Leistung. Je nachdem, wie stark oder schwach eine Persönlichkeit sich entwickeln konnte, fällt die Antwort auf den anstehenden Reifungsschritt aus, der Leistungsfähigkeit und Bereitschaft zum Leistungseinsatz fordert. Das jeweils anstehende Zwischen- oder Endziel in Bezug auf die Berufstätigkeit wird dann meist unbewusst als Damoklesschwert erlebt und zunächst mit Flucht- oder Rückzugstendenzen beantwortet. In den Diskussionen der folgenden Falldarstellungen wird dies ein wesentliches Thema sein.

Während der Arbeitsmarkt eine klar definierte Skala der nötigen Voraussetzungen und daraus resultierender Möglichkeiten vorgibt, eröffnet sich auf der Seite des Auszubildenden oder Arbeitnehmers ein facettenreiches Problemfeld. Arbeitgeber und deren Vertreter können ihre Vorstellungen durchsetzen, solange Angebot und Nachfrage letztlich zu ihren Gunsten ausfallen und Passungsprobleme am Ausbildungsmarkt sich insgesamt in Grenzen halten.

Die Arbeitgeber bzw. ihre Vertreter fordern zunächst den Nachweis bestimmter kognitiver Fähigkeiten und ergänzen diese mit weiteren Qualitätsvorstellungen, wenn gute Aussichten auf geeignete Bewerber bestehen. Diese Auswahl geschieht über möglichst allgemein verfasste Fragen, die zu Differenzierungen führen sollen. Sie bereiten diese Nachfragen offen bis verschlüsselt vor, indem sie positiv anmutende Arbeitsplatzbeschreibungen liefern. Hier zeigt sich eine bewährte Art der Vorauswahl. Es sollen systemkonforme, gut funktionierende Fachkräfte rekrutiert werden; »gut« in dem Sinn, dass sie zum Gelingen unserer Marktwirtschaft beitragen können. Diese Auswahl geschieht umso ausgefeilter, je näher der Ausbildungsbereich am offensichtlichen Marktgeschehen angesiedelt ist.

Auch Ausbildungseinrichtungen können daran angelehnt einfache und eindeutige Aussagen über ihr Angebot und ihre Anforderungen treffen, welche die passende Abdeckung erfordern. Sie können ihre Eingangsbedingungen klar postulieren, ihre Lehr- und Lerninhalte offen darlegen und deswegen auch klare Wahrscheinlichkeitsergebnisse benennen. Beide Bereiche können deshalb wie Eltern erlebt werden, die mehr oder weniger eindeutige Anforderungen stellen und vertreten.

Der Arbeitsmarkt ist auf leistungsfähige und leistungsbereite Menschen angewiesen. Unsere Gesellschaft ist ähnlich wie Eltern bereit, für dieses Ziel vielfältige Förderungen anzubieten. Auch der Arbeitsmarkt will dafür aber selbstverständlich - abermals wie Eltern - seine Entlohnung = leistungsfähige Arbeitnehmer, die das System pflegen und möglichst noch weiterentwickeln.

Der Slogan ›*Stillstand ist Abstieg*‹ bestimmt das Funktionieren des Systems. Ökonomisches Denken ist nach derzeitig vorherrschender Meinung eine zentrale Grundvoraussetzung.

Wenn Ausbildungseinrichtungen sich überwiegend als Handlungsgehilfen unseres Wirtschaftssystems definieren, dann ist die logische Konsequenz, Lehr- und Lerninhalte nach streng ökonomischen Kriterien auszuwählen, aufzubereiten und zu vermitteln. Die Frage nach der Effizienz ist dann vorrangig.

Wenn aber Ausbildungseinrichtungen sich definieren können als Orte, an denen:
- ökonomisches wie integratives Denken und Handeln gleichermaßen vermittelt wird, dann können Sachverhalte komplexer erfasst werden.
- die Gesamtentwicklung eines Menschen den Schwerpunkt ausmacht, dann ergibt sich daraus automatisch, dass die Ausbildungseinrichtungen Vermittler sind zwischen Seinszuständen im Individuum und erstrebten Zielvorstellungen in der Marktwirtschaft.

Rein ökonomisch und betriebswirtschaftlich betrachtet, bedeutet dies gleichzeitig, zunächst ineffektiv erscheinende, zeitaufwändigere und nicht auf Anhieb einordnungsbequeme Lerninhalte zu reaktivieren. Diese zum integrativen Erfassen notwendigen »Umstände« ermöglichen schließlich entwicklungsfördernde und systempflegende Optionen, um nur eines der gesellschaftlich erwünschten, volkswirtschaftlich positiven Ergebnisse anzudeuten. Es wäre dann wieder selbstverständlicher Bestandteil einer Ausbildung, Differenzierungen einzuführen und den Umgang mit Einordnungen zwischen betriebswirtschaftlichen und integrativen Vorgehensweisen zu lehren.

Ausbildungseinrichtungen sollten Orte sein, wo vielfältige Übungen zum ökonomischen sowie zum integrativen Denken und Handeln gelehrt und eingeübt werden können. Wenn Eltern zu ideale und damit unsinnige Forderungen stellen, wissen wir, was passiert: Die psychisch gesunden Kinder versuchen gar nicht erst, diese zu erfüllen, sondern lassen sie »als ungenießbar« stehen. Sie können dies auch meist benennen. Anders geht es den in ihrem Selbstwert getroffenen Mitmenschen. Sie versuchen sehr oft, das Unmögliche möglich zu machen, wehren sich unangemessen, um den Reaktionskomplex anzudeuten. Genauso verhält es sich mit überhöhten Ausbildungsansprüchen oder Arbeitsplatzbeschreibungen. Bildhaft ausgedrückt: In der Kindheit der Autorin wurde der Lebertran auch nicht genießbarer, wenn er in Schokoladentalern verpackt war. Ich habe damals Schokolade allgemein abgelehnt, weil ich dachte, dass Schokolade grundsätzlich diesen penetranten Nachgeschmack hätte. Wenn die Erwachsenen mich zwangen, die Lebertran-Schokoladentaler zu schlucken, halfen weder Strenge noch die Erklärung, dass dies zu meinem Besten sei. Ich verbinde heute noch Ungenießbares mit Empörung, Ohnmachtsempfindungen und dem typischen Nachgeschmack von Lebertran. Erst als meine Patentante mir erklärte, dass Lebertran scheußlich schmeckt und mir trotzdem etwas Gutes gibt, nahm ich Lebertran und Schokolade getrennt und jeweils pur auf. Ich fühlte mich darin verstanden, dass ich nicht ausgetrickst werden wollte, und konnte in der Folge vernünftig sein.

Es erhebt sich hier also die Frage: Warum versuchen viele Erwachsene, den Jugendlichen und Adoleszenten ständig vorzugaukeln, dass die Schwelle zum Erwachsenenleben angstfrei und ohne Komplikationen sei, wenn sie selber gleichzeitig und ständig unter den Belastungen des Erwachsenendaseins stöhnen und zu zerbrechen drohen?

In der vorliegenden Arbeit zeige ich deswegen auf, wie ich das jeweilige, individuelle Zögern zu verstehen versuche, damit es sich auflösen kann. Ich zeige auf, wie falsche Versprechungen über das Erwachsenen- und Arbeitsleben die Adoleszenten gesunderweise irritieren und misstrauisch werden lassen – bis hin zur Entscheidungsunfähigkeit.

3.4.9 Ambivalenz und Ambivalenzkonflikt

Als ich einmal meine dreijährige Tochter fragte: »Möchtest du zum Nachtisch Pudding oder Eis?«, dachte sie lange nach, bis ihre Antwort erfolgte. Sie strahlte mich an und meinte: »Ich möchte oder.« Sie hatte die Ambivalenz entdeckt.

Ambivalenz und Ambivalenzkonflikte sind absolut unökonomisch, aber absolut notwendig, um eine Sache tiefer durchdringen zu können. Hier greift nun der unbewusste Widerstand der Mitmenschen mit Integrationsschwierigkeiten, die meist an schwerwiegenden Grundkonflikten (s. S. 80) leiden. In der vorliegenden Arbeit setze ich mich deshalb überwiegend mit der Gruppe der schleichend traumatisierten Mitmenschen auseinander. Ich zeige auf, was passiert, wenn die drei Stränge des sozialen, emotionalen und kognitiven Lernens für das Individuum gewissermaßen zu einem ungleichen Zopf verflochten wurden und Ambivalenz nicht selbstverständlich zum Individuum gehören darf. Der lapidare Satz ›*Ein gestörtes Kind stört*‹ lässt sich übertragen und lautet dann: ›*Eine gestörte Person stört in der Gesellschaft.*‹

In jeder Familie kennt man die Auswirkungen beim Kleinkind, wenn es sich gestört fühlt. Wer kennt nicht die kleinkindlichen Dramen, die den Alltag des heranwachsenden Kindes bestimmen – Dramen, bei denen eine Ambivalenz zum Konflikt anwächst, weil sich keine angemessene Lösung finden lässt.

Ich gebe Eltern, die meine Hilfe suchen, weil ihre Kinder nicht hören wollen und damit blockieren, was gerade ansteht, folgendes Bild zum Nachdenken mit:

Eine Mutter will zusammen mit ihrer kleinen Tochter einen Bus erreichen. Sie mahnt zur Eile, das Mädchen aber geht langsam. Die Mutter mahnt, zieht an der Hand der Tochter, erklärt, schließlich schimpft sie und das Mädchen fängt an zu weinen. Da schaut die Mutter zum ersten Mal zu ihrem Kind und sieht das Missgeschick. Die Kleine hat nur einen Schuh an, der andere ist schon eine Wegstrecke zurück liegengeblieben. Sie müssen zurück, und der Bus fährt ohne sie.

Eltern begreifen sofort, was gemeint ist: Dass sie sich viel zu viel und zu lange in Erklärungen und Vorstellungen aufhalten und deswegen nicht wirklich ihre Kinder wahrnehmen. Auf diese Weise habe ich schon viele betroffene und nachdenklich gewordene Elternpaare erlebt. Doch wie kann eine Gesellschaft nachdenklich und betroffen werden?

Warum haben wir in unserer Gesellschaft so viele Betroffene, die die Integration ins Ausbildungs- und Berufsleben nicht auf Anhieb schaffen können? Und was sind die Ursachen dafür, obwohl die Gesellschaft umfassende Integrationshilfen anbietet? Könnte es sein, dass symbolisch »zu wenig« nachgeschaut wird, wo der Schuh drückt oder wo er sogar fehlt? Hier ist ein weiterer Ansatzpunkt zur interdisziplinären Vernetzung, damit wissenschaftliche Aussagen zu dieser Problematik mehr Gewicht erhalten.

Schon beim Kindergartenkind gibt es die gestörten stillen und die gestörten lauten Kinder in markanten Ausprägungen. Hier greifen bereits beim Kind sein frühes Beziehungserleben und die Antworten seiner primären Umwelt auf seine Befindlichkeiten. In dem weitverbreiteten Ratgeber zur Kindererziehung »Kinder fordern uns heraus«[47], der logische Konsequenzen der Erwachsenen auf kindliches Verhalten propagiert, heißt ein Slogan ›*Wer schreit, fliegt raus*‹. Der einfachste Ansatz aber wäre: Warum schreit dieser Mensch?

Betrachte ich konsequent die Begegnungsweise zwischen einer Irritation im Menschen und einer unreflektierten Antwort von außen, dann erkenne ich die Wiederholung: Auf eine Störung wird nicht integrierend, sondern eliminierend geantwortet. In logischer Konsequenz eliminieren viele Menschen uner-

47 Dreikurs, Rudolf u. & Soltz, Vicky (1964): Kinder fordern uns heraus (Erstausgabe), Klett-Cotta.

wünschte Impulse, Gedanken, Wünsche und Handlungen selber und schon im Vorfeld, bevor diese erfahrenen und gefürchteten Reaktionen von außen über sie hereinbrechen.

Wenn das sehr komplexe Menschsein reduziert werden soll auf ein gut funktionierendes ökonomisches System, dann muss es gleichzeitig extrem anwachsende, ungelöste innerseelische Störungen geben, da das Anwachsen der Reflexiven Kompetenz dem rein ökonomischen Funktionieren widerspricht.

Allen der hier in Rede Stehenden gemeinsam ist die nicht angemessene Bewältigung von Integrationsschritten in die Ausbildungs- und Arbeitswelt. Sie fallen im Allgemeinen mehr dadurch auf, dass sie in unserem gesellschaftlich bedingten Prüfungssystem der Ausbildung und Arbeit weniger oder gar nicht erfolgreich sein können, als dadurch, dass sie – oft wortlos geblieben – leiden. Die jung psychiatrisch Erkrankten werden meistens automatisch als nicht wirklich zugehörig behandelt. Signifikant ist dabei, dass getestete Intelligenz und erfolgte Leistung oft stark differieren.

Usus ist, diese Außenseiter als:

- Verrückte,
- Über- oder Untertreiber(innen),
- Faule, weniger Intelligente, zu Schüchterne,
- familiär Unbehütete oder zu Verwöhnte,
- nicht zur eigenen Generation, Gesellschaftsschicht Gehörende

zu kategorisieren mit dem Ziel, sie nicht weiter beachten zu müssen. Wer kennt und bekämpft nicht auch leichte Ansätze dieser Störungen bei sich selber, wenn er sich überfordert fühlt? Viele Menschen geben sich deswegen zufrieden, dass sie froh darüber sind, nicht so stark getroffen zu sein und damit unauffälliger bleiben zu können. Sie mögen den vorgehaltenen Spiegel, den sie als stark vergrößernden Zerrspiegel empfinden, nicht. Sie lehnen ihn unreflektiert und mit der Begründung ab, dass dieser sie nicht wirklich wiedergebe. Viele Mitmenschen wollen von den verbal stummen, metakommunikativ agierten Symptomen nicht näher berührt werden. Sie sind ihnen lästig, peinlich, machen sie aggressiv, um nur einige Reaktionen zu nennen.

Das genaue Gegenteil von solchen Reaktionen hervorzurufen, ist ein Ziel dieser Arbeit. Sie unternimmt eine mikrokosmische Auseinandersetzung mit den Ursachen und Folgen des Nichtgelingens der Integration ins Ausbildungs- und Berufsleben. Letztlich geht es somit um Angst vor der Integration ins Erwachsenenleben, bestehend aus Prüfung, Umsetzung und langfristiger Auseinandersetzung mit den jeweiligen Schwierigkeiten des Erwachsenendaseins. Bei dieser Angststörung handelt es sich also um eine schwere psychische Erkrankung, bei der erhebliche Reifungsverzögerungen zu Lebenskrisen und insbesondere zur Krise in der Adoleszenz führen. Ungelöste Ambivalenzen erstarren und werden zum ausweglosen Konfliktbereich.

Dieses Syndrom enthält Symptome der emotional bedingten Lern- und/oder Arbeitsstörungen. Zumeist handelt es sich um Teilleistungsstörungen in dem jeweiligen Komplex, die nicht isoliert auftreten. Sie sind verbunden mit emotionalen, sozialen und kognitiven Schwierigkeiten und oft durch psychosomatische Befunde erschwert.

Die Autorin beobachtet dabei, dass das Syndrom durch einen Schamkonflikt verstärkt wird. In der Diskussion wird dies ausführlich erörtert, da alle in der Studie erwähnten Betroffenen damit belastet waren. Anhand der ausführlich beschriebenen Krankheitsbilder und deren Heilung wird nachvollzogen, wie durch therapeutische und sozial wirkende Hilfestellungen für die Betroffenen und, wenn einbezogen, auch für deren mitbetroffene Angehörige neue Wege gefunden wurden.

In der vorliegenden Arbeit liegt der Schwerpunkt auf krankheitswertigen, emotionalen Konflikten, die sich in Lern- und Arbeitsstörungen ausdrücken. Die Störungen sind aufgrund ihres Schweregrades für die betroffenen Mitmenschen zumeist kaum zu handhaben bzw. nicht zu überwinden. Gleichzeitig handelt es sich um seelische Störungen, die das geschulte Gegenüber erahnen lassen, dass ausreichende Ressourcen durch entsprechende Therapien freigelegt werden können – Ressourcen, die Erkrankten ermöglichen, frei zu werden und die Hürden zu überwinden, die sie bis dato an ihrer Integration ins Arbeitsleben hindern.

4 Auswahlkriterien für die Fallstudien

4.1 Verknüpfung von Prävalenz psychischer Störung mit nicht-gelingender Integration

Norbert Jachertz schreibt:

> »Das Psychomodul des Deutschen Gesundheitssurveys fördert endlich zuverlässige Aussagen über Prävalenzen und die Versorgungswirklichkeit zutage. Genau 33,3 Prozent der Bevölkerung weisen aufs Jahr gerechnet eine oder mehrere klinisch bedeutsame psychische Störungen auf. Die höchsten Prävalenzen treten überraschenderweise bei jungen Leuten auf.«[48]

48 Jachertz, N. (2013): Hohes Aufkommen, niedrige Behandlungsrate, in: Deutsches Ärzteblatt/PP, Heft 2/Februar 2013.

Verknüpfe ich die beschriebene Gruppe der Bewerber und Bewerberinnen, denen der Übergang von der Schule in die Ausbildung nicht sofort gelingt, mit der oben zitierten Aussage zur höchsten Prävalenz bei jungen Erwachsenen, dann treffe ich folgende Feststellung:

Mitmenschen mit schweren bis sehr schweren seelischen Erkrankungen haben signifikant gehäuft weitreichende Schwierigkeiten, die Integration in das Berufsleben zu bewältigen. Es zeigt sich, dass dieser Schritt oft zur persönlich nicht überwindbaren Hürde anwachsen kann.

Die Integration ist erschwert oder kann nicht gelingen, wenn die innerseelischen Störungen zu groß, zu heftig, von zu langer Dauer oder unbewusst übernommen wurden und unbehandelt bleiben.

4.2 Emotionale Konflikte, ausgedrückt über Lern- und Arbeitsstörungen

Anhand von wenigen Fallstudien werden Merkmale dargestellt und diskutiert, die zu Lern- und Arbeitsstörungen führen. Allen Fällen gemeinsam ist der negative Einfluss auf das Lern- und Arbeitsverhalten, wenn Erleben und Verhalten der Betroffenen auf zu wenig psychisch gesunde Aufmerksamkeit und Resonanz auf seelische Klagen treffen. Ebenfalls allen Fällen gemeinsam ist, dass die Betroffenen ihre weiteren Symptome mit der jeweiligen Lern- und/oder Arbeitsstörung nicht verknüpfen können.

Den Grundstock der vorliegenden Arbeit bilden die Aufzeichnungen und Auswertungen von Langzeitbehandlungen aus meiner psychotherapeutischen Praxis. Die vorgestellten Fälle wurden von mir aus ca. hundert Fällen ausgewählt, wenn sie für viele Betroffene stellvertretend stehen können. Ich habe für das bessere Verständnis der Problemstellung nicht nur Adoleszente ausgewählt, sondern auch jüngere und ältere Betroffene, um Ursachen und Spätfolgen besser einbinden zu können. Hieraus lässt sich deshalb leicht ableiten, dass es bei dieser Arbeit nicht um Evaluierungen nach dem üblichen Standard geht. Ziel ist vielmehr, einen Einblick über gestörte Verhaltens- und Beziehungsmuster zu geben, die ihre Funktion über das Symptom Lern- und Arbeitsstörung zeigen und nicht einfach zu evaluieren sind. Dies geschieht in der Absicht, tiefergehende Evaluierungen anzuregen, da standardmäßig angelegte Evaluierungen wegen der eingangs geschilderten Schwierigkeiten das Problemfeld nicht zufriedenstellend erfassen können.

Für diese Studie wurden nicht gezielt Fälle mit den zu diskutierenden Erkrankungen angenommen, sondern sie wurden nachträglich aus der vielfältigen Palette einer psychotherapeutischen Praxis entnommen. Die Patienten wurden entweder von Institutionen, Kliniken, behandelnden Ärzten überwiesen oder kamen auf Empfehlung von Betreuern oder Bekannten. Sie kamen nicht aus eigenem Entschluss, da Schamgefühle und Mutlosigkeit sie blockierten. Dies gehört signifikant zum Bild dieser Störung, wie Hering sie definiert:

> »Scham ist ›das Gefühl von Angst und Schmerz, das man empfindet, wenn man sich in irgendeiner Art von Schwäche, von Versagen oder Beschmutzung den Blicken eines anderen preisgegeben sieht und die Antwort in Form von Mißachtung, Entwertung oder Hohn *erwartet* oder fühlt‹ (Wurmser 1987, S. 169; Hervorh. W. H.), ein Zustand, dem man ohnmächtig passiv ausgeliefert ist, aus dem es kein Entrinnen gibt.«[49]

In der vorliegenden Arbeit wird anhand von Fallstudien aufgezeigt, wie durch psychotherapeutische Behandlung der innerseelischen Störung die gefährdete oder nicht geglückte Integration doch noch erfolgt. Die Arbeit beschränkt sich auf Krankheitsbilder, bei denen der Mangel an Reflexiver Kompetenz sich als krankheitswertiges Syndrom verbunden mit Schamkonflikten darstellt und zum Hindernis für die Integration wird.

Zusammengefasst kann man feststellen, dass jeweils ein stark gebündelter Hilferuf nach außen gesendet wird. Dieser vielgesichtige Appell ist für den psychoanalytisch ungeschulten Laien trotzdem oft nicht leicht zu erkennen. Zum besseren Verständnis meiner Herangehensweise benenne ich zunächst meine Rahmenbedingungen und anschließend meine Verknüpfungen mit den theoretischen Hintergründen dieser Studie.

4.3 Zielvorstellung

Das Ziel dieser Arbeit soll ein Beitrag sein,
- die kausalen Zusammenhänge zwischen intrapsychischem Geschehen und inter-psychischen Wechselwirkungen zu erläutern,
- aufzuzeigen, wie gestörte transgenerationelle Wirkweisen Lern- und Arbeitsstörungen bedingen,
- aufzuzeigen, wie individuelle Störungen gleichzeitig auch krankheitsähnliche Strukturstörungen in gesellschaftlichen Systemen ausdrücken und über Generationen wirksam sind.

Über das tiefere Verständnis von psychogenen Lern- und Arbeitsstörungen und der daraus erschwerten Integration in Ausbildungen und Arbeitsleben wird der Zusammenhang geknüpft zwischen dem derzeit vorherrschenden ökonomischen Denken, das stark betriebswirtschaftlich ausgerichtet ist, und dem Integrationsdenken, das dem volkswirtschaftlichen/gesellschaftlichen Denken ent-

49 Hering, W. (2011): Scham in der psychotischen Erkrankung, in: PSYCHE, Jg. 65 (2011), H. 5, S. 439–463, hier S. 440.

spricht. Es sei darauf hingewiesen, dass jedes System einer Veränderung bedarf, wenn Einseitigkeit und Erstarrung dominieren.

Über die durch die Fallstudien aufgezeigte Wechselwirkung zwischen ungelösten Konflikten und den daraus resultierenden Spätfolgen soll die Arbeit anregen, dass auch z.B. Ausbilder, Pädagogen, Therapeuten – kurzum, alle Beteiligten – ihre jeweilige Möglichkeit erkennen können, einen Beitrag zu leisten oder Wege zu finden, dass sich die jeweilige Erstarrung in den Betroffenen wieder lockern bzw. lösen kann. Unabdingbar ist dabei die Differenzierung zwischen Ursache und Anlass eines Konfliktgeschehens. Durch eine reflektierende Betrachtung der Problematik mit Hilfe ihrer jeweiligen Disziplin können die Beteiligten zu weiteren Ergebnissen gelangen, die auf Dauer möglicherweise eine Verbesserung der Gesamtproblematik herbeizuführen vermögen. Die in der Arbeit aufgezeigten Verschränkungen durch transgenerationelle Übertragungen werden nicht nur im System Familie, sondern auch erweitert für die Lern- und Arbeitswelt relevanten Systeme reflektiert. Wer sich intensiver mit diesem Problembereich auseinandersetzt, weiß, wie groß und weitreichend das Leid dieser Mitmenschen ist, wie schwer sich die Beeinträchtigung in der jeweiligen Lebensbewältigung und wie belastend sich die innerpsychischen Störungen im zwischenmenschlichen Bereich auswirken können. Das geschulte Auge erkennt aber ebenso die Mitmenschen, die still und bedrückt vor sich hinleiden.

Diese Studie soll zum tieferen Verständnis von psychogenen Lern- und Arbeitsstörungen und der daraus erschwerten Integration in Ausbildung und Arbeitsleben beitragen. Sie soll Beteiligte, die mit Mitmenschen, die unter Lern- und Arbeitsstörungen leiden, im Kontakt sind, konfrontieren und dazu anregen, nachdenklicher zu werden und mit größerer Einfühlung mit diesen Störungen umgehen zu können. Wegen der Brisanz und Vielgestaltigkeit des angesprochenen Problembereichs ist es dringend notwendig geworden, über den Tellerrand der jeweils eigenen Disziplin hinauszublicken. Es müssen intensiv Verbindungen zwischen den Disziplinen geknüpft werden, damit daraus neue Entwicklungslinien für Ausbildungs- und Arbeitsbereiche geschaffen werden. Gesundheit, Lern- und Arbeitsfähigkeit müssen in Zukunft interdisziplinär = gemeinsamer als bisher betrachtet werden, damit die Beteiligung am Erwerbsleben gewährleistet bleiben kann.

5 Für die Studie ausgewählter theoretischer Hintergrund

Wegen der Komplexität der entwicklungspsychologisch relevanten Theorien für die frühe Persönlichkeitsentwicklung werden nur wenige grundlagenwissenschaftliche Begriffe, die zum besseren Verständnis der Studie beitragen sollen, angeführt. Relevante Begriffe der Bindungstheorie sowie der strukturbezogenen und der beziehungsanalytischen Psychotherapie werden eingeführt und jeweils im Rahmen der Fälle erläutert. Der Leitfaden für die Begriffserklärungen dient der Heranführung an ein sehr komplexes Thema und soll einen leichteren Zugang zur Auswertung der vorliegenden Studie vorbereiten.

5.1 Inner- und intrapsychische Störungen

Mitmenschen, die an der Integration ins Arbeitsleben scheitern, werden von mir gleichzeitig verstanden als Symptomträger eines erkrankten Familiensystems. Deshalb wird aufgezeigt:

1. Wie seelische Erkrankungen als Folge von genetischen Voraussetzungen, verbunden mit frühkindlich gestörtem Beziehungserleben, entstehen.
2. Es wird dabei davon ausgegangen, dass diese Störungen nicht nur aus einer gestörten Eltern-Kind-Beziehung, sondern darüber hinaus aus einer transgenerationellen Folge erwachsen.
3. Es kann Jahrzehnte dauern, bis die Störungen durch weitere, äußere Belastungen manifest werden.
4. Diese Störungen werden oft unbewusst aufgenommen und wirken somit generationsübergreifend.

Um physopsychische Reifungsschritte (z.B. Pubertät, Adoleszenz) erfolgreich bewältigen zu können, bedarf es einer guten Persönlichkeitsorganisation. Wenn aber ein unbearbeitetes elementares frühkindliches Dilemma vorliegt, dann kann dies genau dann manifest werden, wenn der anstehende Reifungsschritt getan werden müsste. Die unbewusste Angst vor »unaufgeräumten« seelischen Konflikten, die Kräfte binden und Ressourcen lahmlegen, kann dazu führen, dass diese eine erneute Chance bekommen, bearbeitet zu werden – denn ohne Leidensdruck besteht kaum die Notwendigkeit einer Veränderung. Damit verbunden drängen die dazu gehörigen Impulse, Affekte und Gefühle an die Oberfläche, sodass die Betroffenen sich subjektiv erneut ausgeliefert fühlen, während die Außenstehenden eine erneute Chance zur Konfliktverarbeitung erkennen können. Dazu gehören aber die Freiheit und die Unabhängigkeit, sich nicht in einer transgenerationellen Konfliktkonstellation mit dem Betroffenen zu befinden. Hier ist zu verstehen, warum Eltern von Betroffenen oft ähnlich hilflos sind und entsprechend reagieren. Außenstehende (Therapeuten, Ausbilder …) können hingegen sehr hilfreich zur Seite stehen, wenn sie den jeweiligen Hilferuf als solchen verstehen.

Um eine langjährige traumatisierende Konfliktdynamik transparenter zu machen und das Verständnis dafür zu fördern, ist es notwendig, Beziehungserleben und -weisen von Lebensbeginn an in den Blick zu nehmen, denn die seelische Entwicklung eines Menschen beginnt bekanntermaßen sehr früh und steht zunächst in voller responsiver Abhängigkeit von den frühen Bezugspersonen. Mithilfe der Forschungsergebnisse von M. Dornes ist die Komplexität und Differenziertheit der Gefühls- und Erlebniswelt des Säuglings besser erfassbar. Wegen der Komplexität der Forschungsergebnisse sei an dieser Stelle auf die von Dornes in seinem Kapitel über den kompetenten Säugling komprimierte Zusammenfassung verwiesen,[50] die einen guten Überblick vermittelt.[51]

5.2 Genetische Voraussetzungen und frühes Beziehungserleben

So wie Dornes et al. die Komplexität und Differenziertheit der Gefühls- und Wahrnehmungswelt des Säuglings im ersten halben Lebensjahr nachgewiesen haben, zeigen Ekman 1992[52] und Dornes 1993[53] auf, dass Affekte und Ereignisse von Anfang an in einem Zusammenspiel verflochten sind, sodass dem frühen Beziehungserleben eine große Bedeutung zukommt. Säuglinge sind von Anbeginn an kompetente Teilnehmer in einer Beziehung und bestimmen mimisch, lautlich und gestisch mit. Welche Interaktionsangebote wie verstanden und übersetzt werden, zeigen Synchronisierungsprozesse und Unstimmigkeiten auf, die im Verlauf der wechselseitigen Beziehungsregulierung bestimmend werden. Dornes beschreibt dies folgendermaßen:

> »Dieses Paradies ist kein Ort mehr, an dem Milch und Honig in den Säugling fließen, der nur noch den Mund zu öffnen braucht, sondern einer, an dem zwei Subjekte Milch und Honig *austauschen* und sich über die Art des Austausches kontinuierlich miteinander verständigen.«[54]

Dornes führt drei Faktoren auf, die sich protektiv signifikant bündeln:

> »1. Eigenarten des Kindes, die zum Teil angeboren sind:
> - irritierbar
> - schwer aufzuwärmend, eher zurückgezogen, viel Stimulierung benötigend
> - und ›einfache‹ Temperamente, d. h. gut ansprechbar, leicht zu beruhigen, insgesamt relativ unkompliziert zu handhaben.
> - Hohe Intelligenz gilt als Schutzfaktor.
> - Das Geschlecht kann zum Schutzfaktor oder zum Gegenteil werden.

50 Dornes, M. (2000): Die emotionale Welt des Kindes, 4. Auflage, Fischer, S. 20.
51 Ebd., siehe Anhang.
52 Ekman, P. (1992): Facial Expressions of Emotion, in: Psychological Science, Bd. 3/1992, S. 34–38.
53 Dornes, M. (1999 [1993]): Der kompetente Säugling, 10. Auflage, Fischer.
54 Ebd.

2. außerfamiliäre Besonderheiten
- hoher sozioökonomischer Status
- Existenz einer verbindlichen religiösen Wertorientierung
- soziales Unterstützungsnetz

3. Besonderheiten des Familien- und Beziehungsmilieus.
- Existenz mindestens einer positiven Beziehung zu einem Elternteil
- oder zu einem anderen vertrauten Erwachsenen.«[55]

Komprimiert man diesen Sachverhalt, kann man ihn mit den Worten von Moser verstehen:

»Die Mikrowelt des Kindes ist *distinkt*, d. h. in beschränktem Sinn und in Abhängigkeit von der übergeordneten Mikrowelt eigenständig. [...] Im Unterschied dazu können beide Mikrowelten [Mutter-Kind] wie später ausgeführt wird, *disjoint* sein, d. h. die Form einer Koppelung zweier autonomer Systeme annehmen.«[56]

5.3 Familie

Diesem Kapitel sei ein Satz von Bowlby[57] vorangestellt:

»Wenn eine Gesellschaft ihre Kinder wertschätzt,
muss sie sich um deren Eltern kümmern.«

Tragende Beziehungen sind Voraussetzung für eine psychisch gesunde Entwicklung. Das Ich kann, dadurch gestärkt, zu einem gesunden Selbst heranwachsen; Beziehungen können reguliert und integratives Lernen möglich werden. Dornes sagt dazu:

»Die überragende Bedeutung der zuverlässigen frühkindlichen Bezugsperson, welche nach unserer Studie u. U. auch außerordentlich stark belastende Momente der ersten Lebensjahre aufzuwiegen vermag, steht im Einklang mit der psychoanalytischen Theorie [...]. In je eigener Variation finden wir darin die Grundfigur eines guten frühkindlichen Objektes [...]. Dieses gute Objekt muss mächtiger sein als die gesamte böse Objektwelt (die im Falle unserer Probanden als ausgesprochen stark imponiert), damit eine zufriedenstellende seelische Entwicklung überhaupt erst in den Bereich des Möglichen rückt. (Tress 1986a, S. 56)«[58]

Wie von Dornes aufgezeigt, bedarf es für eine psychisch gesunde Entwicklung zumindest eines guten Objekts. Wenn die Vorzeichen gut stehen, sind es die

55 Dornes, M. (2000), S. 105.
56 Moser, U. (2013), S. 404.
57 Psychoanalytiker und Pionier der Bindungsforschung.
58 Dornes, M. (2000), S. 109.

Eltern, die eine Kernfamilie gegründet haben. Die Familie ist die erste und wichtigste Gruppe, die unsere Erlebnis- und Beziehungswelt formt und prägt – aber auch stören kann. Es handelt sich also, soziologisch betrachtet, um die kleinste, aber gesellschaftlich relevanteste Gruppe, die positiv wie negativ einen starken Einfluss auf die menschliche Entwicklung nimmt. Eine wesentliche Aufgabe der Familie ist es, Kindern bei ihrer emotionalen, sozialen und kognitiven Entwicklung behilflich zu sein, damit sie die späteren Aufgaben eines Erwachsenenlebens bewältigen können. In diesem Kontext findet auch in der Familie eine Hinführung zur Bewältigung des Arbeitslebens statt. Diese läuft über das Erleben, Erlernen und Mitgestalten eines vielschichtigen Beziehungsgeflechtes. Sie wird von Generation zu Generation übertragen und in unbewussten und bewussten Prozessen vermittelt. Dornes benennt Besonderheiten des Familienmilieus:

> »Für die Psychoanalyse besonders interessant sind die Eigenarten des Familienmilieus, worunter im wesentlichen die Qualität der Elternbeziehungen verstanden wird. Die diesbezügliche Grundaussage der Protektionsforschung lautet:
> *Die Existenz einer positiven Beziehung zu mindestens einem Elternteil oder einem anderen vertrauten Erwachsenen ist ein erstrangiger Schutzfaktor für die weitere Entwicklung.*
> Ist sie vorhanden, so sind andere Risikofaktoren – auch solche innerhalb der Familie wie Scheidung oder Ehestreit – in ihren negativen Auswirkungen auf das Kind abgeschwächt.«[59]

Laucht et al. fassen in ihren Studien beobachtete Schutzfaktoren zusammen:
- Weibliches Geschlecht
- Erstgeborenes Kind
- Positives Temperament
- Positives Selbstwertgefühl
- Überdurchschnittliche Intelligenz
- Positives Sozialverhalten
- Aktives Bewältigungsverhalten
- Umfeld (Schule, Freunde)
- Offene und emotional stabile Familie.[60]

59 Ebd., S. 107.
60 Laucht, M. et al. (2000): Risiko und Schutzfaktoren in der Entwicklung von Kindern und Jugendlichen, in: Frühförderung interdisziplinär, Jg. 19 (2000), H. 3, S. 97–108.

5.4 Dynamik der transgenerationellen Familienbeziehungen

Um die Wirkweise von transgenerationellen Familienbeziehungen besser zu verstehen, sei hier kurz ein gängiges Modell skizziert, wie es derzeit gültig ist.

5.4.1 Dreigenerationenkonflikt

- Die heutige Großelterngeneration – von der Autorin die ›*Alles halb so schlimm*‹-Generation genannt – rekrutiert sich weitgehend aus den *Kriegskindern.* Verdrängte Trauer und Wut sowie Zorn, der über ökonomisches Denken, d. h. logisches Denken über Sachverhalte, unterdrückt wird, bestimmen immer noch weitgehend ihre Lebensform. Depressionen als Folge bleiben weitgehend larviert, nur sichtbar in mannigfachen psychosomatischen und somatischem Erkrankungen. Unterschwelliger Neid und offen vorgetragenes Unverständnis für die nachfolgenden Generationen prägen die Kommunikationsweisen in vielen Familien.
- In der sogenannten 2. Generation finden wir die *Rechtmacher,* die meist unbewusst das Leid ihrer Eltern durch konformes Verhalten kompensieren wollen. Sie sind geprägt von der Angst, anzuecken und von Existenzangst und fordern zum stummen Funktionieren auf. Sie haben Schwierigkeiten, ihren Kindern angemessene Grenzen zu setzen, an denen diese reifen können.
- Auf der sogenannten 3. Generation oder der ›*Keine Ahnung*‹-Generation mit ihren Integrationsschwierigkeiten liegt ein Schwerpunkt dieser Studie.

5.4.2 Immigrationsproblematik im Kontext des Dreigenerationenkonflikts

Wesentliche Elemente der Integrationsschwierigkeiten sind bei Immigranten der 2. Generation und bei der ›*Keine Ahnung*‹-Generation gleich und können gemeinsam diskutiert werden. Die Ursachen dieser Störungen liegen in beiden Fällen in einem ähnlich ablaufenden Dreigenerationenkonflikt. Für die psychogene Lern- und Arbeitsstörung ist von wesentlicher Bedeutung, dass den Betroffenen entscheidende Inhalte der Konfliktstoffe meist unbewusst sind, d. h. transgenerationell und unausgesprochen weitergegeben werden. Sie können dann nicht reflektiert werden und sind folglich nicht eigenständig zu bewältigen. Ungelöste Dreigenerationenkonflikte führen spätestens in der dritten Generation zu Lern- und Arbeitsstörungen.

Transgenerationelle Übertragungen werden in den vorliegenden Fällen deswegen nicht nur im System Familie, sondern auch an den für die Lern- und Arbeitswelt relevanten Systemen thematisiert. Ebenfalls besondere Aufmerksamkeit richtet sich auf die Spätfolgen, die aus dem Versuch entstanden sind, eine Phase der historischen Entwicklung aus der Familiengeschichte emotional auszuradieren oder, analog, das Überspringen wichtiger Immigrationsschritte durch affektives Schweigen erträglicher zu machen. Diese schambesetzte Abspaltung führt zur Vorherrschaft des rein ökonomischen Denkens und damit zu innerseelischen Verwirrungen und Störungen. Diese Verwirrungen sind daher das Hauptthema in den vorgestellten Fällen. Es geht dabei um die Frage, wie aus Opfern nicht Täter, sondern Menschen in Eigenverantwortung werden können, die ihr Erwachsenen- und Arbeitsleben psychisch gesünder und damit erfüllter leben können.

5.4.3 Dazugehörige Symptome

Als dazugehörige Symptome gelten in diesem Kontext unbewusste Hilferufe nach außen. Sie drücken aktuelle traumatische Belastungen aus, die durch die Diskrepanz zwischen Anspruch und Wirklichkeit im Individuum entstehen und nicht gelöst werden können. Sie sind gleichzeitig stets auch Ausdruck einer transgenerationellen, konfliktbeladenen Familienstruktur. Deutlich zu erkennen ist die in den drei Generationen unzureichend ausgebildete Reflexive Kompetenz. Signifikant gehäuft sind psychische Erkrankungen schon in der 1. (der großelterlichen) Generation zu identifizieren. In dieser Generation werden Traumata und Traumatisierungen nur über Verdrängen und Vergessen als aushaltbar erlebt, wodurch die psychische Weiterreifung be- bis verhindert wird. Diagnostisch ausgedrückt:

- *ICD 10 F 43.1 Posttraumatisches Belastungssyndrom mit nachhaltiger Beeinträchtigung.*
  Die in der 1. Generation nicht verarbeitbare seelische Erschütterung wird von der 2. Generation meist stumm, halbbewusst und damit unzureichend mitgetragen. Diese Generation leidet vorwiegend an:
- *ICD 10 F 43.2 Anpassungsstörungen.*
  In der 3. Generation werden psychische Erkrankungen virulent, wenn Anspruch und Wirklichkeit inkompatibel werden, was gehäuft führt zu:
- *ICD10F 90.0 Aufmerksamkeits(defizit)störung,*
- *ICD 10 F 81 Umschriebene Entwicklungsstörungen schulischer Fertigkeiten.*

In der vorliegenden Arbeit werden die Symptome Lern- und Arbeitsstörung vor allem in der 2. bzw. der sogenannten ›*Rechtmacher*‹-Generation näher betrachtet. Es wird sichtbar gemacht, wie und warum wesentliche Anteile im psychischen Apparat nicht gut funktionieren. Das Zusammenspiel der verschiedenen, notwendig gewordenen Symptome im Verlauf einer Erkrankung wird als Syndrom bezeichnet. Inter- und intrapsychische Störungen äußern sich über spezifische Affekte. Gemäß der allgemeinen psychoanalytischen Beziehungstheorie[61] heißt das zusammengefasst:

Wenn die Hürde der Integration in das Berufsleben nicht genommen werden kann, bedeutet dies, dass ein Konfliktgeschehen inter- und intrapsychisch negativ aktiv wirkt und für den Betroffenen unbewusst nicht lösbar erscheint. Bei der transgenerationellen Entwicklung von Bindungsqualitäten zeigt sich, wie positive und negative Bindungsmodi und Merkmale der Persönlichkeitsentwicklung übertragen werden. Wenn die Möglichkeit, zu einer Reflexiven Kompetenz zu gelangen, gestört oder verhindert wird, kommt es zu Lern- und Arbeitsstörungen, die, wenn sie nicht behandelt werden, wiederum die Integration ins Arbeitsleben erschweren oder gar verhindern.

6 Theoretischer Hintergrund für Lern- und Arbeitsstörungen

Im folgenden Kapitel werden die wichtigsten psychoanalytischen Begriffe zusammengestellt, die zum besseren Verständnis der nachfolgenden Verknüpfungen notwendig sind. Worin liegt der Sinn bzw. die Funktion einer psychischen Störung und welches Instrumentarium braucht nun ›*ein gestörtes Kind (das stört)*‹ und ›*eine gestörte Person (welche die Gesellschaft stört)*‹[62], um sich deutlich bemerkbar zu machen?

6.1 Funktion der psychischen Störung

Auf der 3. Generation oder der sogenannten ›*Keine Ahnung*‹-Generation mit ihren Integrationsschwierigkeiten liegt in Bezug auf den Sinn der Lern- und Arbeitsstörung ein Hauptaugenmerk. Eine erste Antwort lautet:

Die Funktion der Integrationsschwierigkeiten, die durch innerseelische Störungen bedingt werden, besteht darin, auf krankmachende, intrapsychische Wirkweisen aufmerksam zu machen. Diese werden verstärkt durch damit verbundene Reaktionen von außen, insbesondere bezogen auf die bedeutsame Lern- und Arbeitswelt. Zum tieferen Verständnis wird über die Studien der jeweilige individuelle Sinn der Funktion der Integrationsschwierigkeit aufgezeigt. Dies geschieht mit dem Ziel, eine Verknüpfung der transgenerationellen Wirkweisen mit der Lern- und Arbeitswelt transparent zu machen. Hier zeigt

61 Bauriedl, Thea (1980): Beziehungsanalyse – das dialektisch-emanzipatorische Prinzip der Psychoanalyse und seine Konsequenzen für die psychoanalytische Familientherapie, Suhrkamp (vergriffen).

62 Siehe S. 53.

sich die unbewusste Hoffnung der Betroffenen, verstanden zu werden, damit sich das Gestörtsein wieder auflösen kann. Mentzos definiert die Funktion folgendermaßen:

»Es handelt sich um die Vorstellung, dass die psychischen Störungen keineswegs nur ›Störungen‹ sind. Sie sind nicht nur Ausfälle, Dysfunktionalitäten, nicht nur unlustvolle, das Wohlbefinden beeinträchtigende, schmerzvolle, ängstigende, zur Hoffnungslosigkeit und Verzweiflung oder Desorientierung und Desintegration führende Prozesse, sondern auch Verhaltens- und Erlebensmuster mit einer je eigenen Dynamik und, in gewissem Sinne, auch mit einer *Funktion*. Sie sind nicht nur passiv erlittene, sondern auch aktiv – wenn auch meistens unbewusst – mobilisierte Reaktionen, Strategien, Mechanismen, sodass man vielfach paradoxerweise von einer Funktion innerhalb der Dysfunktionalität sprechen kann.«[63]

6.2 Ursächliche Formen, basierend auf einer gestörten Familiensituation

In dieser Studie werden nur solche Formen von Lern- und Arbeitsstörungen beschrieben und diskutiert, deren Ursache und Ausgangsposition in einer gestörten Familiensituation liegen. Boszormenyi-Nagy & Spark definieren die Grundlagen des Lernens:

»Lernen erfordert ein Bereitsein für die Aufnahme neuen, ichfremden Wissens. Ebenso wie die Berichtigung von Wirklichkeitsverzerrungen und die Korrektur narzißtischer Projektionen im Laufe der Einzeltherapie bedarf auch (!) **das Lernen einer gebenden Haltung**, einer Bereitschaft, nachzugeben, innezuhalten, zuzuhören, zu respektieren, aufzunehmen, zu behalten, zu verdauen, dem Ich einzuverleiben und so fort. Soweit Lernen solch eine gebende, vertrauende Haltung erfordert, hängt die Fähigkeit des Kindes zur Aufnahme neuen Wissens von der Bilanz der belohnend-vergeltenden Soll-und-Haben-Konten ab. Frustration in der frühkindlichen Entwicklungsphase führt zu Überempfindlichkeit des Kindes gegenüber Ungerechtigkeit. Ihm wird die Welt vor allem als frustrierend, nicht gebend und daher einseitig in seiner Schuld stehend erscheinen. Infolgedessen ist es gefühlsmäßig auch gar nicht darauf eingestellt, durch Empfangen, das heißt durch Lernen und Aufnehmen, zu ›geben‹. Therapeutisch ist daraus die Folgerung zu ziehen, dass man dem Kind zunächst die Anerkennung und, wenn möglich, die Wiederherstellung seines Rechtes zugestehen sollte, um es in die Lage zu versetzen, sich selbst zu entscheiden, ob es nicht doch lieber lernen möchte als zu einem selbstzerstörerischen und lernunfähigen Menschen heranzuwachsen. Es ist nicht leicht, die Entwicklung, die zu einem unbewusst vergeltungs- und rachsüchtigen Widerstand gegen das Lernen und jedes intellektuelle Wachstum führt, abzuwenden.«[64]

63 Mentzos, S. (2011), S. 14.

64 Boszorrmenyi-Nagy, Ivan u. Spark, Geraldine M. (2006 [1973]): Unsichtbare Bindungen, Klett-Cotta, S. 59.

6.3 Störungen im Bereich psychischer Grundbedürfnisse und Affekte

Die Grundlage für die Bewältigung frühkindlicher Entwicklungsschritte ist die Befriedigung psychischer Grundbedürfnisse und Affekte. Familiensituationen, in denen es den einzelnen Familienmitgliedern nicht möglich ist, diese angemessen zu befriedigen, sind meist die Ursache, dass eine ausreichende Reflexive Kompetenz nicht erlangt werden kann. Auf dieser Basis zeigt sich die Bandbreite des gestörten emotionalen Erlebens und der daraus resultierenden, zunächst nicht lösbaren Konflikte.

6.4 Emotionalität

Um den zwischenmenschlichen Austausch eindeutiger zu begreifen, benötigen wir eine Übersetzung von erlebten und ausgedrückten Affekten. Wir versuchen über unsere Emotionalität, den eigenen Seinszustand bewusster zu erfassen, Emotion auch als Filter zu verstehen zwischen dem Individuum und seinem Gegenüber, zwischen innen und außen. Emotion und Kognition sind untrennbar miteinander verwoben, wie Rudolf prägnant formuliert, indem er die Emotionen als Beweger und die Menschen als die dazugehörigen Bewegten definiert:

> »Was der einzelne aktiv tun kann, ist, sich mit diesem Bewegtwerden auseinander zu setzen, um der Bewegung wieder Herr zu werden, andernfalls kann es geschehen, dass ihn die Emotionen mitreißen.«[65]

6.5 Emotion und Kognition

Rudolf definiert die Wechselwirkungen von Emotion und Kognition folgendermaßen:

> »Es gibt keine Kognition, d. h. kein Denken, Wahrnehmen, Erinnern ohne emotionale Beteiligung. So wie man nicht nicht kommunizieren kann, so kann man auch nicht ohne Emotion leben, was angesichts des engen Zusammenhangs von Emotion und Kommunikation nicht verwundert. Als Teil eines Systems kann man nicht außerhalb des Systems stehen (es sei denn, im Symptom der Dissoziation). In diesem Sinne wird auch das Denken durch die Emotionen in seinem Ablauf und in seiner Zielrichtung mitbestimmt. Es ist die Qualität der vorherrschenden Affekte, welche die kognitive Aufmerksamkeit fokussiert und das Denken organisiert. Geistige Arbeit z. B. setzt eine emotionale Gelassenheit, aber auch Wachheit und Neugier, in bestimmten Arbeitsabschnitten auch so etwas wie Arbeitswut voraus, damit schwierige Aufgaben bewältigt

65 Rudolf, Gerd (2004): Strukturbezogene Psychotherapie, Schattauer, S. 32.

werden können. Objektgerichtete Affekte aber müssen dabei in den Hintergrund gestellt werden können. Wenn diese Affekte – wie z. B. Sehnsucht, Bedürftigkeit, Gekränktheit, Traurigkeit, Ärger, Beunruhigung – allzu deutlich hervortreten, lenken sie das Denken in eine bestimmte Richtung und zwar hin zu Überlegungen und Handlungsvorstellungen, welche darauf abzielen, eine vorgestellte beunruhigende, kränkende, deprimierende usw. Situation zu verändern. Arbeiten und speziell Lernen fällt solchen Menschen schwer, die stark unter dem Einfluss von Beziehungsaffekten stehen und wenig Möglichkeiten besitzen sie vorübergehend beiseite zu stellen. Die Tatsache, dass Emotion das Denken gewissermaßen fesselt, ist nicht nur von Nachteil für das Ergebnis der Denkbemühungen. Das Denken erhält dadurch auch einen Kontext und eine Zielrichtung, welche die Komplexität reduziert. Die emotionale Bedeutung des Gedachten stellt das Denken vor allem in einen Beziehungskontext. Dort, wo die Beziehungsgestaltung durch strukturelle Störungen massiv beeinträchtigt ist, wirken sich überflutende Emotionen auf das formale Denken aus. Unter den Bedingungen borderline-typischer Erregung greifen die Spaltungsprozesse auch auf das Denken und seinen sprachlichen Ausdruck über (Leichsenring 1995).«[66]

Emotion und Kognition, eingebettet in ein funktionierendes Beziehungserleben, werden zum wichtigsten Instrumentarium des Begreifens, Reflektierens und Handelns im positiven wie im negativen Sinn. Eine Folge im positiven Sinn ist der Erhalt einer Reflexiven Kompetenz.

6.6 Reflexive Kompetenz

Der Begriff der Reflexiven Kompetenz geht auf Daniel Dennett und sein Konzept der Fähigkeit, einen intentionalen Standpunkt einzunehmen, zurück.[67] Fonagy bezeichnet die Reflexive Kompetenz 1991 als das »Denken über das Denken«[68]. Ellen Reinke liefert als fachlich versierte Übersetzerin eine einleuchtende komprimierte Definition:

»*Reflexive Kompetenz* ist eine Entwicklungsleistung, die im Rahmen enger emotionaler zwischenmenschlicher Beziehungen in den ersten fünf Jahren der Persönlichkeitsentwicklung grundgelegt wird. Sie erlaubt dem Subjekt, eine reiche innere Welt von Vorstellungen, ›mentalen Repräsentanzen‹, in Bezug auf das Selbst und den Anderen zu entwickeln, hierüber zu reflektieren, und sein von *Intentionalität* getragenes Handeln darauf zu begründen. Diese Entwicklungsleistung ist anlagebegründet und findet ihren jeweiligen Grad der Ausprägung und Verfügbarkeit für das Subjekt durch die Beziehung zu einem erwachsenen Gesellschaftssubjekt, in der Regel Mutter und Vater, soweit diese selbst ausreichend über Reflexive Kompetenz verfügen. Indem die Mutter eine

66 Ebd., S. 34.
67 Dennett, Daniel (1987 [1978]): Brainstorms. Philosophical Essays on Mind and Psychology, Cambridge (MA): MIT Press.
68 Fonagy, Peter u. Target, Mary (2003), S. 9.

> Vorstellung vom Kind als einem unabhängigen Subjekt mit eigenen Wünschen und Vorstellungen an das Kind heranträgt, ermöglicht sie dem Kind, sich in dieser mütterlichen Vorstellung zu erkennen und daraus eigene psychische Strukturen aufzubauen.«[69]

Die herausragende Bedeutung der Reflexiven Kompetenz in der Adoleszenz wird von Salge erläutert:

> »Erst durch die stetig wachsende Reflexive Kompetenz besteht die Möglichkeit, den zurückliegenden Erfahrungen, den Erinnerungen, ihren Affektspuren eine Bedeutung zuzuschreiben.«[70]

Nach Fonagy gehören folgende Bereiche zur Reflexiven Kompetenz:

> »– das Wissen um die Art der Erfahrungen, aus denen sich spezifische Überzeugungen und Gefühle entwickeln,
> – die Art der geistigen Erfahrung, für deren Entstehung wahrscheinlich besondere Erlebnisse ausschlaggebend sind, die Erwartungen über die Wechselseitigkeit der Beziehung zwischen den eigenen Überzeugungen bzw. Wünschen und denen der anderen,
> – die Überzeugungen und Gefühle, die charakteristisch sind für eine spezifische Entwicklungsphase und die dazugehörigen zwischenmenschlichen Beziehungen,
> – die Begrenztheit der geistigen Erfahrung, die sich wahrscheinlich aus der Art des Bewusstseins ergibt und
> – die wechselseitige Beeinflussung durch geistige Befindlichkeiten und individuellen Motiven.«[71]

Wenn diese Verknüpfungen nicht gelingen können, ist leicht nachzuvollziehen, wie dadurch Schwierigkeiten entstehen, die von leicht lösbar bis unlösbar reichen. Salge zeigt auf, wie das Festhalten an spätadoleszentem Verhalten in Folge von mangelhaft entwickelter Reflexiver Kompetenz zu gestörten Erlebnisweisen und Lebensstrategien führt.[72] Diesen Folgen und deren Auflösung durch den psychotherapeutischen Prozess widme ich mich eingehend in Teil II.

6.7 Konflikte

Wir Menschen ringen lebenslang um die Erhaltung der Balance unserer bipolaren Bedürfnisse Autarkie versus Bindung. Um die intrapsychischen Gegensätzlichkeiten zwischen den selbstbezogenen (z. B. autonome Identität) und den objektbezogenen Tendenzen (z. B. Zugehörigkeit) und den daraus resultieren-

69 Reinke, Ellen (2003), im Vorwort zu ebd., S. 7.
70 Salge, H. (2013), S. 65.
71 Fonagy, P. (2003), Bindungstheorie und Psychoanalyse, Stuttgart: Klett-Cotta, S. 32.
72 Salge, H. (2013), S. 30.

den, typischen Konflikten leichter fassen zu können, ist der folgende Überblick nach Mentzos[73] hilfreich:

Tabelle 1: Übersicht über Konflikte und die mit ihnen verbundenen Ängste nach Mentzos

	Konflikte	**Ängste vor**
I	autistischer Rückzug versus Fusion mit dem Objekt	Selbstverlust durch Objektlosigkeit oder durch Fusion mit dem Objekt
II	absolut autonome Selbstwertigkeit versus vom Objekt absolut abhängige Selbstwertigkeit	Selbstwertverlust durch Selbstentwertung oder durch Entwertung des idealisierten Objekts
III	Separation – Individuation versus Bindung – Abhängigkeit	Selbstgefährdung durch Objektverlust oder durch Entwertung des idealisierten Objekts
IV	Autarkie versus Unterwerfung und Unselbstständigkeit	abgelehnt, nicht geliebt werden, Trennung oder demütigender Abhängigkeit
V	Identifikation mit dem Männlichen versus Identifikation mit dem Weiblichen	totalem Aufgeben des Weiblichen versus endgültigem Aufgeben des Männlichen (bzw. Geschlechtsdiffusion)
VI	Loyalitätskonflikte	Aufgeben oder Verratenmüssen des einen oder des anderen Objekts
VII	triadische »ödipale« Konflikte	Ausschluss durch das Elternpaar: Bedrohung der eigenen Integrität und Sicherheit; »Kastrationsangst«

6.8 Psychose

Wenn innerseelische Konflikte nicht mehr lösbar sind, werden wir seelisch schwer krank. Eine der wesentlichen Erkrankungen an Konflikten, die wir als unlösbar erleben, ist die Psychose. Wie diese Erkrankung zu verstehen ist und welche Auswirkungen sie in Bezug auf die Lern- und Arbeitswelt nach sich zieht, wird in den kommenden Kapiteln thematisiert. Hier zunächst einige prägnante Definitionen. Müller-Spahn:

> »Die psychotische Erkrankung ist multifaktoriell bedingt. Genetische Einflüsse, zwischenmenschliche Probleme, Belastungssituationen und innerpsychische Konflikte tragen zur Entstehung der schizophrenen Krankheit bei. Dementsprechend spricht man von einer Vulnerabilität für die Schizophrenie, die ihren Ursprung in der bio-sozio-psychologischen Matrix hat. Dabei wird nur die Disposition (Neigung) vererbt, nicht die Erkrankung selbst. Die genetische Vererbung ist somit für den Grad der

73 Mentzos, S. (2011), S. 31.

Vulnerabilität verantwortlich. Erhöhte Anfälligkeit bedeutet größere Empfindlichkeit gegenüber Stress. Wenn die Schwelle gesenkt ist, reichen bereits schwache Stressoren aus, um eine psychotische Reaktion zu bewirken. Verschiedene Fähigkeiten aus dem Bereich der Informationsaufnahme und ihre Verarbeitung sind eingeschränkt. Die Beeinträchtigung der kognitiven Differenzierung führt zur Reizüberflutung, da relevante und irrelevante Reize als gleichwertig wahrgenommen werden. Die Störung der verbalen Kommunikation führt unter anderem zur Sprachverarmung und Zerfahrenheit beziehungsweise zu unzusammenhängendem Denken. Bereits erlangte soziale Fertigkeiten im interpersonellen Umgang gehen zurück, die Interaktion mit anderen Menschen wie die Lösung von Alltagsproblemen wird als nicht möglich erlebt.«[74]

Zu den Dysfunktionalitäten in der Psychose gibt Mentzos folgende wichtige Erläuterungen:

»Psychosen imponieren also auf den ersten Blick als schwere Ich-Erkrankungen sowohl in kognitiver als auch in emotionaler Hinsicht. Sie weisen schwere Dysfunktionalitäten verschiedener Ich-Funktionen auf. Dennoch: Bei näherer Betrachtung, zumal im Verlauf längerer Behandlungen, zeigt sich, dass diese Dysfunktionalitäten zu einem großen Teil keine passiv erlittenen Anfälle oder Mängel oder Defizite sind, sondern umgekehrt Bestandteile von aktiv, wenn auch unbewusst mobilisierten Schutz-, Kompensierungs- und Abwehrmechanismen. Diese richten sich gegen eine unlustvolle, schwer erträgliche intra-psychische Spannung und Erregung. Sie haben die Funktion, diese Spannung zu mildern, zu reduzieren.«[75]

Zum tieferen Verständnis und zur eingängigeren Vorstellung ein Vergleich zwischen Traum und Psychose von Mentzos:

»Der Traum kann wegen der bei ihm herrschenden Vernachlässigung von rationalen, räumlichen und zeitlichen Gesetzmäßigkeiten mit einem psychotischen Zustand verglichen werden. In beiden Zuständen, also sowohl im Traum als auch in der Psychose, stellt man eine funktionale Regression fest. Beide stellen in gewisser Hinsicht, Abwehr- und Schutzstrategie dar, die die Realitätsprüfung einem sozusagen dringenden Ziel, also einer Not ›opfern‹.
Des Weiteren werden beide durch das Vorherrschen projektiver bzw. Externalisierungs-mechanismen charakterisiert, wenn auch gelegentlich Internalisierungen stattfinden. Die Unterscheidung zwischen Selbst und Nichtselbst ist zum großen Teil aufgehoben. Sowohl der Psychotiker als auch der Träumende wissen oft nicht, was innen und was außen ist. In beiden Fällen verläuft der intrapsychische Prozess nicht nach den üblichen Gesetzmäßigkeiten und innerhalb des gewohnten räumlichen und zeitlichen Bezugsrahmens.«[76]

74 Müller-Spahn, M. (2005): Symbolik – Traum – Kreativität im Umgang mit psychischen Problemen, Vandenhoeck & Ruprecht, S. 153.
75 Mentzos, S. (2011), S. 206.
76 Ebd., S. 75.

6.9 Szenisches Verstehen

Der Soziologe und Psychoanalytiker A. Lorenzer entwickelt in seiner Arbeit »Sprachzerstörung und Rekonstruktion« den Begriff des »szenischen Verstehens«[77]. Er geht dabei von mehreren Verstehensebenen aus:
- logisches Verstehen = das Verstehen des Gesprochenen,
- psychologisches Verstehen des emotionalen Beziehungsgehalts = das Verstehen des Sprechenden,
- das Verstehen der Situation, in die der Empfänger der Mitteilung, aber auch die Umgebungsbedingungen mit einbezogen werden.

Lorenzer und Argelander entwickelten auf dieser Basis in den 1970er Jahren das Konzept des Szenischen Verstehens.[78] Dabei handelt sich um ein Konzept des Verstehens von Interaktionsprozessen – d. h., es geht um das Verstehen, wie z. B. ein Ausbilder als Gegenüber unbewusst mit dem Auszubildenden verbunden ist. In dieses Beziehungserleben fließen bewusste sowie unbewusste Inhalte aller Beteiligten ein.

Für die vorliegende Arbeit sind vor allem die Übertragungen vom Betroffenen auf den Ausbilder oder Therapeuten relevant, damit die jeweilige Szene gehaltvoller – da auf verschiedenen Ebenen stattfindend – verstanden werden kann. Mit anderen Worten: Es kommt auf die Gegenübertragungsgefühle z. B. des Ausbilders an.

7 Diskussion

Alle vorgestellten Fälle sind empirisch anhand der folgenden Fragestellungen zu überprüfen:
- Welche Kriterien führen in die psychogen bedingten Lern- und Arbeitsstörungen?
- Wie und wodurch können sie sich wieder auflösen?
- Wodurch kann die Auflösung dauerhaft bleiben?
- Ab welchem Störungsgrad können Lernhilfen nicht mehr greifen?
- Ab wann ist medikamentöse Unterstützung sinnvoll und erforderlich?
- Ab wann ist Unterstützung durch Mitbehandlung von Familienangehörigen sinnvoll und/oder notwendig?

77 Lorenzer, A. (1970).
78 Lorenzer, A. (2005): Szenisches Verstehen, Tectum.

Obige Fragestellungen werden in den folgenden Kapiteln zu beantworten versucht und schließlich zusammengefasst diskutiert. Die resümierende Ermittlung, welche Faktoren signifikant zur Verbesserung beitragen konnten und welche eher hemmend wirkten, stellt einen wesentlichen Teil dieser Arbeit dar. Abschließend wird überprüft, welcher Zusammenhang zwischen den ausgewählten Aspekten der Prozessqualität und der Ergebnisqualität besteht.

Teil II: Falldarstellungen

1 Behandlungen von Lern- und Arbeitsstörungen

Dem Irrtum, dass das Erleben und Vertreten des Opfer-Täter-Schemas in die psychische Annahme durch ein Gegenüber führt, erliegen viele Menschen. So soll von Anbeginn meiner therapeutischen Arbeit vermittelt und erarbeitet werden, wie kraft- und machtlose dieses einseitige Positionieren sich auswirkt. Es führt in eine nur schwer entrinnbare Sackgasse.

Wie schon im Vorwort erwähnt, ist mein Leitgedanke im therapeutischen Prozess ›*Wer bin ich? Ich bin nicht das, was mir passiert – ich bin das, wie ich darauf reagiere*‹ ein emanzipatorischer. D.h., von der ersten therapeutischen Begegnung an kommt der Suche nach dem eigenen Anteil eines Geschehens eine große Bedeutung zu. Auf diese Art und Weise soll einem drohenden oder schon erlittenen Machtverlust entgegengewirkt werden. Im folgenden Teil II werde ich nun anhand der vorgestellten Fälle aufzeigen, wie dieser Ansatz einen entscheidenden Beitrag zur psychischen Gesundung leistet und damit u. a. auch zur Auflösung der Lern- und Arbeitsstörung führt.

Während wir heute vom beziehungsanalytischen Ansatz sprechen, d.h. die Wirkweise des Behandlers voll mit einbeziehen und reflektieren, drückte es Lou Andreas-Salomé in den Anfängen der psychoanalytischen Behandlungsmethode folgendermaßen aus:

> »Wo eine Analyse sich voll auswirkte, da wird sie deshalb dem Genesenen zu einer verstärkten Vision von seiner eigenen Gestaltungsmöglichkeit. Die Heimkehr zu sich vollzieht sich ihm als zu etwas, was wohl er ist, aber auch mehr ist als er: das erhebt sich ihm gestalthaft, um aus Vergessenstem, Urvertrautestem, in ihm nun erst Auftrieb zu werden zu persönlichem Eigenleben. Darum anders, als bloßer Vorsatz' fühlbar würde, oder Entschluss, bloße Einsicht ins Krankmachende oder nur dessen Verurteilung – nein, befreiter Triebausbruch muß sich darin wandeln zu erneuter Liebesseugkeit. Mit Bedacht wähle ich dies starke Wort: Genesung ist eine Liebesaktion. Einkehr in sich wird erst Heimkehr im Gefühl eines Empfangenwerdens, Beschenktwerdens im Insgesamten; wird erst daran eigener Impuls zur Betätigung, an Stelle des alten In-sich-

> Stecken-Bleibens und Ins-Leere-Gehens. Durch Psychoanalyse wurde ja nichts – wie ein aus der Luft gegriffenes Ausgedachtes – geschaffen, es wurde nur etwas aufgegraben, entdeckt, aufgedeckt, bis – wie unterirdisches Gewässer, das man wieder raunen hört, wie aufgehaltenes Blut, das man wieder pulsen spürt, – Zusammenhang sich uns lebendig bezeugen kann. Psychoanalyse ist nichts als das Entblößungsmanöver, das, vom noch Kranken als Entlarvung gemieden, vom Gesunden als Befreiung erlebt wird? Deshalb sogar dann noch, wenn die inzwischen unverändert gebliebene Außenrealität ihn mit Schwierigkeiten noch so umdrängt denn zum ersten Male gelangen Wirklichkeit und Wirklichkeit damit zueinander, anstatt Gespenst zu Gespenst.«[79]

Im Folgenden stelle ich Behandlungen von Lern- und Arbeitsstörungen vor, die zunächst die Integration in das Arbeitsleben stark erschwert bzw. verhindert haben. Um das Milieu, in dem die Störungen sich ursächlich entwickelt haben, verständlicher darstellen zu können, will ich vorab noch einige Grundbegriffe näher erläutern.

Zu Lebensbeginn richten wir die Sehnsucht nach primärer Annahme – den überwiegenden Umständen entsprechend – zunächst an die primären Bezugspersonen, an die Familie. Der Säuglings- und Familienforschung wurde in den vergangenen Jahrzehnten ein immenser Zuwachs an Aufmerksamkeit zuteil, um Entwicklungslinien und -störungen präziser erfassen zu können. In diesem Kontext setzt sich diese Arbeit mit der Ätiologie der psychogenen Lern- und Arbeitsstörung als Beziehungsstörung auseinander.

2 Dreigenerationenkonflikt

Die grundlegende Dynamik eines Dreigenerationenkonflikts erkläre ich meinen Patienten über folgende Metapher: Ein jungverheiratetes Paar feiert zum ersten Mal das Weihnachtsfest miteinander. Der junge Mann wünscht sich zum Essen einen gebratenen Puter. Die junge Frau ist damit einverstanden, denn sie kann dieses Gericht zubereiten. Voller Vorfreude gehen sie zusammen nach dem Einkauf in die Küche zum Kochen. Die junge Frau nimmt ein großes Messer und schneidet dem Puter vorne und hinten jeweils ein großes Stück ab. Entsetzt fragt der junge Mann: »Was machst Du da?« Erstaunt meint die junge Frau: »Das macht man so. Das macht meine Mutter auch so.« Beim nächsten Besuch bei der Mutter der jungen Frau fragt sie der junge Mann: »Sag mal, warum schneidest Du, bevor Du einen Puter brätst, vorne und hinten ein großes Stück ab?« Die Schwiegermutter antwortet, ohne zu zögern: »Das macht man so. Das hat meine

79 Andreas-Salomé, Lou: Mein Dank an Freud. Offener Brief an Professor Freud zu seinem 75. Geburtstag, copyright 1951 by Internationaler psychoanalytischer Verlag Ges.m.b.H. Wien I, herausgegeben von der International Psychoanalytic University, der psychoanalytischen Hochschule in Berlin.

Mutter auch so gemacht.« Der junge Mann gibt sich mit der Antwort nicht zufrieden. Beim nächsten Besuch bei der Großmutter der jungen Frau fragt er erneut: »Sag mal, warum schneidest Du, bevor Du einen Puter brätst, vorne und hinten ein großes Stück ab?« Die alte Dame lächelt und meint: »Ach, Junge, es war Krieg und ich hatte keinen größeren Topf.«

Wenn ein ungelöster Konflikt oder ein unbekannt gebliebener Sinn einer Notlösung, die durchaus realitätsgerecht sein kann, in der nächsten Generation verloren gegangen, nicht bekannt ist oder verleugnet werden muss, kann dies in die Tragik eines Dreigenerationskonfliktes einspuren. Dabei ist besonders gefährlich, wenn er durch Unwissenheit oder Gehorsam – gefordert oder freiwillig – unreflektiert befolgt und weitergegeben wird. Dies kann sich ins Unermessliche steigern, je größer die Angst vor negativen Folgen ist, und u. a. in einer Lern- und Arbeitsstörung manifest werden.

In der übernächsten Generation kann dies zu erheblichen Störungen und Konflikten führen. Ein nun sinnentleertes unbewusstes und sehr rigides Verbot, das zur psychischen Erstarrung führt, kann die Psychodynamik der betreffenden Person signifikant stören. Es kommt zum Mangel an Reflexiver Kompetenz. Da in der dritten Generation die Anknüpfung an den ursprünglichen Sinn noch weiter entfernt liegt, bedarf es meistens der Hilfe von außen, um Abspaltung und Verleugnung wieder aufzulösen, damit Reflexive Kompetenz sich bilden kann.

Diese Hilfe von außen kann greifen, wenn ein unvoreingenommener Standort der nicht-beteiligten Person, die nicht mit systemimmanenten Ängsten und Verboten behaftet ist, Nachfragen und Lösungen ermöglicht. In der Metapher ist die Motivation dafür der Frust des Außenstehenden. Es kann aber auch Verwirrung, Lust an Klarheit oder Neugierde sein, weswegen das *blinde Bravsein* im Gegenüber nicht akzeptiert wird.

Während ein unbeschwerter – im Erkennen geschulter – Blick auf das jeweilige psychodynamische Konflikterleben das Unsinnige und Leidvolle im Gegenüber leicht erkennen lässt, müssen die Betroffenen oft unter großem Einsatz von Lebensenergie einen Status quo aushalten. Angst, nicht dazuzugehören oder ausgeschlossen zu werden, bedroht das psychische Dasein der Betroffenen.

Bowen et al. bezeichneten die Herausbildung einer

> »undifferenzierten Egomasse als charakteristisch für diese Familien. Versuche zur Differenzierung verursachten ungewöhnlich intensive Ängste in den Familien. In Familien, die eine Pseudogemeinschaft darstellen, versuchen die Eltern, sich selbst und ihren Kindern eine unbegrenzt harmonische Familienwelt vorzuspielen. Feindseligkeit zum Ausdruck zu bringen wird nicht akzeptiert, und die Kinder fürchten sich unermesslich davor, dass feindliche Gefühle in ihnen aufkommen könnten, und versuchen sie daher zu unterdrücken und zu verleugnen. In pseudo-feindseligen Familien ver-

stricken sich die Mitglieder in ein fortwährendes Gezänk, wohin gehend liebevolle Gefühle und Wärme zurückgedrängt und unterdrückt werden.«[80]

3 Psychogene Ursachen der Lernhemmung

Neurotische Erkrankungen haben ihre Ursache in unbewussten und damit nicht einfach zu bewältigenden seelischen Konflikten. Wenn ein Kind in das von Bowen prägnant zusammengefasste seelische Milieu hineingeboren wird, wird es zunächst einmal das System mit all seinen Möglichkeiten über Erfahrungen, Imitationen usw. bewusst und unbewusst übernehmen. D.h., es wird zunächst geprägt, wie es genetisch ausgestattet ist und was ihm passiert, dadurch, dass es in ein gesundes oder krankes Milieu hineingeboren wird.

3.1 Grundbedürfnisse

Zur Befriedigung seiner Bedürfnisse braucht der Säugling die Fähigkeiten anderer, ihn zu verstehen. Er kann durch Äußerungen von Behagen und Unbehagen ausdrücken, ob er sich in dem jeweiligen Bedürfnis befriedigt oder frustriert fühlt. Wenn alles gut geht, können wir den Säugling in seinem angemeldeten Bedürfnis verstehen. Wir wissen aber, was passiert, wenn wir es nicht erfasst haben. Elementares Schreien zeigt uns sein Nicht-Einverstandensein. Durch seine genetische Ausstattung ist der Säugling von Anfang an nicht zur Passivität verurteilt, also nur Opfer eines Systems. Er kann sich ›*die Seele aus dem Leib*‹ brüllen.

Wir alle kennen die freudvollen und die gestörten Affekte des Säuglings und wie sie uns elementar berühren, wenn er sie ungefiltert von sich gibt. Die Gefühlsregungen des lebendigen Daseins und des individuellen Selbstseins lösen in uns Gefühlsregungen mit den unterschiedlichsten Inhalten aus.

Wenn die Bezugspersonen selber emotional gestört, erstarrt sind, kann es keine adäquaten Befriedigungen von Anfang an geben, da sie nur teilweise, mangelhaft bis überhaupt nicht befriedigend antworten können. Das Kind gibt früher oder später auf, seine Bedürfnisse deutlich und direkt zu zeigen. Vielfältige Störbilder sind die Folge.

An dieser Stelle möchte ich zum leichteren Überblick die Zusammenfassung der Grundbedürfnisse und Affekte nach Gerd Rudolf einfügen:

80 Bowen (1960); Bowen et al. (1961), zitiert nach Alanen, Yrjö O. (2001): Schizophrenie: Entstehung, Erscheinungsformen und die bedürfnisangepaßte Behandlung, Klett-Cotta, S. 88.

»**Grundbedürfnisse und Affekte**
- Grundbedürfnis der Beziehung und Kommunikation (basales Bedürfnis nach Kontaktaustausch und Wechselseitigkeit)
  - Befriedigung: Spielerische Lebendigkeit
  - Entbehrung: Leere, Erstarrung
- Grundbedürfnis der Bindung (Bedürfnis nach Sicherheit, Geborgenheit, Versorgtwerden durch verfügbare Andere)
  - Befriedigung: Körperliches Behagen, Sicherheit, Zufriedenheit
  - Entbehrung: Erregung, Verzweiflung, Schmerz, Ekel
- Grundbedürfnis der Autonomie (Bedürfnis nach selbstbestimmtem Handeln, Durchsetzen eigener Interessen)
  - Befriedigung: Überraschung, Stolz, Selbstbewusstsein im Tun, Triumph
  - Entbehrung: Wut, Ärger, Scham
- Grundbedürfnis der Identität (Bedürfnis nach psychosexueller und sozialer Eindeutigkeit)
  - Befriedigung: Erfüllung, Stolz, Selbstbewusstsein im Sein
  - Entbehrung: Scham, Schuld, Angst«[81]

Rudolf kommentiert:

»Die Auflistung lässt erkennen, dass die lebensgeschichtlich frühen Bedürfnisse mehr körpernahe Emotionen mobilisieren, während die biografisch späteren Bedürfnisse mehr psychische Erlebnisqualitäten mit sich tragen.
Die hier aufgestellte Liste von Emotionen, die mit Bedürfnissen verknüpft sind, wird uns im klinischen Teil besonders interessieren, dort, wo es um die Folgen konflikthafter Erfahrungen geht.«[82]

Gepaart mit einer ausreichend zufriedenstellenden Befriedigung der Grundbedürfnisse kommt der gesunden Austauschfunktion der Emotion als Vermittler zwischen dem Inneren einer Person und dem äußeren Umfeld eine zentrale Rolle in einer psychisch gesunden Entwicklung zu.

3.2 Die Funktion der Emotion

Die Funktion der Emotion wird bei Rudolf ausführlich behandelt:

»Als wesentliche Aufgabe der Emotion erscheint somit ihre Verständigungsfunktion in einer inneren und äußeren Kommunikation, d. h. in einer intrapsychischen Klärung der Situation und Bereitstellung adäquater Handlungsmuster ebenso wie in der interpersonell geführten nonverbalen Kommunikation, welche der Beziehungsregulie-

81 Rudolf, Gerd (2004), S. 36.
82 Ebd.

> rung dient. Damit erweist sich die Verfügbarkeit über emotionales Erleben und emotionalen Ausdruck als eine wesentliche strukturelle Fähigkeit.«[83]

Werden Grundbedürfnisse und Emotionen nicht angemessen verstanden und befriedigt, entstehen unbewusste Konflikte. Im Folgenden soll die systematische Auflistung in der Operationalisierten Psychodynamischen Diagnostik (Arbeitskreis OPD 1998) der typischen Konflikte nach Mentzos (1984) helfen, die nachfolgenden Falldarstellungen auch für den Nichtanalytiker leichter einordenbar zu machen. Es werden folgende Konfliktkonstellationen unterschieden:
- Abhängigkeit versus Autonomie
- Unterwerfung versus Kontrolle
- Versorgung versus Autarkie
- Selbstwertkonflikte (Selbst- versus Objektwert)
- Über-Ich und Schuldkonflikte
- Identitätskonflikt
- Fehlende Konflikt- und Gefühlswahrnehmung.

Zu beachten ist aber dabei, dass nicht die Konfliktkonstellation an sich krankmachend ist, sondern die Lösungsversuche, wenn:
- sie stabil sind, aber dysfunktional wirken
- die Lösung an sich instabil ist
- das konflikthafte Element unbewusst bleibt, weil Konflikthaftigkeit oder ein Konfliktanteil an sich Angst erzeugt.

> »Bei G.S. Klein (1976) wird ein Konflikt erst dann unbewusst und potentiell pathogen, wenn der Patient Bestrebungen entwickelt, die nicht gratifiziert werden können, weil sie im Widerspruch zur **Selbstidentität** stehen.«[84]

4 Krankheitsausbruch durch Anforderungen an eine junge Erwachsene

4.1 Kraftfeld Familie

Boszormenyi-Nagy & Spark versuchen Handlungen und Motivationen des Einzelnen auch auf der Ebene des familiären Beziehungssystems zu verstehen:

83 Ebd, S. 47.
84 Hohage, Roderich (2004): Analytisch orientierte Psychotherapie in der Praxis, 4. Auflage, Schattauer, S. 100.

> »Wir aber wollten den Versuch unternehmen, sowohl das Tiefenerleben der Einzelpersönlichkeit als auch die Vielfalt des ›Kraftfelds‹ Familie festzuhalten, und dabei war uns die dialektische Betrachtungsweise von großem Nutzen. Diese Betrachtungsweise ermöglicht es, auch scheinbar widersprüchliche Tendenzen zu begreifen und zu verstehen, inwiefern Handlungen und Motivationen eines einzelnen Menschen ebenso wohl auf individueller wie auf der Ebene des familiären Beziehungssystems determiniert werden. Dabei hat sich erwiesen, dass *Loyalität* ein Schlüsselbegriff ist zum Verständnis der systemgebundenen (sozialen) wie der individuellen (psychischen) Ebene. Diese wirkt insofern, als sie eine Verbindung herstellt zwischen den Bedürfnissen und Erwartungen eines sozialen Verbands (der stets auf Loyalität beruht und sie von seinen Mitgliedern erwartet) und dem Denken, den Gefühlen und Motivationen jedes einzelnen Verbandsmitgliedes als Person.«[85]

Wenn ein Paar sich verbindet, dann treffen zwei familiäre Beziehungssysteme aufeinander. Im Bayrischen gibt es dazu einen treffenden Spruch, wenn ein Paar heiratet:

›Dee miaßn si zammraffa.‹ = ›Die müssen sich zusammenraufen.‹

Das heißt, es wird neu entschieden, welche Mischformel diese Kernfamilie aus den Systemen der jeweiligen Herkunftsfamilie bewusst und unbewusst übernimmt. Übernommene, bekämpfte und daraus entwickelte neue Beziehungsmodi findet das in dieses System geborene Kind bewusst gelebt und unbewusst agiert vor.

Ein von außen unbewusst vermitteltes Verbot, bei neuen Eindrücken neugierig und beharrlich weiterzufragen, ist die häufigste Ursache für die hier vorprogrammierte Lernhemmung, die dann später in Symptome bzw. bis hin zum Syndrom von breitgefächerten Spiel-, Lern- und Arbeitsstörungen münden kann.

Bei frühkindlichen seelischen Erkrankungen handelt es sich somit um Erkrankungen, in denen die genetische Ausstattung sich, vermittelt durch die Umgebung, mit krankmachenden Ereignissen vermengt und diese Vermengung ihre Auswirkungen zeigt. Die Grundlage für eine Lernhemmung wird somit sehr früh gelegt. Zum Ausbruch bedarf es aber noch individueller, innerseelischer Notsituationen.

85 Boszormenyi-Nagy, I. u. Spark, G. (2006 [1973]), S. 15.

4.2 STEFANIE

4.2.1 Vorgefundenes Zustandsbild

Angegebene Symptomatik

Stefanie wird als junge Erwachsene von ihrem Hausarzt überwiesen, da sie unter massiven Verspannungen am Hals leidet. Die bisherigen Untersuchungen legen einen Verdacht auf eine psychogene Tetanie zugrunde. Diese Diagnose will Stefanie nicht gelten lassen. Es kränkt sie. Sie besteht auf einer organischen Erkrankung. ›Wer so viele Schmerzen hat wie ich, ist nicht eingebildet krank‹, empört sie sich. Lieber möchte sie an den Untersuchungsergebnissen zweifeln, als von ihrer Vorstellung abrücken, dass sie somatisch unheilbar erkrankt ist. Sie fühlt sich zu mir geschickt und komme nur, weil sie freundlich gegenüber dem Arzt sein möchte.

Wegen der Schmerzen muss sie Klassenfahrten und Urlaube abbrechen, kann Verabredungen nicht einhalten etc. Während sie detailliert die Folgen schildern kann, kann sie das Symptom weder klar lokalisieren, noch in Bezug auf Stärke, Dauer usw. differenzieren. Eltern, deren Freunde und die Verwandten würden verständnisvoll reagieren. Die eigenen Freunde seien eher ungehalten über Stefanie und ihr Symptom. Sie selber ärgere sich über sich selbst, wenn z. B. die Eltern sie aus einer Situation herausholen müssen, weil sie sich wieder bewegungsunfähig fühle. Sie neigt zum Hyperventilieren in ihr schwierig erscheinenden Situationen, und die Gefahr, dass ihre Kontroll- und Bewegungsfunktionen ausfallen, ist groß.

Es wirkt zunächst so, als ob ihr Symptom von ihrem Leben und Erleben abgespalten ist. Sie fühlt sich nur davon ›gegängelt, überfallen, ungerecht behandelt …‹. Als sie etwas Vertrauen zu mir fassen kann, vermag sie sich vorzustellen, dass es ›Angst und Wut ist‹. Sie räumt ein, dass sie ›Angst vor Spaß‹ habe. Sie sage sich immer vor neuen Dingen: ›Lass das, das ist nichts für dich.‹

Stefanie bewegt sich in einem wesentlich jüngeren Freundeskreis. Sie hat keinerlei Hobbys, außer dass sie gerne in eine Disco gehe, denn sie liebe Musik. ›Aber nur Musik, die ablenkt, gute Laune und auch Tränen macht‹, ist ihr Kommentar dazu. Sie bedauert gleichzeitig, dass sie mit ihren für die Disco zu jungen Freunden nicht die Freude an der Musik teilen kann.

Schulische Entwicklung und erfragte Symptomatik

Stefanie weiß von ihrer frühen Kindheit nichts. Sie selber hat erst Erinnerungen ab der Einschulung. Sie benennt Fakten, keine Erlebnisse: Mit sieben Jahren eingeschult, durchlief sie die Grund- und Hauptschule unauffällig. Den Anforderungen der Realschule konnte sie immer weniger gerecht werden. Sie saß viel zu lang über ihren Hausaufgaben, bekam Nachhilfe. Trotzdem verschlechterten sich ihre Noten weiter. Erst in der Fachoberschule wurde ihre Lernstörung in Form einer Teilleistungsstörung signifikant, blieb aber unbehandelt. Sie versagte in den Sprachen. Die Schule habe ihr nie Spaß gemacht, sie habe sie ›halt hinter sich gebracht‹.

Ihre ›Schulleistungen sind so miserabel, dass nur viel Wohlwollen der Lehrer‹ sie zu einem Abschluss kommen ließ. ›Jetzt brauche ich einen Beruf, bei dem man mir genau sagt, was ich tun muss. Das will ich dann auch machen, denn fleißig kann ich sein.‹ Seit einem halben Jahr pausiert sie: ›Zurzeit mache ich gar nichts, wofür ich mich schäme.‹ Offiziell wartet sie auf einen Studienplatz, weiß aber gar nicht, ob sie ihn annehmen will. Sie hat ein Praktikum nicht weiterführen dürfen wegen ihrer Passivität.

Als Stefanie mir ihre derzeitige Lebens- und Lernsituation schildert, kommen ihr die Tränen. Sie versucht, sie ärgerlich, hastig und mit entschuldigenden Worten wegzuwischen. Sie wolle tapfer und erwachsen sein und sei es doch nicht. Sie schäme sich deswegen und sei auch mir gegenüber misstrauisch. Sie befürchtet, dass ich sie verachte, wenn sie so unreif sei. Sie sei ein Nichts, undankbar und dumm. Sie könne froh sein, so nette Eltern und seit zwei Jahren einen Freund zu haben.

Anfängliche Sicht der Familiensituation

Stefanie beschränkt sich trotz Nachdenken darauf, dass alles ›bestens‹ in ihrer Familie und in ihrer Kindheit gewesen sei. Sie könne deshalb ihre Freunde, die immer ›meckern‹, nicht verstehen. Nach einigem Nachdenken äußert sie dann, dass sie doch etwas finde, was nicht so gut sei. Die Mutter arbeite zu viel, sodass der Vater oft die Abende alleine verbringen müsse. Wenn die Mutter dann nach Hause komme, dann ›meckere‹ sie sehr viel. Sie sei dann so enttäuscht, dass z.B. die Spülmaschine nicht ausgeräumt sei, der Vater das Gewünschte nicht eingekauft habe. Zum Glück könne sich die Mutter schnell versöhnen.

Nach längerem Nachdenken fällt ihr noch etwas ein. Der sechs Jahre jüngeren Schwester gelinge im Gegensatz zu Stefanie alles besser. Ob Schule, Freundschaften oder Trennungen, d.h. alle wichtigen Bereiche, bewältige sie locker. Dabei habe sie einen signifikanten Nachteil: Sie sei ›aber auch manchmal unmöglich‹. Sie beharre auf ihrer Meinung, gebe Widerworte; und wenn es Streit in der Kernfamilie gebe, dann ›nur wegen ihr‹.

Soziale Situation

Die Familie lebt im großelterlichen Haus und in der Großfamilie der Mutter. Der Großmutter gehört heute das Anwesen, doch die Mutter und deren Schwestern haben Anteile. Es läuft seit Jahren eine Erbauseinandersetzung. Es gibt räumlich getrennte Wohneinheiten, aber die wechselseitigen Einmischungen sind selbstverständlich bis gewünscht. Sie würden ›toll zusammenhalten‹. Stefanie

z. B. wolle nie in ihrer Familie anecken, auch wenn sie ›junge Meinungen‹ habe. Als Beweis dafür zeigt sie mir eine diskrete kleine Tätowierung: ›Mit dieser Rose habe ich mich äußern wollen.‹ Tätowierungen gelten in diesem Haus als ordinär. Stefanie wolle niemals wie der Vater sein, der manchmal das Großfamilienleben nicht so angenehm finde und dann ›meckere‹. Stefanie versteht sich besonders gut mit der jüngsten Schwester der Mutter, da diese auch ›junge Ansichten‹ habe. Sie behandelt ihre Cousins und Cousinen, als gehöre sie der Elterngeneration an. Sie spielt mit den Kleinen und beobachtet sie gerne.

Erstkontakt

Eine Spannung in Stefanie fällt sofort auf: Im Gesicht wirkt sie wesentlich jünger als sie ist, sie kleidet sich nicht altersgemäß und hat leichtes Übergewicht. Sie wählt die konservative Kleidung einer Frau über dreißig und bewegt sich dementsprechend. So erinnert sie an eine Matrone, d. h. sittsam, sparsam und kontrolliert sitzt sie in erwartungsvoller Aufmerksamkeit mir gegenüber. Gleichzeitig fällt die starke Hervorhebung ihrer übergroßen Brust auf.

Sie beginnt gleich damit, es mir recht machen zu wollen. Sie möchte von sich aus geduzt werden, denn zum Siezen sei sie zu jung. Als ich sie weiterhin sieze, aber beim Vornamen nenne, reagiert sie auffallend beunruhigt. In der dritten Sitzung kann sie benennen, was sie irritiert. Sie habe Angst, sie könne kein Vertrauen zu mir bekommen, wenn so viel Distanz zwischen uns sei.

Bei meinen Überlegungen, ob sie in ihrem Alter noch zu einer Kinder- und Jugendlichentherapeutin gehen solle, reagiert sie leicht panisch. Sie weint, will nur zu mir speziell, weil eine Freundin bei mir in Behandlung war. Die Idee, zu einem Erwachsenentherapeuten gehen zu müssen, mache ihr große Angst. ›Ich muss dann erwachsen sein, und das geht doch nicht.‹ Pause. Energisch: ›Da gehe ich nicht hin.‹

Psychodynamik

Die Erhaltung der bedrohten Selbstorganisation ist in Stefanies Leben unbewusst vorrangig. Sie hat für sich noch keine angemessenen Kräfte entwickelt, ihren Hauptkonflikt zwischen Autonomie und Abhängigkeitsbedürfnissen in der jeweiligen Entwicklungsstufe zu lösen. Sie ist unbewusst bereit, ihre Autonomiewünsche einer symbiotischen Sehnsucht – ausgedrückt durch eine übergroße Nachgiebigkeit und/oder Erstarrung – weitreichend zu opfern. Sie findet in ihrer Familie damit Anerkennung und Unterstützung. Die Folgen sind eine depressive Grundstimmung und Lern- und Leistungsschwierigkeiten.

Die Abgrenzung von den frühen Elternimagines ist noch nicht erfolgt. Stefanie erlebt unbewusst die Welt noch gespalten in gut/Familie/Geborgenheit und böse/erwachsene Umwelt. Introjektionen und Projektionen weisen dabei ein unreifes Niveau auf. Ihre Selbstverletzlichkeit steht im Spannungsfeld einer bedrohten

Autonomie. Stefanie flieht in die Regression. Sie flieht über ein somatisches Syndrom zurück in die »gute Familienwelt«, macht durch Affektualisierung auf sich aufmerksam. Sie kann über die Realisierung von Abhängigkeitsbedürfnissen – mit Hilfe der Familie – der Virulenz unbewusst dominierender Konflikte eines labilen Selbstwerterlebens ausweichen. Eigene Autonomiewünsche projiziert sie nach außen auf jüngere (Freunde). Frühkindliche Autonomiewünsche kann sie zulassen, indem sie sie verkleinert. Altersgemäßere Autonomiewünsche wertet sie ab und bekämpft sie in Identifikation mit den Elternfiguren als nicht akzeptabel.

Je mehr von ihr im Alltag das Verhalten einer jungen Erwachsenen erwartet wird, um so anwachsender werden ihre Ängste vor dem sie bedrohenden Außendruck durch die Realität und die Not, verursacht durch die noch nicht erfolgte psychische Entwicklung. Diesem Druck versucht Stefanie mit Anpassung zu begegnen. Sie will besonders den elterlichen Vorstellungen entsprechen. Sie will richtig funktionieren und im Verhalten ein Erwachsensein imitieren.

Dazu braucht sie aber die ›richtigen Vorstellungen‹, die sie von den Eltern und vom Freund ›empfangen‹ möchte. Den von ihr durchaus empfundenen Verlust der regressiv besetzten Kindheit versucht sie über passives Miterleben bei anderen auszugleichen. Sie weist unbewusst über ihr Verhältnis zu den Kleinkindern in der Familie und zu den ihr wesentlich jüngeren Freunden darauf hin, wo sie die Lücken ihrer Entwicklung spürt.

Stefanie hat unbewusst für sich die Position des Opfers/der Schwachen gewählt, um der als übermächtig und gefährlich erlebten Erwachsenenwelt zu begegnen. Das Funktionieren über Vorstellungen scheint Schutz vor weiterer Desintegration zu sein.

Prognose

Ich kann mir von Anfang an vorstellen, dass Stefanie eine Nachreifung für sich erarbeiten kann. Eine Voraussetzung dafür aber ist, dass für sie die Therapiesituation nicht zu angstbesetzt ist. Deshalb halte ich ein Jugendlichentherapiesetting für angemessen, da sie zu diesem Zeitpunkt ihre Wünsche und Ängste im Wesentlichen nur auf einem vorpubertären Niveau ausdrücken kann. Ich sehe die Gefahr, dass Stefanie ihre Angst agiert, d. h. nicht in eine Erwachsenentherapie gehen wird, als erheblich an. Ich setze zu Beginn der Therapie den Schwerpunkt auf konfliktzentrierte Behandlung der manifesten Depression, da Tests Hinweise auf die Gefahr einer Dekompensation ergeben.

Behandlungsplan und -ablauf

Ich arbeite mit Stefanie im Sitzen, 2 x wöchentlich, mit insgesamt 240 Stunden. Die Behandlungszeit erstreckt sich über sechs Jahre.

Stefanie hat in der gesamten Zeit hervorragend an der Verbesserung ihrer mangelhaften Reflexiven Kompetenz gearbeitet. Sie konnte zwar in der Anfangszeit der Therapie ein Studium beginnen, aber erst im Verlauf ihren Studienplatz wirklich besetzen. Dem Abklingen der Lernstörung entsprechend konnte sie zunehmend Freude über das Gelingen spüren. Dies geschah in dem Maß, wie ihre Ängste und Hemmungen kleiner wurden, sie ein klares eigenes Ziel vor Augen hatte und die Kraft zur Ausführung gewann. Sie hat erfahren, dass sie sich ein sie zufriedenstellendes Erwachsenen- und Berufsleben gestalten kann.

Dreigenerationenkonflikt

Tabelle 2: Konfliktbild aus der Sicht von Stefanie

Vaterseite	**Mutterseite**
Großeltern **Großvater:** *Ausbildung:* Arbeiter *Beruf:* Rentner *Lebensform:* fährt Rennrad, isst gerne *Beziehung:* für ihn zufriedenstellend *Konflikte:* nicht bekannt *Abwehr:* Verdrängung, Spaltungen	**Großvater:** Handwerker, baut ein solides Unternehmen auf. Er arbeitet und verdient sehr viel. Setzt seine Vorstellungen von tüchtiger Frau und Mutter voraus, leidet stumm unter unausgesprochener Ehesituation, macht hochambivalentes Testament
Großmutter: *Ausbildung:* keine *Beruf:* Arbeiterin, Rentnerin *Lebensform:* Sie wandert, kocht gerne *Beziehung:* keine großen Erwartungen *Konflikte:* unausgesprochen, mag Familie der Schwiegertochter nicht Das Paar wirkt kameradschaftlich verbunden. Sie sind stolz auf ihren Sohn, der es ›weit gebracht hat‹.	**Großmutter:** nicht bekannt Hausfrau einsam, denkt an Außenbeziehungen, konnte Lebensvorstellungen mit dem Großvater nicht realisieren, unglücklich und unzufrieden darüber, dass Haushalt und Erziehung der drei Töchter nur ihre Aufgabe sein soll. Sie findet daran nicht wirklich Gefallen, will nicht im Betrieb mitarbeiten. Kritisiert gerne Schwiegersöhne vor den jeweils anderen Töchtern.
Umgang mit Problemen: wenig bekannt, außer dass der Sohn nur mit den Enkeltöchtern kommen soll. Vater isst alles auf, was Großmutter auf den Teller packt. Später im Auto beschwert er sich bei S. und daheim bei seiner Frau darüber. S. besucht die Großmutter gerne. Es stört sie nur, dass sie immer zu viel essen soll.	Die Probleme blieben ungeklärt. Der Großvater verstrickt unbewusst Ehefrau und Töchter tief miteinander durch sein hochambivalentes Testament. Die Großmutter lebt seit dem Tod des Großvaters und sehr zum Missfallen ihrer Töchter mit einem ihrer alten Verehrer zusammen. Sie hält sich selten in der Wohnung im Familienhaus auf, lebt vom Familiengeld.

((Fortsetzung))

Vaterseite	**Mutterseite**
Eltern	
Vater:	**Mutter:**
Ausbildung: Kaufmannslehre	Arzthelferin
Beruf: angestellt	Arztsekretärin
Lebensform: Fußball, bei der Feuerwehr, mag keine Haushaltsarbeiten	Arbeitet viel, kann nicht delegieren, oft enttäuscht, wenn Aufträge nicht erledigt sind.
Beziehung: unterschwellig gespannt *Konflikte:* fühlt sich vereinnahmt	Angespanntes Verhältnis zu Ehemann, Mutter und ihren Schwestern, die alle nicht ›gut versorgend‹ sind.
Abwehr: Verdrängung, Spaltung	Alle sind im Bündnis gegen jeweilige Verursacherin eines Konfliktes. Sie beschweren sich jeweils in Abwesenheit der Verursacherin, aber nie offen. Es gilt das verdeckte Verbot auch für die nächste Generation.
Er sorgt immer für seine Töchter, streitet aber unbeherrscht mit seiner jüngeren Tochter. Er wünscht sich Schwiegersöhne.	Es gilt das offene Verbot, dass »wichtige« Dinge der Kernfamilie nicht offen vor Großmutter und Tanten benannt werden dürfen. Leidet unter der angespannten Ehesituation, spricht mit Freundinnen und S. darüber, agiert in Opposition.
Töchter:	
Leiden den Eltern gegenüber stumm unter der angespannten Ehesituation.	Verstehen sich nicht, erleben sich nur kontrovers. S. wird offen zur Syndromträgerin, Schwester verdeckt.

4.2.2 Wichtige Sequenzen aus dem Therapieverlauf

Phase 1

Anfangs zeigt mir Stefanie, wie verstrickt sie in kindlicher Anlehnung an Freund und Familie lebt. Ich gewinne den Eindruck, dass sie mehr oder weniger offen auf einen Ehemann wartet, der ihr eine eigene Entwicklung abnimmt, d. h., sie will unbewusst nur von einer Abhängigkeit in die andere. Die Eltern sehen für Stefanie als beste Lösung eine frühe Heirat an und wollen dies auch verdeckt forcieren. Sie behandeln den Freund wie einen Schwiegersohn. Stefanie hofft auf eine ›glückliche Wiederholung der elterlichen Ehe‹. Sie zeigt mir dabei auf, dass ihre Eltern keine psychisch gesunden Lösungsstrategien für ihre jeweiligen Konflikte zur Verfügung haben, dass sie wohl aber leidensfähig und fleißig sind. Ich gewinne den Eindruck, dass die Kernfamilie mit der Herkunftsfamilie der

Mutter tief verstrickt ist. Die nicht angepasste Großmutter soll die »böse egoistische Frau« in diesem Familiensystem sein.

Stefanie hat einen kleinen Autounfall. Die Männer in der Familie wollen wie selbstverständlich alles für sie regulieren, aber nicht in ihrem Sinn. Als der Vater des Freundes Versicherungsbetrug vorschlägt, ist sie sehr irritiert. Mit meiner Hilfe traut sie sich schließlich, die gesamte Schadensregulierung alleine auszuführen. Wir brauchen dafür zehn Sitzungen mit vielen kleinen Rollenspielen. Unter Tränen und mit vielen Beteuerungen, dass ihr das alles zu schwer sei, kämpft sie sich tapfer durch. Am Ende ist sie sehr stolz auf sich. Sie merkt, dass sie weder Verspannungen noch Verzagtheit plagen.

Sie klagt, dass sie für ihre Figur keinen Bikini finden kann. Sie muss wegen ihrer übergroßen Brustweite immer zwei verschieden Größen für Ober- und Unterteil kaufen, und so ist ein Einkauf immer sehr kostenintensiv. Gleichzeitig ist sie stolz darauf, dass ihr Freund ihr viele Komplimente mache. Er fordere sie immer auf, dass sie tiefe Ausschnitte tragen solle. Sie traue sich das nicht, da so etwas in ihrer Familie nicht angesehen sei. Bei den Dessous sei das ja etwas anderes, da würde man es ja nicht so sehen.

In einer späteren Sitzung klagt sie, dass sie sich ohne den Freund mit älteren Männern nicht wohl fühle. Sie bekomme so viele eindeutige Angebote; sie kontere zwar möglichst ›cool‹, aber eigentlich fühle sie sich eher beschmutzt als geschmeichelt. Sie schiebt dann noch eine abschwächende Entschuldigung für die Männer nach, indem sie allein den Alkoholkonsum dafür verantwortlich macht. Sie sehne sich dann besonders nach dem Schutz durch den Freund. Ich zeige ihr über ihre Wahl von Dessous auf, dass das Gefallenwollen eine Vorder- und eine Rückseite für sie hat. Sie wird sehr nachdenklich, als ich aufzeige, dass sie ihre Einstellungen zu sich nicht reflektieren kann, wenn der Wunsch nach Gefallen alles Weitere blockiert. Sie spricht zum ersten Mal aus, was sie schon mehrere Jahre quält. Sie hat immer Rückenschmerzen und fühlt sich bei vielen Aktivitäten behindert durch die Brust. Sie will psychisch und zunehmend physisch »die übergroße Brust« verkleinern.

Folgen: Stefanie lässt sich fachkundig beraten. Sie fühlt sich danach weniger eingeengt, die Rückenschmerzen verringern sich etwas, die eindeutigen Angebote sind nicht mehr ganz so ordinär, der Freund wirkt enttäuscht, äußert sich aber nicht weiter. Sie kann sich nun für altersgerechtere Anziehsachen entscheiden und viele Teile wandern in den Kleiderschrank der Mutter. So angeregt, nimmt sie auch an Körpergewicht ab.

Es zeichnet sich nun auch für Stefanie klarer ab, dass der Freund keinesfalls gut mit ihr umgeht. Durch meine Antworten auf ihre Erlebnisse fängt sie an, auch ihren Freunden gegenüber wachsamer zu sein. Sie merkt deren sie verachtende Seite. Sie spürt deswegen eine vermehrte Angst vor dem Verlassenwerden. Dann realisiert sie, wie viel sie sich bisher hat gefallen lassen und wie sie im Kontakt emotional stumm bleibt.

Erste Schritte in die Unabhängigkeit, die schwer, aber gangbar sind.

Folgen: Stefanie steht nun klar ihre Abhängigkeitsproblematik vor Augen. Ihr wird bewusst, dass auch sie z. B. ihren Freund benutzt. Sie realisiert ihre falsche Hoffnung, dass ein Mann ihr den Ablösungsprozess von den Eltern abnehmen könnte. Sie merkt, wie sie über einen festen Freund tarnen wollte, dass sie selbst noch sehr kindlich abhängig ist.

Phase 2

Stefanie lockert die Beziehung zum Freund. Ihr Kommentar: ›Saufen und Sex und dabei faul im Beruf sind mir zu viel‹. Sie möchte gleichzeitig nicht mehr als ›zu jung‹ für Handlungen und Entscheidungen gelten. Die körperliche Nähe zu ihm will sie nicht aufgeben. Sie will nur mehr eigenen Freiraum, ›nicht mehr die Wochenenden als sein Anhängsel verbringen‹.

Sie verändert den Blickwinkel auf die häusliche Szenerie, sieht Konflikte und setzt sich erstmalig damit auseinander. Sie merkt zunehmend, welchen Preis sie für ihr Bravsein zahlt, und dass die Auseinandersetzungen z. B. zwischen Vater und Schwester der Normalität entsprechen. Sie realisiert, dass die sechs Jahre jüngere Schwester an vielen Stellen schon eigenständiger ist als sie. Sie spürt erstmalig und offen Neid deswegen.

Stefanie bemerkt, dass es verschiedene Formen von Zusammenhalt gibt. Sie realisiert Zweckgemeinschaften und -freundschaften und beginnt, sich zu distanzieren. Sie realisiert ihr Depressivsein dergestalt, dass sie bemerkt, wie chaotisch ihr Zimmer ist und dass sie sich meist nur kraft- und hilflos fühlt. Sie entdeckt, dass sie ihren mangelnden Selbstwert vordergründig über weibliche Attribute kaschieren möchte. Verwendungen werden ihr ein wichtiger Themenbereich.

Sie merkt, dass sie von Unabhängigkeit träumt,
aber in der Realität noch zu wenig Kraft dafür aufbringt.

Folgen: Stefanie beginnt, Einfälle zu sammeln, was sie gegen die Übermannung durch ihre Ängste setzen kann. Sie gestaltet ihr Zimmer von einem Jugend- in ein Erwachsenenzimmer um. Sie fordert vom Freund klare Vereinbarungen und den Haustürschlüssel zurück. Sie verabredet sich öfter alleine mit Gleichaltrigen und bereitet eine Reise ins Ausland für sich vor. Sie will zu Verwandten fahren, die für sie so ganz anders leben. Sie will wissen, wie die gleichaltrigen, entfernter verwandten Cousinen leben. Kurz vor ihrer Abreise hat sie noch einmal Angstattacken. Sie schafft dennoch die Reise, die ihr niemand in der Familie zugetraut hat. Nach der Rückkehr löst sie mutig und endgültig das Abhängigkeitsverhältnis zu ihrem Freund.

Sie hat Anerkennung und Verständnis von den Verwandten in einer Weise bekommen, die mehr meiner Haltung ihr gegenüber entsprechen. Sie fühlt sich gestützt, respektiert sich selbst mehr und

mutiger werdend tastet sie sich an sich heran.

Phase 3

Stefanie bekommt über das Nachrückverfahren einen Studienplatz und reagiert panisch. Bis zum letzten Tag quält sie sich, ob sie dieses Angebot als Chance oder Kränkung nehmen soll. Sie entscheidet sich dann für den Platz, kann aber den Vorlesungen nicht folgen. Sie besteht am Ende des ersten Semesters keine Prüfung. Sie hat aus lauter Prüfungsangst nicht lernen können. Sie hat sich dabei unbewusst selber ausgetrickst. Es sollte nicht die Prüfungsangst sein, sondern zu erledigende, pseudowichtige Dinge.

Affekte, die das formale Denken ablenken, werden thematisiert.

Nur sehr zögerlich nähert sie sich dem Konflikt. Sie kann ihn dann mit meiner Hilfe bearbeiten, stabilisiert sich, und das Zuhören in den Vorlesungen und Übungen und das Lernen gelingen etwas leichter. Sie wird renitent gegenüber den allumfassenden Anweisungen der Mutter. Sie mag die ›hintenherum‹-Klagen von allen nicht mehr hinnehmen.

Der Konflikt Abhängigkeit versus Autonomie
wird bewusst und kann bearbeitet werden.

Folgen: Ihr alter Leitgedanke: ›*Wie kann ich den anderen um jeden Preis gefallen?*‹, verändert sich zusehends in: ›*Wer bin ich und was will ich?*‹ Als sie mir nebenbei erzählt, dass sie für die kommenden Semesterferien einen Sprachkurs belegt habe, beglückwünsche ich sie dazu. Ich erinnere sie daran, dass sie mir zu Beginn der Therapie erklärt hat, dass sie niemals in ihrem Leben eine fremde Sprache erlernen möchte. Wir freuen uns beide an ihrer Veränderung.

Phase 4

Stefanie beginnt sich mit den Verknotungen in ihrer Familie auseinanderzusetzen. Sie hat inzwischen erkannt, dass ihre Art, es allen recht zu machen, sie wesentlich tiefer hineinverstrickt als herauslöst. Sie kann sich ihrer bisher als ›unmöglich frech‹ empfundenen Schwester erstmalig annähern.

Sie lässt den überladenen Essteller bei der Großmutter väterlicherseits kommentarlos stehen und kann nach einigen weiteren Besuchen selber ihre Portionen bestimmen. Großmutter und Enkeltochter beginnen, gute Gespräche zu führen.

Stefanie lässt nicht mehr so leicht zu, dass man sie verwenden kann. Sie reagiert nicht mehr ängstlich zurückgenommen. Ich höre nicht mehr so oft: ›Was meinen Sie dazu?‹ In dem Maß, wie die Veränderung in Stefanie geschieht, beginnt sich auch die Lernstörung zu lockern.

Von außen wird ihr mehr Respekt entgegengebracht. In der Kernfamilie passiert nicht das, was Stefanie befürchtet hatte, wenn sie eine klarere Position einnimmt. Die symbiotische Umklammerung wird von ihr deutlich erkannt, wodurch sich u. a. im Familiengefüge Dinge positiv verändern können, da Stefanie hinter ihrer Bravheit aufgetaucht ist.

Im bisherigen Verlauf sind die funktionellen Beschwerden gänzlich verschwunden.

Stefanies freundliche und inzwischen sehr aufmerksame Art zeichnet sie aus. Sie gewinnt Spaß an der Abgrenzung und will sich inzwischen klar von anderen unterscheiden können, besonders in der mütterlichen Herkunftsfamilie.

Der Freundeskreis verändert sich. Die Bearbeitung ihrer großen Sehnsucht nach Annahme und der damit verbundenen Unterwürfigkeit führt dazu, dass Stefanie im Studium und im begleitenden Praktikum, bei Gleichaltrigen und in der Familie selbstbewusster und konturierter auftritt.

Sie entschließt sich nach intensiver Auseinandersetzung mit den Folgen zu einer Brustverkleinerung. Sie kann zum ersten Mal seit Jahren mit einer Sorge an die Mutter herantreten, bei der diese sie nicht nur rational versteht. Es kommt zu einer emotionalen Annäherung zwischen den beiden. Die Mutter ahnt, dass sie psychisch selber auch an einer »zu großen Brust« leidet, zieht aber keine Konsequenzen für sich daraus. Nach der Operation folgt eine sehr schmerzhafte Zeit für Stefanie, in der sie von ihrer Familie liebevoll unterstützt wird.

Nach einem halben Jahr zieht die neugewonnene Bewegungsfreiheit eine große Veränderung nach sich. Ihr Erscheinungsbild ist das einer freundlichen, aufgeweckten jungen Frau,

die Spaß an Sport und Aussehen hat.
Sie ist die erste in der Großfamilie, die studiert.

Über ihr zunehmendes Interesse an den Lerninhalten erlebt sie auch Freude daran. Sie entdeckt darüber ihre Bewegungsfreiheit, die sie aber noch von der Familie abgespalten lebt. Ohne Familie gibt sie sich altersgemäß und am Leben interessiert. Auch ihr Freundeskreis beginnt sich erneut zu verändern. Neue Freunde sind nicht nur gleichaltrig und haben beruflich andere Interessen, sondern auch ihre Unternehmungen sind lebendiger.

Erfolgserlebnisse stärken den Selbstwert und die Lust,
die Autonomie zu vertiefen.

Folgen: Stefanie setzt sich bewusst mit ihrer Lernstörung auseinander. Sie realisiert, dass sie für ihre Anstrengungen zu wenig Erfolg hat. Sie lernt ausgesprochen ineffektiv. Sie ist froh, wenn sie Klausuren bestehen kann. Sie merkt, dass sie ›brav auswendig‹ lernt und dass sie deswegen weder Vorlesungen wirklich folgen noch logisch kausal denken kann.

Mir gegenüber ist sie voller Bewunderung, wie ich versuche, ihren Spaß am Hinterfragen zu wecken. Mir fällt auf, dass ich sie zum Mitdenken und selbstständigen Weitermachen leicht animieren kann, wenn ich ihr anhand ihrer eigenen Lebenserfahrung Theorien näherbringe. Es berührt sie, wie ich mich an ihrem Leben interessiert zeige. So fängt sie an, mehr von sich zu sprechen und nicht mehr nur über andere berichten zu wollen.

Phase 5

Ich höre nun öfter Sätze wie ›Kann das sein, dass … ‹ oder ›Ich habe darüber nachgedacht‹.

Stefanie wirkt aufgeschlossener, lebendiger in ihrem entdeckten Erwachsenendasein. Sie empfiehlt der Mutter eine Paartherapie anstatt ›Meckern‹, was die Eltern dann doch nicht aufgreifen können.

Mit den ersten Prüfungserfolgen beginnt sie, sich mehr mit ihrem Studentinnendasein auseinanderzusetzen. Sie entdeckt, dass ihre Studienkollegen sehr anders als sie leben. In ihr taucht der Wunsch auf, das Studienfach zu wechseln. Ich kann mit ihr erarbeiten, dass es ihr um einen Ablösungswunsch aus der Familie geht und nicht um einen Studiumswechsel.

Familiäre Bündnisse und Verstrickungen erlebt sie so klar, dass sie sich daraus zurückziehen kann. Sie will nun ein altersgerechtes ›normales Studentenleben‹ leben und zieht aus ihrem Elternhaus aus. ›Ich bin glücklich, denn es ging ohne Krach.‹ Und: ›Das finde ich ungeheuerlich.‹

Das anwachsende Vertrauen in die Autonomie hilft gegen die Lernstörung.

Folgen: Stefanie entdeckt die Freiwilligkeit. Sie kann nun freiwillig lernen. Sie ist sehr zufrieden mit dieser Veränderung. Sie nimmt einen Studentenjob an. Sie gewinnt Freunde aus dem Studium und ihre Interessen verändern sich erneut.

Phase 6

Die Diplomarbeit gelingt, die Abschlussprüfung zeigt Erfolg, und Stefanie geht für ein halbes Jahr ins Ausland. Ich freue mich sehr mit ihr, dass diese Entwicklung so möglich geworden ist, dass sie nun wesentlich angstfreier und mit Lebens- und Lernspaß losziehen kann in die Berufswelt, da ihr nun ausreichende *Reflexive Kompetenz zur Verfügung steht.*

Katamnese

Die gut eingespurte Lust an einer Weiterentwicklung durch die psychische Gesundung ist geblieben. Wie ich kürzlich erfahren habe, trägt Stefanie die Lust am Privat- und Berufsleben weiter.

Wenn Stefanie heute in ihrem Nacken eine Anspannung spürt, dann nimmt sie es als ihr Signal. Sie denkt dann darüber nach, worauf es sie in der jeweiligen Situation aufmerksam machen möchte. Manchmal wird sie auch an alte Ängste aus ihrer Ausgangssituation erinnert. Sie kann mit solchen Situationen umgehen. Ungern denkt sie an die Zeit der Blackouts während des Studiums zurück. Gleichzeitig ist sie stolz, dass sie aus ihrem Dilemma herausgefunden hat und dass sie sich bisher in ihrem Leben nach der Therapie immer wieder gute Konfliktlösungen erarbeiten konnte.

Sie kann sich inzwischen mit Menschen auseinandersetzen. Sie ist stolz darauf, wenn sie es auch in einer Fremdsprache kann. In ihrer Kernfamilie hat sich nichts Wesentliches verändert. Stefanie versteht sich trotzdem mit allen, da sie gelernt hat, sich gut abzugrenzen. Sie ist frei von ihrer Lern- und Arbeitsstörung geworden, weil sie sich nicht mehr an das

unausgesprochene Verbot der Familie hält:
nicht bewusst wahrnehmen, reflektieren und integrieren wollen,
was man erlebt.

4.2.3 Zusammenfassung des Verlaufs

- Stefanie teilt ihre unbewusst ausgebremste Gefühlswelt über ihre kindlich gebliebene Beziehungsart und ihre Lernstörung mit.
- Der Wunsch nach Anpassung ist in ihr so groß, dass sie in Antriebslosigkeit und Aufnahmeverweigerung unterzugehen droht. Die Angst vor Wünschen nach Autonomie ist so gewaltig, dass Stefanie wie erstarrt lebt.
- Die ersten Schritte in die Unabhängigkeit sind möglich.
- Als die Kluft zwischen der Wunschvorstellung nach Unabhängigkeit und die Kraftlosigkeit über die vielen unausgesprochenen Verbote sichtbar wird, verändert sich die Bereitschaft zum eigenen Einsatz. Dieser Schritt ist möglich, da nun Gefühle von Wut, Unlust, Verlassensein und Angst reflektiert und gegen den automatisierten Gehorsam konstruktiv eingesetzt werden können.
- Erste eigenständige Erfolgserlebnisse stärken den Selbstwert und die Lust an der Autonomie.
- Das anwachsende Vertrauen in die Autonomie hilft gegen die Lern- und Arbeitsstörung.
- Die neugewonnene und zunehmend gesicherte Autonomie gibt den Weg frei in ein befriedigendes Erwachsenen- und Arbeitsleben mit guter Reflexiver Kompetenz.

4.2.4 Falldiskussion

Bei der Patientin liegt, wie ausführlich geschildert, das Krankheitsbild einer neurotischen Störung mit Depression und Tetanie vor, verursacht durch den nicht bewältigbaren Dreigenerationenkonflikt, da er bis dato unbewusst war. Das Symptom, im doppelten Sinn unter einer »zu großen Brust« zu leiden, bleibt deswegen auch zunächst unbeachtet. Ich fasse noch einmal zusammen:

Der Großvater hat die Vorstellung, dass er mit Liebe entlohnt wird, wenn er besonders tüchtig und fleißig ist. Bildhaft ausgedrückt:

Großeltern

- *Großvater:* Eine weite Brust = eine gut gefüllte Brieftasche bringt eine großherzige Frau zum großzügigen Ernähren von Bedürfnissen nach Geborgenheit, emotionaler Wärme.
- *Großmutter:* Unter einem großherzigen Mann stellt sie sich etwas anderes vor. Sie protestiert nicht offen und antwortet darauf mit Unzufriedenheit, emotionaler Kälte.

Die Großeltern können ihre emotionale Unzufriedenheit nicht benennen, erleiden sie stumm, da die materiellen Vorteile und das Aneinander-Gebundensein durch drei Töchter überwiegen.

Sie schließen einen *Pakt:*

- *Großvater:* Ich ermögliche dir ein materiell angenehmes Leben, und du erfüllst deine Pflichten. Wenn ich schon nicht großherzige Liebe bekomme, dann wenigsten deine Pflichterfüllung. Dann fordere ich nicht mehr und schweige mich aus.
- *Großmutter:* Wenn ich schon deine Liebe nicht direkt bekommen kann, dann nehme ich wenigstens dein Geld, bleibe im goldenen Käfig und schweige.

Eltern

- *Mutter:* Ich will dir alles geben, was ich habe. Ich will nicht so geizig wie meine Mutter sein. Ich will wie mein Vater ganz tüchtig sein und dann liebst du mich besonders und gibst mir die Liebe, von der ich ganz viel brauche. Bei uns wird das gelingen. Wir sind anders als meine Mutter.
- *Vater:* Lass gut sein, ich mag nicht so viel, denn dann muss ich auch so gut und tüchtig sein wie du und dein Vater. Das ist mir zu viel. Ich versprech' aber, alles, was du mir anbietest, ganz brav ›aufzuessen und ohne Murren‹.

Töchter

- *Stefanie: bewusst:* Ich will so tüchtig, »großbusig« wie Mama und so brav wie Papa sein. Ich muss mich dazu nicht anstrengen, es nur genauso machen, wie die Eltern es vorleben, dann wird alles gut. *Unbewusst:* Wenn ich nichts mitbekomme, dann muss ich nicht funktionieren
- *Schwester: bewusst:* Pfui, ich will nicht tüchtig und nicht brav sein. Ich protestiere! *Unbewusst:* Ich kriege viel mit, kann es aufnehmen. Ich bin doch nicht wie meine Schwester.

In dieser Familiensituation kann die Patientin emotional, sozial und kognitiv nicht wirklich lernen. Ein Verbot durch die vorherigen Generationen liegt unbewusst sehr schwer auf ihr:

›Wenn eine Frau so klug und tüchtig wie der Großvater sein kann, dann bin ***ich*** *das.‹ = Mutter: ›Ich bin die Tüchtigste von allen Frauen des Hauses‹.* Hinzu kommt eine durchaus liebevolle Behütung bis Überbehütung durch die Eltern, die die Patientin in einem regressiven Zustand halten. Schritte in die Erwachsenenrealität müssen deshalb als bedrohlich ängstigend erlebt und in der Folge ausgebremst werden. Gleichzeitig erwartet die Patientin von sich, dass sie der Erwartung entspricht, ›genauso erwachsen wie die Eltern zu leben‹.

Hinzu kommen die außerhalb des Systems gemachten Erfahrungen. Stefanie ist so großzügig, wie von zu Hause unausgesprochen gefordert wird, und bekommt Verwendung zurück. Sie begegnet dieser nicht mit Grenzsetzung, sondern mit Erhöhung der Bereitschaft, in Beziehungen zu geben. Da sie begonnen hat, sich von der im Beruf »gebefreudigen« Mutter zu distanzieren, versagt sie in der Schule und im anschließenden Praktikum, in dem sie ihre kognitive Leistungsfähigkeit wie zum Schutz zurückzieht. Dies geschieht offenbar so unauffällig, dass keine Aufmerksamkeit von außen an Stefanie gelangen kann.

Verspannungen am Hals sind psychosomatisch betrachtet ein Symbol für starke Ambivalenzkonflikte. Und diese dürfen in dieser Familie seit drei Generationen nicht mehr sein. Die mütterliche Familie leidet bis heute noch darunter – nur die Patientin hat seit ihrer Therapie gelernt, damit umzugehen. Sie war als hilfloses und wehrloses Opfer in das System hineingeboren worden. Sie hat zunächst das Familiengebot, »unreflektiert das Elternleben zu übernehmen«, eingehalten. Die systemgebundene und damit auch von ihr geforderte Loyalität verlangt, dass sie ihr eigenes Denken, Gefühle und Motivationen im Tiefenerleben zugunsten der anderen zurückstellt. Symbolisch ausgedrückt, soll sie »eine zu große Brust für die anderen haben«. Dies könnte im Rahmen des Kraftfeldes Familie noch funktionieren, wenn alle Mitglieder gleich eingestellt wären. Ähnlich wie umfallende Dominosteine würde dann einer den anderen versorgen.

Schwierig wird es mit diesem System, wenn einer mehr nimmt als gibt. Das sind die Auseinandersetzungen in der Familie. Enttäuscht sein, permanentes Kontrollieren, zunehmendes Misstrauen und Sich-hinter-dem-Rücken-Beklagen sind Ausdruck für dieses nicht wirklich funktionierende System. Der Großvater hatte seine Vorstellung von Partnerschaft und Familie seiner Frau und seinen Töchtern letztlich überstülpen können, da die Großmutter sich mit ihm nicht offen auseinandersetzen konnte. Stefanie hat unbewusst schon immer unter der Fortsetzung der geforderten Loyalität und dem emotionalen Schweigen der Großeltern gelitten, ohne aktiv am damaligen Geschehen beteiligt gewesen zu sein. Dies führte zur Blockade durch negative Erfahrungen außerhalb des Systems.

Die Patientin wollte sich dann unbewusst mit ihrem Syndrom als Hilferuf befreien. Für sie ist es notwendig geworden, einen anderen Umgang mit Ambivalenz und Konflikten zu finden, um psychisch überleben zu können und damit frei zu werden für vielgestaltige Lern- und Lebensaufgaben.

Ihre Erkrankung wird virulent zu dem Zeitpunkt, als ein neuer Lebensabschnitt eine Weiterreifung ihrer Psyche notwendig macht. Sie entwickelt unbewusst das Symptom in Form einer Tetanie am Hals. Sie trägt auf diese Weise den bisher nicht gelösten Familienkonflikt sichtbarer nach außen. Ihr Appell wird von ihren Eltern über die physische Sorge um das Kindeswohl verstanden. Sie sind bereit zu helfen, aber nicht fähig, den tieferen Sinn der Erkrankung zu begreifen. Sie sind selber zu verstrickt, sodass Hilfe von außen notwendig wird. Sie schicken die Tochter in ärztliche Behandlung. Das Symptom soll sich ihrer Meinung nach nur auflösen. Es muss nicht verstanden und dann überflüssig werden. Die Erkrankung kann nicht integrativ aufgenommen werden, ähnlich wie bei Stefanie Lerninhalte.

Es ist leicht nachvollziehbar, dass die unausgesprochene Forderung nach Stillhalten und Wegschauen eine generalisierte Lern- und Arbeitsstörung nach sich zieht. Hier kann man sich leicht in die Patientin einfühlen. Man kann sich für sie vorstellen, dass bei so viel Vermeidung das Leben belanglos erscheint. Die Vorstellung, dass man dabei gut funktionieren muss, ist die Folge.

Dazu passen aber gleichzeitig die schlechten Schulleistungen der Patientin nicht. Sie soll im elterlichen Auftrag gut funktionieren und es gut haben, also gute Schulleistungen erbringen. Wegen der eigenen ungelösten Konflikte nehmen die Eltern dennoch die Lernschwierigkeiten unbewusst billigend in Kauf. Hier gerät die Patientin in ein Dilemma, gehorsam den Eltern über die Imitation im Stillhalten zu folgen und gleichzeitig frei sein, um Dinge zu erfassen und zu verarbeiten, übersteigt ihre seelischen Möglichkeiten.

Ich konnte aufzeigen, wie der klassische Dreigenerationenkonflikt in der dritten Generation eine krankheitswertige Verwirrung und Lernstörung auslöst. Zur Erinnerung fasse ich zusammen: Was in der ersten Generation sinnvoll und manchmal notwendig erscheint – abzuspalten oder zu verleugnen –, wird in der zweiten Generation als Forderung schwächer. Es wird aber noch befolgt, da noch zu verleugnende oder abzuspaltende Reste das Geschehen bestimmen. Für die dritte Generation bleiben aber nur noch die psychodynamisch geforderten, oft sinnentleerten Forderungen.

So geschieht es auch im vorliegenden Fall. Die Patientin versucht unbewusst, dem für sie sinnentleerten Familienkonflikt eine greifbare Bedeutung zu geben, zumal der Konflikt in der zweiten Generation und zwischen der ersten und zweiten Generation immer wieder aufflammt. Die Hoffnung, die Unerträglichkeit greifbar zu machen über eine schwere somatische Krankheit, wird durch die Diagnose einer funktionellen Erkrankung zunichtegemacht. Gleichzeitig handelt es sich aber um eine schwere psychische Erkrankung, um eine Depression mit somatogenem Ausdruck, die eine massive Lernstörung mit weitreichenden Folgen nach sich zieht.

In der Schule konnte die Patientin mit ihrem Hilferuf keine weitere Aufmerksamkeit erzielen. Warum auch immer, wurden ihre Passivität und Lernstörung bei durchaus guten Anfangsvoraussetzungen billigend in Kauf genommen. Ich habe darüber nichts erfahren können. Das scheint an der großen Angepasstheit der Patientin gelegen zu haben. Es wurde offenbar stillschweigend hingenommen, dass die Patientin, die aus einem häuslich gepflegten und durchaus liebevollen Milieu kommt, nur schlechte Leistungen erbringen kann.

Vielleicht aus der gleichen Wurzel gespeist, mit der der Familienkonflikt nicht bearbeitbar werden kann, nehmen auch die Eltern die Lernstörung als gegeben hin. Es ist nicht auszudenken, wie es für die Patientin ausgegangen wäre, wenn die Eltern nicht so fürsorglich bemüht um den physischen Gesundheitszustand gewesen wären. Es hätte leicht passieren können, dass die psychogene Tetanie als hysterischer Auswuchs bekämpft worden wäre, so wie die schwesterliche Auflehnung gegen das System.

Die beiden Schwestern haben zunächst unbewusst gespalten auf den Familienauftrag reagiert. Meine Patientin hat den »guten« und die Schwester den »bösen« Part übernommen. Während meine Patientin offen seelisch erkrankte, erkrankte die Schwester verdeckt. Half diese sich zunächst durch Verweigerung, zeigt sich heute, dass der Preis der Verweigerung für sie im Endeffekt zu hoch ist. Die Schwester ist schlecht ausgebildet und deswegen unglücklich. Von außen betrachtet, hätte ihr schon damals eine eigene Therapie gutgetan. Da sie sich aber auf ihren Rückzug in die Opposition verlassen hat, blieb ihr der Weg in die Autonomie bisher weitgehend versperrt.

5 Krankheitsausbruch durch signifikante Verschlechterung in den Familienbeziehungen

5.1 Theorien zur Selbstentwicklung

Wie Dornes in seinem Kapitel über Risiken und Schutzfaktoren bei der Entstehung seelischer Erkrankungen »Besonderheiten des Familienmilieus«[86] beschreibt, ist der wichtigste Schutzfaktor für eine psychisch gesunde Entwicklung die Qualität der Eltern- und der Eltern-Kind-Beziehung. Geht man nun von dem üblichen Zeitrahmen einer Entwicklung aus, kann man sagen, dass ein Kind umso weniger störanfällig ist, je reifer seine Entwicklung vorangeschritten ist.

Oberflächlich betrachtet, könnte man meinen, dass eine Jugendliche nicht mehr so stark von Familienkrisen zu erschüttern sei wie ein wesentlich jüngeres

86 Dornes, M. (2000), S. 107.

Kind. Automatisch das biologische Alter zu sehr in die Nähe des psychischen Reifegrads zu rücken, wäre aber ein Trugschluss. Es ist sehr wichtig, bei den anamnestischen Erhebungen darauf zu achten, ob es sich um eine strukturell stabile Person handelt oder ob Orientierungslosigkeit sichtbar wird – und, wenn ja, wo, wie, in welchem Ausmaß und in welchem Bezug zum Alter. Zum leichteren Verständnis folgen prägnante Zusammenfassungen der Theorie der Selbstentwicklung nach Fonagy und der Affektkaskade nach Rudolf:

> »Die Theorie der Selbstentwicklung, auf der unser Verständnis der Adoleszenz beruht, wurde in den vorangegangenen Kapiteln beschrieben. Wir fassen die Grundannahmen dieser Theorie, die für unsere Erörterung der Psychopathologie in der Adoleszenz von zentraler Bedeutung sind, noch einmal zusammen:
> 1. Das psychische Selbst wurzelt in der Zuschreibung mentaler Zustände an das Selbst und andere.
> 2. Diese Fähigkeit entwickelt sich durch die Interaktion mit der Betreuungsperson im Kontext einer Bindungsbeziehung und wird durch den Spiegelungsprozess vermittelt. Das innere Erleben wird durch die Internalisierung der spiegelnden Verhaltensweisen der Betreuungsperson sekundär repräsentiert.
> 3. Das rudimentäre frühe Erleben der inneren Welt erfolgt in zwei alternierenden Modi-einem Modus der ›psychischen Äquivalenz‹ (innen=) und einem Modus des ›Als-ob‹ (Innen und außen werden strikt getrennt).
> 4. Die sichere, spielerische Integration mit Betreuungspersonen ermöglicht die Integration dieser Modi und erzeugt die Mentalisierung.
> 5. Durch chronisch unsensible und fehlgestimmte Betreuungsstile entsteht im Aufbau des Selbst eine Verwerfung, die das Kind zwingt, die Repräsentation des mentalen Zustandes eines Objekts als einen Kernbestandteil seiner selbst zu internalisieren.
> 6. In der frühen Entwicklung versucht das Kind, dieses ›fremde Selbst‹ durch Externalisierung zu bewältigen: mit reifender Mentalisierung kann es fester ins Selbst verwoben werden, so daß die Illusion von Kohärenz entsteht.
> 7. Die Desorganisation des Selbst desorganisiert die Bindungsbeziehungen, indem sie ein ständiges Bedürfnis nach projektiver Identifizierung (Externalisierung des fremden Selbst) in sämtlichen Bindungsbeziehungen erzeugt.«

Und weiter:

> »Innere Kohärenz und mentale Separation von Selbst und Objekt setzen also die physische Anwesenheit des Anderen voraus. Ist diese nicht gewährleistet, muss der Adoleszente befürchten, daß sein residuales Kernselbst untergehen wird, dass er den Kontakt zu ihm verliert und damit auch sein Identitätsgefühl.
> Die physische Getrenntheit ist unserer Ansicht nach die einfachere von zwei Entwicklungsaufgaben, die sich jedem Kind in der Adoleszenz stellen. Die schwierige Aufgabe ergibt sich aus dem erhöhten Gewahrsein der emotionalen und kognitiven Komplexität, das vor allem im Kontext der Bindungsbeziehungen zum Tragen kommt.

In der Adoleszenz erreicht die emotionale Entwicklung mit der Fähigkeit zu abstraktem Denken ›eine neue Stufe‹ (Fischer et al.1990).«[87]

5.2 Die Affektkaskade

»Um etwas von außen oder von innen Erfahrenes in einer Situation Erlebtes, psychisch verstehen und interpersonell adäquat beantworten zu können, müssen zahlreiche strukturelle Funktionen verfügbar sein. Die psychische Verarbeitung des Erfahrenen erfordert eine Reihe von strukturellen Fähigkeiten:
- eigene Affekte deutlich erleben (Affektgenerierung)
- die erlebten Affekte ertragen (Affekttoleranz)
- die erlebten Affekte introspektiv differenzieren (Affektdifferenzierung)
- die erlebten Affekte zum psychischen und körperlichen Selbstverständnis nutzen (affektive Selbstverständnis)
- die erlebten Affekte zum Situationsverständnis nutzen (affektives Situationsverständnis)
- die eigenen Affekte inhibieren oder exprimieren (Affektregulierung)
- die eigenen Affekte anderen mitteilen (Affektausdruck)
- die Affekte anderer entschlüsseln (Verstehen fremder Affekte)
- sich in die Affektwelt anderer einfühlen (Empathie)
- die Objektrepräsentanzen mit konstanten positiven Affekten besetzen (objektbezogenen Affekte)«[88]

Mit der folgenden Falldarstellung zeige ich auf, wie eine transgenerationell vermittelte Störung der Selbstwertgefühlregulation in eine unausgeglichene narzisstische Homöostase mündet und wie diese zu einer Entwicklungsstörung verbunden mit weitreichenden Lernstörungen anwächst.

5.3 CORINNA

5.3.1 Vorgefundenes Zustandsbild

Angegebene Symptomatik

Corinna hat Schul- und Lebensschwierigkeiten, als sie mit sechzehn Jahren zu mir kommt. Erstmals auffällig wurde ein Jahr vorher ihre plötzliche Leistungsveränderung in der Realschule. Sie fiel in ihren Leistungen von einer guten zu einer mittelmäßigen Schülerin ab und verschloss sich darüber hinaus vor den Klassenkameradinnen. Beides wurde aber nicht als schwerwiegend für die

87 Fonagy, Peter, Gergeley, György, Jurist, Elliot L. u. Target, Mary (2004 [2002]), S. 322–323.
88 Rudolf, G. (2004), S. 44.

Entwicklung Corinnas angesehen, da ihr Vorrücken nicht gefährdet war und das Geschehen als ein »normaler Zickenkrieg«, der von Corinna ausging, eingeschätzt wurde.

Schule und Eltern stufen die Veränderung unabhängig voneinander als »normale« pubertäre Schwankungen ein. In der Schule gilt Corinna als Halbitalienerin und verwöhntes Kind einer intakten Familie, die das Mehr an Schulstoff nicht mehr wie früher locker bewältigen kann. Es ist zu dem Zeitpunkt dort nicht bekannt, dass Corinna schwerwiegende emotionale Konflikte unlösbar in sich trägt. Die Mutter möchte z. B. nicht, dass den Lehrern bekannt wird, dass die Eltern schon längere Zeit getrennt leben. Die Eltern werfen sich wechselseitig vor, dass ihr jeweiliges Verhalten Corinna schade. Der Vater prangert insbesondere an, dass die Mutter mit ihrer Außenbeziehung, die seit einem Jahr besteht und die die Familiensituation signifikant verhärtet hat, ›alles zerstört‹ (so die Worte des Vaters) habe. Für ihn sind Corinnas Wutausbrüche gegen die Mutter in Ordnung und nicht Ausdruck einer Störung. Die Mutter findet, dass der Vater die Alleinschuld zu tragen habe, da er Corinna zu sehr verwöhne, sie deshalb zu wenig lerne und zu oft dem Unterricht fernbleibe.

Corinna wird indes immer unzufriedener mit ihren Noten, lernt und begreift gleichzeitig den Schulstoff nicht. Sie will wieder ›besser sein, wieder so gut wie früher‹. Sie fordert, die Klasse wiederholen zu dürfen. Sie will dorthin zurückkehren, wo ihre Lebens- und Schulschwierigkeiten begonnen haben. Sie will

›alles ausradieren‹,

ist zornig darüber, weil

›niemand das verstehen kann.‹

Die Antworten von Lehrern, Eltern und Gleichaltrigen fachen ihre verzweifelte Wut weiter an. Sie reagiert psychosomatisch. So klagt sie über viele Unverträglichkeiten und Unpässlichkeiten. Sie hat deswegen auffallend viele Fehlzeiten in der Schule. Sie fühlt sich verzweifelt und alleine gelassen. Sie zieht sich von Gleichaltrigen zurück und rastet der Mutter gegenüber immer häufiger und heftiger aus. Corinna ist in einer tiefen Lebenskrise, die von der Hausärztin erkannt wird. Sie wird an mich überwiesen.

Corinnas Sicht

Corinna will weder in die ›abgedroschene, pubertäre Schiene gepresst werden‹, noch will sie den Anlass ihrer Veränderung in den Auseinandersetzungen zwischen den Eltern verankern. Sie gibt an, dass sie nie etwas anderes als zerstrittene Eltern kennengelernt habe. Ihrer Meinung nach basieren ihre Lernschwierigkeiten und ihre Wut auf der Vernachlässigung durch die Mutter. Diese habe sich so negativ verändert, seitdem sie einen Freund habe. Die Mutter ›solle gefälligst‹ sich von diesem Mann trennen und sich wieder an ihre Mutterpflichten erinnern. Sie selber fühle sich noch zu jung, um das ganze Wochenende alleine zu verbringen. Die umgekehrte Vorstellung, der Freund der Mutter könne ein Wochenende bei ihnen zu Hause verbringen, macht sie schwindlig und erzeugt Übelkeit in ihr.

Sie habe sich von ihren Klassenkameradinnen zurückgezogen, da diese sich nicht vorstellen könnten, was sie – Corinna – zu Hause durchmachen müsse. Sie könne mit deren Ratschlägen nichts anfangen. Besonders enttäuscht sei sie von einer Freundin, mit der sie bis vor Kurzem eng vertraut gewesen sei, da diese auf der Seite der Mutter sei. Sie treibt keinen Sport mehr, hat sämtliche Hobbys aufgegeben, findet sich nicht mehr zumutbar und hasst sich wegen ihrer Wutausbrüche.

Erster Eindruck

Corinna kann sich im Verlauf eines Gespräches sehr verändern. So beginnt sie konflikthaft besetzte Themen in einer maskenhaft aufgesetzten Pose. Betont höflich und starr lächelnd, beklagt sie die Konfliktsituation. Es wird dabei sichtbar, dass sie ihren unreflektierten Vorstellungen ausgeliefert und völlig abhängig von der Reaktion ihrer Umgebung ist. Sie gibt ihrer Enttäuschung darüber, dass sie nicht das bekommt, was ihren Vorstellungen entspricht, viel Raum. Ihre Forderung nach absolutem Gehorsam erlebt sie als eigene Pflicht und Pflicht der anderen. Dies lässt sie völlig rigide erscheinen. Sie selber gibt an, dass sie sich dabei voller Angst und/oder Wut fühle. Ein Teil ihrer Enttäuschung resultiert aus der Erwartung, viel Lob für ihre Pflichterfüllung bekommen zu müssen. Ich kann erkennen, wie sich die Wut in ihr und im Gegenüber aufbaut, wenn sie arrogant lächelnd/hilflos ihren Forderungen Nachdruck verleiht.

Corinna ist auffallend hübsch und hat eine sehr weibliche Figur. Sie kleidet sich weder altersgemäß noch alltagstauglich. Es ist deshalb für mich leicht vorstellbar, dass sie ständig missverstanden wird, d. h. als wesentlich älter und sexuell reifer bis raffiniert eingestuft werden kann. Corinna selber kann ihr extrovertiertes Äußeres und die ihr unangenehmen Komplimente älterer Männer nicht in einen Zusammenhang bringen. Sie leidet darunter, dass gleichaltrige Jungen an ihr vorbeischauen. Als ich ihre Mutter kennenlerne, verstehe ich, für wen sich Corinna unbewusst so stylt. Corinna rivalisiert über die Kleidung mit ihrer Mutter. Sie ist äußerlich wie eine überzeichnete Ausgabe ihrer Mutter, nur von Natur aus sehr viel hübscher und weiblicher. Während die Mutter südländisch lebhaft ist, gibt sich Corinna im Kontakt betont zurückhaltend und steif.

Fühlt Corinna sich gestützt, tritt eine signifikante Veränderung ein: Ihre Gesichtszüge entspannen sich, sie wird emotional ansprechbar, überrascht mit empathischen Äußerungen und klugen Beobachtungen. Es ist gut vorstellbar, dass sie Krankheitseinsicht gewinnen kann und ihre eigentlichen Konflikte therapierbar werden.

Wichtige Aspekte der Symptomatik

Corinna fühlt sich ›zutiefst verletzt‹. Sie gibt an, dass sie eine irrsinnige Wut auf ihre Lebenssituation hat. Sie klagt im weinerlichen Ton und in sich zusammenfallend, dass die Mutter sich nicht mehr kümmere, seitdem sie einen Freund habe. Sie zeigt mit harten Worten ihre hochmoralischen Einstellungen und verurteilt besonders ihre Mutter sehr scharf. Sie ist darüber wütend, dass die Mutter von ihr fordert, dass sie sich dem Freund gegenüber gut zu benehmen habe.

Ihr Gesichtsausdruck drückt entweder Ekel oder Starre aus, wenn sie ihn erwähnt. Wenn Corinna mich misstrauisch lauernd anschaut, ahne ich, dass sie gleich etwas über den Freund der Mutter aussprechen will. Ihre Worte sind im Gegensatz zu ihrer Mimik vergleichsweise harmlos. ›Sie will immer, dass ich dieses A. mag‹ und ›der sieht doch nur sich‹ sind für sie schon sehr heftig Sätze. Sie leide unter ihrem Ausrasten der Mutter gegenüber. Sie fühle sich von ihrer Mutter verraten. Sie sei oft ›völlig verzweifelt‹, streckenweise ›so durcheinander, dass ich in der Schule nichts mitbekomme‹. Am liebsten würde sie das letzte Schuljahr wiederholen, da es an ihr ›vorübergezogen‹ sei und sie große Lücken befürchtet.

Oft völlig teilnahmslos nach außen (Beobachtung der Mutter), ›tobt der Kampf in mir‹ (Corinna). Sie leidet unter heftigen Magenkrämpfen und Schwindel. ›Bilder ziehen an mir vorbei und ich weiß nicht mehr, wie ich die Wut halten soll‹ und: ›Ich kriege nichts mehr auf die Reihe, kann manchmal nicht zur Schule gehen. Dabei möchte ich es doch.‹

›Es ist mein Leben.‹ – Pause – ›Ich kann es nicht mehr leben.‹

Wenn Corinna mit der Note »ausreichend« konfrontiert wird, reagiert sie darauf, indem sie es ungeschehen machen will. Sie möchte erreichen, dass sie die Arbeit nachschreiben kann. Sie kann nicht akzeptieren, dass sie diese Schulleistung nicht mehr verbessern kann. Immer wieder versucht sie, Lehrer und Direktor zu bearbeiten, dass sie bei ihr eine Ausnahme machen sollen. Sie führt an, dass sie krank oder verwirrt gewesen sei usw.

Sie ist voller Zorn gegen ihren älteren Bruder, der scheinbar alles ›locker wegsteckt‹. Sie fühlt sich von ihm, ›dem einzigen Bruder, der doch nahestehen muss‹, verraten. Sie habe die Streitereien der Eltern nicht aushalten können, könne nicht mehr lernen. Sie ist deshalb vom Gymnasium an die Realschule gewechselt. Er aber steht kurz vor dem Abitur. Er tue immer so, ›als ginge ihn die ganze Familiensituation nichts an‹. Er halte sich überwiegend in der Familie seines Freundes auf, anstatt ihr zu Hause zur Seite zu stehen.

Familiensituation

Corinna ist die jüngere Tochter. Sie lebt mit der Mutter und dem älteren Bruder im Familienhaus. Diese Situation war von den Eltern geschaffen worden, nachdem sich die Mutter eine Bedenkzeit und Trennung vom Vater erbeten hatte. Die Eltern leben in einer langjährigen Ehekrise. Die Zeugung von Corinna war ein Versuch zu Beginn der Krise, die Virulenz zu stoppen. Die Mutter, mit dem Temperament einer Südeuropäerin ausgestattet, kommt mit dem Wesen des Vaters nicht mehr zurecht. Sie fühlt sich zermürbt von den jahrelangen Streitereien. Sie sehnt sich nach Anerkennung ihrer Wesensart durch Gleichgesinnte. Sie will auch nicht mehr auf ihre eigene Mutter hören, die ihr zu Heimlichkeiten und Durchhalten aus finanziellen Gründen rät. Der Vater zieht deshalb in sein Büro, das in der Nähe liegt. Er will einen guten Kontakt aufrechterhalten und möchte dafür sorgen, dass seine Kinder nicht zu stark unter der Paarsituation leiden müssen. Er verwöhnt sie materiell und steht ihnen bei, so gut er es vermag. Er selber hat eine schwierige Kindheit durchlebt. Deswegen ist er sehr darauf bedacht, dass sein Leid sich nicht wiederholen soll bei seinen Kindern.

Dies geht auch eine Weile gut. Es gibt erstmalig entspannte Treffen der Familie. Sie gehen zusammen essen, und manchmal besucht der Vater die drei zu Hause. Im Rückblick empfindet Corinna diese Zeit als die ›bestentspannteste Familienzeit‹. Sie kennt im Gegensatz zu ihrem Bruder die Eltern nur mehr oder weniger zerstritten. Dieses Arrangement zerplatzt, als die Mutter zu einem Mann eine Liebesbeziehung aufnimmt, der ›reich ist und die italienische Lebensart‹ schätzt. Der Familie ist bekannt, dass dieser stets parallel verlaufende Frauenbeziehungen unterhält. Die Ehe der Eltern zerbricht darüber endgültig.

Konfliktsituation zu Therapiebeginn

Corinna hat Angst, der Vater könnte sich suizidieren. Unbewusst will sie ihm einen neuen Lebenssinn geben, indem sie die oben genannte Symptomatik entwickelt. Bis dahin haben Corinna und ihre Mutter ein inniges Verhältnis gehabt. Die Mutter habe sich sehr um sie gesorgt. Dies übernimmt nun der Vater. Die beiden telefonieren ständig. Der Vater startet ein ›Verwöhnungsprogramm‹, was er bis dato völlig abgelehnt habe. So bringe er Corinna jeden Morgen zur S-Bahn und hole sie wieder ab, weil sie nicht zu Fuß gehen mag. Er kauft ihr Kleider, da Corinna Kleidung über alles liebt. Er fordere die Mutter auf, auszuziehen, damit er die Kinder versorgen könne. Er meine, dass er alles sehr viel besser als die Mutter könne.

Ein Bündnis ›der Betrogenen‹ ist entstanden.

Der Vater beklagt gleichzeitig und zunehmend, dass Corinna ›verlogen‹ sei, wenn sie nicht mehr ›alles brühwarm berichtet‹ (Corinna), was die Mutter und deren Freund betrifft. Sie zeigt mir gegenüber ihre Verzweiflung: ›Alles was mir guttut, wird systematisch kaputt gemacht‹, und ›ich weiß nicht, ob ich das überleben kann.‹ Sie fühlt eine ohnmächtige Wut gegenüber der Mutter und identifiziert sich mit dem Vater. Anfangs versuchen die Geschwister die Mutter aufzuklären, ihre Verblendung aus Verliebtheit mit Beweisen und vernünftigen

Argumentationen in die Realität zurückzuholen. Als dies nicht gelingt, betäubt sich der Bruder mit Alkohol und Corinna versucht sich in hysterischen Szenen. Die Mutter aber bleibt bei ihrem Freund und verbringt im 14-tägigen Wechsel mit einer anderen Frau die Wochenenden in dessen Ferienhaus in Italien. Die Mutter versucht Corinna zu überreden, sich mit dem Freund anzufreunden. Corinna fühlt sich durch die veränderte Mutter zunehmend verwirrt. Sie klagt: ›[W]ir müssen sparen, sagt die Mutter ständig, kauft sich aber laufend teure Klamotten. So was hat sie früher nie gemacht.‹ Nach einer Auseinandersetzung kollabiert Corinna und muss stationär behandelt werden.

Ich erfahre von der Mutter, dass sie sich große Sorgen um ihre Tochter mache, da ›alles stocke‹. Sie selber fühle sich oft zerrissen zwischen ihren Aufgaben als Mutter und der neuen Lebensperspektive. Zum besseren Verständnis ihrer Situation führt sie Corinnas Bruder ins Feld. Dieser sei als Kind immer weggelaufen, weil er die Streitereien nicht mehr ausgehalten habe. Heute verstehe sich die Mutter mit ihm – und zudem viel besser als mit Corinna. Sie findet, dass er die neue Situation viel lockerer annehmen könne, bedauert gleichzeitig, dass er nur noch wenig zu Hause sei und realisiert die Alkoholproblematik des Sohnes offensichtlich nicht. Corinna sei immer zu Hause, ›führe sich auf, dass es nicht mehr feierlich sei‹. Sie sei so undankbar. Dabei bekomme sie aus Sicht der Mutter noch immer sehr viel Aufmerksamkeit. Die Großmutter sei bei ihr, wenn sie selber in Italien sei, und ›jedes zweite Wochenende bin ich für Corinna da. Ich würde lieber woanders (beim Freund) sein. Doch ich höre nur, dass alles zu wenig sei.‹ Sie habe oft eine große Wut auf Corinna.

Psychodynamik

Im Zentrum der aktuellen Krise stehen vielfältige Enttäuschungen von Corinna durch ihre Eltern. Die Mutter hat offenbar lange über Verwöhnung die mangelhaft erfüllten Vaterfunktionen ausgleichen wollen. Sie hat in sich und damit in Corinna die Vorstellung genährt, dass alles über »perfekte«/ausschließlich verwöhnende Mutterfunktionen ausgeglichen werden könne. Hier dürften Wiedergutmachungsfantasien der Mutter eine große Rolle spielen.

Übernommene alte Verlusterlebnisse der Mutter, gekoppelt mit den eigenen, lassen Corinna sich als »abgeschoben« erleben. Diese Gefühle treten in dem Moment auf, als der gewohnten Überbehütung nicht mehr stattgegeben wird. Corinna reagiert darauf mit ausgeprägter Vorwurfshaltung. Ihre narzisstische Wut und Enttäuschung, dass ihr das nicht mehr zur Verfügung steht, was ihre Mutter ihr als Normalvorstellung vermittelt hat, steigert sich in ihr noch um das Maß, in dem sie durch die elterliche Blockierung aufgrund der Partnerkrise tatsächlich zu kurz gekommen ist.

Diese Konfliktsituation ist durch das Auftauchen des Freundes der Mutter verstärkt worden, zumal – wie früher der Vater über Streitereien – jetzt auch der

Freund die Mutter von Corinna ablenkt. Sie fühlt sich hilflos und kleingehalten. Corinna befindet sich in einer Macht-Ohnmacht-Schaukel, aus der sie bisher wegen mangelnder Eigenbesetzung nicht herausfinden kann.

Erschwerend kommt noch hinzu, dass Corinna wenig Annahme und Hilfestellungen bei Gleichaltrigen erfährt. Sie löst mit ihrer Ambivalenz, ›erwachsener sein zu müssen‹ und gleichzeitig kindliche Haltung und Abhängigkeitsproblematik zu zeigen, eine große Unsicherheit bei den Jugendlichen in ihrer Umgebung aus. Corinna wird als ›hochmütige Zicke‹ verkannt.

Wenig psychisch gesunde Unterstützung kann Corinna durch ihren Vater erfahren, da dieser in seinem narzisstischem Gekränktsein durch die Mutter blind dafür ist, dass er Corinna für seine Rachegelüste verwendet. Die Mutter hingegen erscheint der Problematik gegenüber viel aufgeschlossener zu sein, auch wenn sie in Corinna lieber eine Verbündete ihrer eigenen Emanzipationswünsche und weniger eine Rivalin/gestörte Tochter erleben möchte.

Diagnose

ICD 10 F 43.23 Anpassungsstörungen mit vorwiegender Beeinträchtigung von anderen Gefühlen verbunden mit F81.9 nicht näher bezeichnete Entwicklungsstörungen schulischer Fertigkeiten.

Behandlungsplan und -ablauf

Ich arbeite mit Corinna in einer analytischen Langzeittherapie, im Sitzen, 2 x wöchentlich, mit insgesamt 180 Stunden. Die Behandlungszeit erstreckt sich insgesamt über vier Jahre.

Corinna hat in der gesamten Zeit an ihrer Reflexiven Kompetenz gearbeitet. Sie konnte in der Mitte der Behandlungszeit eine Lehre beginnen und erfolgreich absolvieren. Die Ausbildung brachte ihr im Verlauf zunehmend Freude, Erlebnisse des Gelingens und freundschaftliche Anerkennung bei den Arbeitskolleginnen. Diese Entwicklung verlief entsprechend dem Abklingen der Lernstörung. Corinna hat erfahren, dass sie sich ein sie zufriedenstellendes Erwachsenen- und Berufsleben gestalten kann.

Ziele

Die Einzelstunden, erlebbar als gesicherter Raum, sollen Corinna die Möglichkeit geben, Vertrauen in die Therapie zu fassen, sodass sie diese für ihre psychische Genesung nutzen kann. Manches deutet daraufhin, dass Veränderungen im schulischen Bereich und in der Abgrenzung von der Mutter möglich sind, wodurch sich eine psychisch gesündere Entwicklung einspuren kann.

D. h., dass Corinna ihren Grundkonflikt bearbeiten kann, wenn sie sich nicht mehr

bedroht fühlen muss, wenn der Wunsch autarker zu leben, stärker wird.

In diesem Kontext ist die Lernstörung als Entwicklungsstörung zu verstehen. Es handelt sich hier um eine nicht näher bezeichnete Schwierigkeit, Kenntnisse zu erwerben.

Um die beschriebenen Therapieziele verifizieren zu können, müssen vor allem die Aggressionsproblematik bzw. die Elternsehnsucht als Schutz vor dem Ungeborgensein durch beide Eltern bearbeitet werden.

Wegen des Ausmaßes der Störung ist von vorneherein mit einer längerfristigen Arbeit zu rechnen. Prognostisch günstig erscheint der derzeitige Zeitpunkt für den Beginn, da Corinna sich als in einer Sackgasse befindlich erlebt. Sie signalisiert außerhalb ihrer neurotischen Störung eine gute Fähigkeit zur Lebensbewältigung. Ihre Prognose ist dadurch belastet, dass sowohl die Beziehung zum Vater als auch zur Mutter tiefgreifend gestört ist. Schon der Verlauf der Vorgespräche hat gezeigt, dass Corinna eine stabile therapeutische Beziehung aufbauen kann. Infolge der neurotischen Konflikte bleibt Corinna bisher in ihrer Lebensgestaltung weit unter ihren Möglichkeiten. Daher stehen die Entwicklungschancen gut.

5.3.2 Wichtige Sequenzen aus dem Therapieverlauf

Phase 1

Die zunächst mit ›weiß nicht‹, ›keine Ahnung‹ gespickten Sätze verwandeln sich mit zunehmenden Gefallen an meinem Zuhören in flüssige Berichte über andere. Als Corinna die Bedeutung der Schweigepflicht erfasst, wird sie freier. Sie zeigt sich als scharfe Beobachterin, die gut und leicht das Erleben bei anderen über deren Verhalten erkennen kann. Beobachtete Spaltungen, Ambivalenzen usw. berichtet sie zunehmend offener. Ihre eigenen Gefühle hält sie aber noch zurück. Sie hat offensichtlich Angst vor Verdrehungen und Verurteilungen. Allmählich taucht sie dann auch selber auf mit ihren Erlebnissen und Gefühlen. Die Stunden sind geprägt von der Wut über »das verlorene Paradies«. ›Alles was mir guttut, wird systematisch kaputt gemacht.‹

Sie ist noch diejenige, der etwas geschieht,
und die sich deswegen lieber versteckt.

Phase 2

Die Fronten zwischen der Mutter und Corinna werden klarer und verhärten sich sehr stark. Corinna beginnt daheim und bei den besten Freundinnen, die Rolle der »Ich weiß nicht«-Fragenden zu hinterfragen und damit zu verändern. Sie erkennt, dass hinter: »Ich weiß nicht« ihre Wut steht, die sie nicht angemessen in den Kontakt bringen kann. Sie erkennt den Zusammenhang zwischen ihrer Wut und ihren Magenkrämpfen, dem häufigen Schwindel und der verrückt machenden Atmosphäre im Zusammenleben mit der Mutter. Sie zeigt sich sehr ambivalent der Tatsache gegenüber, dass die Mutter von ihrem Freund so abhängig ist, ständig starke Stimmungsschwankungen zeigt, aber viel mit ihm verreist. Sie will die Mutter vor dem Freund schützen und kann überhaupt nur zur Ruhe kommen, wenn die Mutter nicht in der Nähe ist.

Die Frage ›Wer bin ich eigentlich?‹ wird bewusster.

Phase 3

Corinna klagt, dass sie nicht lernen könne. Sie ist besessen von der Idee, die Klasse zu wiederholen, damit sie gute Noten im Abschlusszeugnis vorweisen kann. Sie klagt auch, dass sie so viele Flüchtigkeitsfehler mache, keinen Ehrgeiz verspüre. Sie ist sofort über sich selbst gekränkt, wenn etwas nicht in ihrem Sinn optimal verläuft. Sie rivalisiert mit dem Bruder, der sich mit der Mutter besser versteht und einigermaßen gut lernen kann. Sie hat die Idee, Frisörin zu werden, und macht ein kurzes Schnupperpraktikum. Über die Realität des Friseurberufes entsetzt, will sie nun doch wieder lernen. Sie erkennt, dass ihre Großmutter sie permanent dazu anhält, sich über »Dummstellen« aus der Affäre zu ziehen.

Der Preis für das Symptom Lernstörung wird hinterfragt.

Phase 4

Corinna setzt sich mit der Verzweiflung des Vaters auseinander. Sie kann dann mit ihm klären, dass sie nicht mehr in den elterlichen Konflikt hineingezogen werden will. Das Thema Abhängigkeit gewinnt an Bedeutung. Sie kann der Mutter verständlich machen, dass sie nichts mehr über deren Männerbeziehungen hören möchte. Sie will auch nicht mehr von ihren Freundinnen als ›Magnet für die Jungens‹ verwendet werden. Sie wirkt sichtlich gefestigter und muss sich nicht mehr stylen, als beginne gleich die große Party.

Sie kann darüber sprechen, dass der Freund der Mutter ihr nachstellt. Schon vor einem Jahr sei er »zufällig« zu ihr in die Dusche gekommen. Sie braucht mehrere Sitzungen, bis sie so klar ist, dass sie der Mutter sagen kann, warum sie so ablehnend gegenüber ihrem Freund sei. Die Mutter kündigt daraufhin die Trennung von ihrem Freund an. Dieser entschuldigt sich bei Corinna u. a. wegen des Vorfalls in der Dusche und wahrt, soweit es ihm möglich ist, Abstand zu ihr. Die Mutter hält die Verbindung zu ihm aufrecht, obwohl sie zusätzlich erfährt, dass er weiterhin nicht monogam leben möchte.

Corinna trägt schwer an der Enttäuschung durch die Mutter. Sie wendet sich vermehrt dem Vater zu. Sie erkennt, wie schwach beide Elternteile sind. Sie kommt zu dem Schluss, dass ihre eigene Entwicklung wichtig ist und dass sie nur verlieren kann, wenn sie ähnlich abhängig wie die Eltern bleibt. Sie hat auch Angst davor, ›weiter sein zu können als die anderen‹ und dass sie einsam bleiben müsse.

Die psychische Reifung greift, Verwirrung ist aber noch vorhanden.

Phase 5

Corinna erkennt, dass sie durch die ganzen Wirren und ihr trotziges Beharren auf Wiedergutmachung nun tatsächlich in ihren Schulleistungen so abgefallen ist, dass eine Wiederholung sinnvoll ist. Sie kann eigenständig mit der Klassenleitung und der Direktorin sprechen und einen Antrag auf Wiederholung stellen. Dies versteht die Mutter nicht. Corinna hält es mit väterlicher Unterstützung aus und darf freiwillig wiederholen.

Corinna erholt sich in den folgenden Monaten von den ganzen Verwirrungen. Sie setzt sich mit der Enttäuschung durch Mutter und Großmutter auseinander und lernt gerne in der Schule. Sie kann ihr einstiges verbohrtes Beharren auf Wiederholung der Klasse durch Weghören nicht mehr nachvollziehen. Sie genießt erstmalig Schulstoff. Interessen tauchen auf. Corinna gewinnt veränderte Freundschaften, gibt das beharrliche Verliebtsein in einen Jungen auf, der ihr die ganze Zeit signalisiert hat, dass er kein Interesse an einer Freundschaft mit ihr hat. Sie bemerkt an sich, dass Hübsch- und Bravsein für die ersehnte Freundschaft zu einem bestimmten Typ Mann nicht ausreichen. Sie kann klar benennen, dass sie nicht auf die Empfehlung der Großmutter hört, Schönheit ›*meistbietend zu verkaufen*‹. Der Vater hat nun auch eine Freundin, und Corinna fühlt sich wie befreit von dem großmütterlichen und elterlichen Ballast.

Verwirrungen bauen sich ab und Eigenständigkeit rückt näher.

Im krassen Gegensatz zu Corinnas Engagement für ihre seelische Entwicklung steht ihre Weigerung, für ihre eigene Mobilität zu sorgen. So weigert sie sich z. B., Fahrrad zu fahren oder häufiger als absolut notwendig öffentliche Verkehrsmittel zu benutzen. Während die Mutter verstanden hat, dass sie Corinna über diese schon lange unnötig gewordene Verwöhnung durch die Bereitstellung eines »elterlichen Fahrdienstes« schädigt, sieht der Vater es lange Zeit als Kontaktmöglichkeit. Der Vater bringt sie zu den Sitzungen. Er hat sich bereit erklärt, auf der Fahrt zu schweigen, wenn Corinna es wünscht.

Er hat den Chauffeurservice eingeschränkt, seitdem er eine Freundin gefunden hat. Er bezahlt Corinna den Führerschein und will ihr – wie vorher dem Bruder – ein Auto schenken. Corinna ist unbewusst hoch ambivalent dem Führerschein gegenüber. Sie nimmt ihn sehr ernst und gleichzeitig gelingt ihr z. B. die theoretische Prüfung nicht, obwohl sie viel dafür geübt hat.

Die Angst vor Eigenständigkeit steht deutlich im Raum.

Phase 6

Nach dem für Corinna befriedigend ausgefallenen Realschulabschluss bekommt sie vom Vater nach mehreren Gesprächen die Erlaubnis, einige Zeit damit zu verbringen, sich über Hineinschnuppern in Berufsbereiche darüber klar zu werden, welchen beruflichen Weg sie einschlagen will. Er schenkt das versprochene Auto, die Versicherung, eventuelle Reparaturen, aber kein Benzingeld und kein Geld fürs Handy.

Die Mutter versteht die Situation und den Vater nicht. Eifersüchtig versucht sie, das Experiment von Corinna zu boykottieren. Die Mutter hält es für einen erneuten regressiven Rückzug, den der Vater fördere. Sie ist stolz auf den Bruder, der mit einem Studium beginnt – ohne allerdings die Vorlesungen zu besuchen. Letzteres weiß die Mutter nicht. Sie wirft Corinna ständig Passivität vor und stellt ihr den Bruder als Vorbild gegenüber. Corinna verrät den Bruder nicht, steht zu ihm und seinen Alkoholproblemen. Sie gibt an, mit ihm nicht befreundet sein zu wollen. Sie wolle sich mit ihm nur einem geschwisterlichen Verhältnis angemessen verstehen. Sie mag seine ›BWL-Manieren nicht‹. Sie besteht auf finanziell klaren Verhältnissen gegenüber der Mutter und lässt sich weder in das Scheidungsverfahren noch in die Schwierigkeiten der Mutter mit deren Freund hineinziehen. Sie überlegt, beim Vater zu wohnen. Sie will sich nicht mehr stören lassen von den Ängsten, Eifersüchteleien und nicht zu bewältigenden Konflikten der Mutter, grenzt sich von den großmütterlichen Ratschlägen ab, sich als »dumme Gans« durchzulavieren. Sie wird dabei so klar, dass sie bei der Mutter wohnen bleiben kann, ohne sich gestört zu fühlen.

Sie verzieht sich oft mit leicht depressiven Verstimmungen in ihr Zimmer und gerne in ihr Bett. Sie kann aber immer in die Therapiesitzungen kommen. Ihr Anblick ist konkreter Ausdruck ihrer Gestimmtheit: von ungewaschen oder nicht altersgemäß aufgetakelt bis zunehmend angemessen. Ihr jeweiliger Zustand kann leicht thematisiert werden. Dann kommt sie zum ersten Mal mit einem eigenen Einfall in die Sitzung. Sie trägt ein Blümchen im Haar, was nicht gekonnter für ihre Stimmung zu platzieren gewesen wäre. Es ist kokett und angemessen von ihr drapiert worden. Sie hat Hoffnung, dass der Junge, den sie schon lange begehrt, doch mehr mit ihr zu tun haben will. In den letzten Wochen setzt sie sich damit auseinander, warum sie meint, sie dürfe jungen Männern gegenüber nur als ›schüchterne Gans‹ gegenübertreten.

Sie meldete sich vorsorglich an einer Fachoberschule an und begibt sich auf die Suche »nach sich selber«. Sie überlegt nach Italien zu gehen, obwohl sie die Sprache nicht spricht, nur etwas versteht. Sie möchte ihre einfach lebende italienische Verwandtschaft besser kennenlernen. Sie definiert sich im Verlauf dieser Auseinandersetzungen als ›mehr deutsch mit italienischen Anteilen‹ und bleibt in Deutschland. Gleichzeitig bemüht sie sich um Praktika, arbeitet ein bisschen und findet eine Lehrstelle als Frisörin, die ihr zusagt. Sie versteht diese Ausbildung als Basis z. B. für eine Laufbahn als Bühnen- und Maskenbildnerin.

Einige Monate nach Beginn der Lehre gerät sie in eine leichte Krise, als sie merkt, wie ihre Hände durch den ständigen Kontakt mit Wasser angegriffen sind. Sie absolviert dann die Lehre mit Bravour, da sie liebevolle Unterstützung bei der Chefin und ihren Kolleginnen findet. Die Lern- und Arbeitsstörung ist überwunden.

Die Abgrenzung von der Mutter hat inzwischen zu einer Entspannung zwischen den beiden geführt.

5.3.3 Zusammenfassung des Verlaufs

Im Mittelpunkt der Konfliktbearbeitung stand zunächst die Wut über die Trennung der Eltern und dann zunehmend die Beziehung zur Mutter. Die nicht befriedigend beantwortete Sehnsucht nach guten Eltern und Corinnas selbstdestruktive Art, über Leistungsverweigerung darauf zu antworten, ist das durchgängige Hauptthema.

- Die mit der Zeit positiv gewordene Mutterübertragung auf mich verhieß die Aussicht, dass Corinna bei hinreichender therapeutischer Begleitung die Spaltung in gute/böse Mutter und guter Vater/böse Mutter wird überwinden können.
- Die Fragen: ›*Wer bin ich?*‹ und ›*Was will ich?*‹, sind immer öfter aufgetaucht. Corinna verlässt sich selber weniger in Konfliktsituationen. Wut muss nicht mehr als böse eliminiert werden, kann von Corinna als zu ihr gehörig ausgehalten und zunehmend konstruktiv eingesetzt werden. Sie braucht dabei aber anfangs noch viel Rückversicherung durch die Therapie.
- *Folgen:* Den Schulabschluss bewältigte sie ohne große Schwierigkeiten.
- Im Mittelpunkt stand nun ihre Selbstfindung, ihre Fähigkeit zur Abgrenzung und ihre Passivität. Da die Neigung zur Regression immer noch sehr spürbar war, Corinna ihr aber inzwischen bewusst begegnen konnte, fand sie auch Möglichkeiten, sich zu helfen. Hier brauchte sie zu dieser Zeit therapeutische Hilfe.
- Da Corinna bei ihrer immer wieder negativen Mutterbeziehung und ihrer Tendenz, in die Regression zu wollen, viel Distanz benötigte, um zu sich zu finden, bleibt auch das Verhältnis zwischen uns emotional freundlich, aber distanziert. Sie ahnte dann, dass freundliche Distanz nicht alles in einer guten Beziehung ist. Sie unternahm ihren ersten Versuch, herzlicher auf mich zuzugehen und auch mal etwas mich Betreffendes zu fragen.
- Corinna hat den Sog, in der Regression zu leben, überwinden können. Sie zeigte ihn anfänglich noch – mit abnehmenden Tendenzen –, indem sie gedanklich mit passivem Rückzug spielte oder schnell »krank wurde«. Doch insgesamt ist klar zu erkennen, dass sie weniger depressiven Stimmungen ausgeliefert war und mit mehr Spaß am Leben zupackender wurde.
- Verdeckte Wut beherrscht nicht mehr ihr Leben. So ist sie weniger abhängig und viel altersgemäßer in ihrer Lebensweise. Deutlich sichtbar ist eine grö-

ßere Lebensfreude dort, wo eine reine Reduzierung auf Pflichterfüllung ihren Alltag nicht mehr bestimmen kann.

- Corinna konnte unproblematisch ihren Führerschein erwerben. Sie kommt sicher im Straßenverkehr zurecht. Leichten Unruhezuständen begegnet sie mit Auf- und Umräumaktionen.

Während ihrer Lehrzeit als Frisörin zeigt sie, wie sie an der Theorie und am Erlernen des Handwerkzeugs interessiert ist.

Corinna sollte am Ende der Therapie die Möglichkeit haben, sich allmählich daran zu gewöhnen, ohne therapeutische Begleitung auszukommen. Deshalb wurden die letzten zehn Sitzungen von mir sehr niedrig frequentiert angeboten. Neben der Weiterbehandlung der bestehenden Konflikte, der Stabilisierung des bisher Erreichten, war die Ablösung von mir ein Schwerpunkt der letzten Phase der Behandlung. Nicht nur Festigen der eigenen Identifikation und des psychisches Getrenntsein wurden Hauptthema der letzten Therapiephase, sondern auch der Abschied zwischen uns, da zu diesem Zeitpunkt viele therapeutische Interventionen überflüssig werden konnten.

5.3.4 Falldiskussion

Im vorliegenden Fall lag eine schwere Erkrankung im Sinne der RVO vor. Auch wenn die Patientin – wie geschildert – sehr um ihre psychische Gesundung kämpfte, zeigt sie doch über einen längeren Zeitraum kranke Bereiche. Wie die Diagnose »Reaktionen auf schwere Belastungen und Anpassungsstörungen mit Angst und depressiver Reaktion gemischt mit Lernstörungen« zusammenfasst, dominierte eine ausgeprägte Beeinträchtigung wichtiger Lebensbereiche über einen längeren Zeitraum die Patientin.

Die Patientin litt an einer gestörten Selbstwertgefühlregulation, die durch äußere Erschütterungen virulent werden konnte. Ich habe aufgezeigt, wie eine unausgeglichene narzisstische Homöostase die Patientin von Lebensbeginn an begleitet hat. Die Patientin war aufgewachsen in einem psychosozial kranken Klima. Sie sollte die überhöhten Größenphantasien der Eltern leben. Diese Aufträge erscheinen wie Worthülsen (so schön und so klug ausgestattet, dass Reifungsprozesse obsolet sind), d.h. eine Vorgabe ohne Substanz und damit sinnlos. Die Patientin, die von Anfang ihres Lebens an glaubt, dass sie ein grandioses Wesen sein müsse, um Anerkennung und Liebe zu bekommen, erfährt eine schmerzhafte Erschütterung. Diese wird für sie eine entscheidende Weiche in ihrem Leben. Ihre pathologischen Vorstellungen von einem Erwachsenen, der göttergleich eine grandiose Vorstellung vom Größenselbst darstellt, gerieten dadurch ins Wanken. Hier ist gut nachvollziehbar, was passiert, wenn, wie im Drei-Säulen-Modell aufgezeigt, überzogene Vorgaben nicht in Reifungsprozessen untergehen, sondern verändert daraus wieder hervorgehen und somit reifer geworden integriert werden können. Von schulischer Seite konnte zunächst nicht gesehen werden, in welch misslicher Lage sich die Patientin befand. Sie war bis dato gewohnt, ihre wahre Befindlichkeit zu überspielen. Sie hatte über die Identifikation mit der Mutter gelernt, das wahre Selbst hinter einer Fassade zu verstecken. Erst als sie klarer zu sich stehen konnte, Worte für ihre Befindlichkeit entwickelt hatte, konnte sie auch schulischerseits Verständnis für ihre Situation erhalten. Hier wäre wünschenswert, dass es nicht bei einem flüchtigen Eindruck durch die Lehrer bleiben würde: »Sehr hübsch, verwöhnt, normales zickiges Verhalten, keine weitere Hinwendung nötig.«

Die Patientin hätte dringend der Hilfe durch Lehrer bedurft, zumal die vorhandene Migrationsproblematik in der Familie tabuisiert wurde. Spätestens im Deutschunterricht hätte auffallen müssen, dass im Selbstverständnis und im Umgang mit der Muttersprache »etwas nicht stimmt«.

Die Arbeit konnte sich so gut einspuren, da zu Behandlungsbeginn der Leidensdruck für die Patientin zu groß war, als dass sie so wie bisher hätte weitermachen können. Im Folgenden möchte ich noch einmal die für die Lernstörung wesentlichen Schritte in die Gesundung aufführen:

- Die funktionellen Beschwerden verkleinern sich in dem Maß, wie die Patientin Worte für ihre jeweilige Befindlichkeit finden kann. Sie kann ihre funktionellen Beschwerden bewusst und als psychisch unverträglich erlebte *Ereignisse erkennen und bearbeiten.*
- Im Kontakt mit mir findet sie Worte für Geschehenes und entwickelt auch Ideen zum Procedere. Wichtige Ressourcen werden frei und können von der Patientin sinnvoller genutzt werden; *Lernen wird wieder ermöglicht.*
- Während sie anfänglich heftig agieren muss, findet sie über Reflexion *zunehmend Spaß an psychisch gesunden Abgrenzungsprozessen.*
- Mut zum individuellen Ausdruck wird möglich.
- Ichstabilisierung kann so ansteigend stattfinden, wodurch *wichtige berufliche Auseinandersetzungen beginnen.*

Die daraus resultierende Veränderung findet ihren Niederschlag zunehmend in wesentlichen Lebensbereichen. So haben sich letztlich Lernverhalten, Beziehungs- und Abgrenzungsfähigkeit signifikant verändert, auch wenn passagere Rückschläge in der Entwicklung der Patientin zu beobachten waren.

Die Umsetzung außerhalb der therapeutischen Situation strengte die Patientin zunächst sehr an. Oft war sie nur nach längerer Unterstützung möglich. Diese Hartnäckigkeit der alten neurotischen Verhaltensmuster, welche die Patientin trotz Einsicht nicht abstreifen kann, ist Ausdruck der negativen Folgen einer zu großen Verwöhnung. Die Patientin war weitgehend nicht gewohnt, eigenen Einsatz zu erbringen. Dies wirkt sich besonders katastrophal aus, wenn mangelnde eigene Kräfte mit den ansteigenden Anforderungen an ein Erwachsenenleben kollidieren.

Die Patientin hatte einerseits starke Ängste vor der spürbaren Labilität und Suizidalität des Vaters, und andererseits reagierte die unbewusst bedürftige Mutter äußerst heftig auf Emanzipationswünsche der Tochter mit unangemessenen Aktionen, weswegen die Lernstörung sich als zäher erwies, als ich anfangs vermutete.

Im Konfliktbereich mit der Mutter kam hinzu, dass die Patientin oft den unangenehmen Ton der Mutter imitierte, wenn sie gezwungen war, sich in ihrer Selbstunsicherheit selber nach zu vertreten. Die unreflektierten Antworten der Mutter beinhalten unbewusste Einverleibungs- oder Ausstoßungsversuche. Während die Umwelt der Mutter als Immigrantin nachsichtig begegnete, rief die Patientin offene Ablehnung hervor. Die Patientin wollte deswegen lange Zeit ›als schüchternes Mädchen‹, wie sie es bezeichnet, weniger Missfallen erregen.

Sie war deswegen auch lange davon überzeugt, weiterhin alles für sich behalten zu müssen, wenn sie Angst hatte, dass sie ›umgedreht‹ werden könnte. Ebenso sind an dieser Stelle ihre großen Distanzierungswünsche anzusiedeln. Beides sind wichtige Aspekte von Lernstörungen.

6 Krankheitsausbruch durch eine entscheidende Lebensveränderung

6.1 Parentifizierung

Unter Parentifizierung[89] versteht man die Rollenumkehr zwischen Eltern und Kind: Es handelt sich also um ein verwirrendes, das Kind psychisch krankmachendes System. Diese Umkehrung kann alle für die seelische Entwicklung wichtigen Bereiche betreffen. Es entsteht ein für das Kind bedeutsames, alles beherrschendes Beziehungsungleichgewicht.

Diese Umkehrung der elterlichen Funktion findet statt, wenn ein selber früh gestörter Elternteil beim Partner und/oder Kind Hilfe sucht, indem er selbst die Stellung des zu liebenden und zu versorgenden Kindes einnimmt. Dabei weist die Palette der Appelle eine umfangreiche Skala auf. Sie reicht von unbewusst über im Kontakt stumm bis zu lautstarken Erpressungen und Drohungen. Psychodynamisch betrachtet kann hier eine schillernde Mixtur entstehen, die allen Behandlern und Betroffenen von Frühstörungen gut vertraut ist.

89 Der Begriff der Parentifizierung wurde von Ivan Boszormenyi-Nagy (1965) eingeführt und durchgängig in seinen Veröffentlichungen thematisiert.

Für den Elternteil nicht zu verarbeitende Konflikte, Traumen und Traumatisierungen sollen von anderen Familienmitgliedern übernommen und gelöst werden. Erlebt das Kind, dass ein Elternteil elterliche Fürsorge für den anderen Elternteil übernimmt, entsteht das häufig beobachtete Phänomen, dass das Kind in Identifikation mit dem psychisch gesünderen Elternteil vorzeitig und zu viel Verantwortung übernehmen muss. Es kann sich, weil noch unreflektiert, nicht abgrenzen bei unverschämten Überlastungsangeboten und -forderungen. Es reagiert darauf mit Schuldgefühlen und übertriebenen Anstrengungen statt mit gesunder Selbstbehauptung.

Zumeist wird die daraus entstandene Verwirrung und Überforderung nicht bewusst wahrgenommen, weil das Gefühl der Zugehörigkeit den Blick verstellt.

Wir alle kennen, dass Kinder sich rührend um erkrankte Eltern kümmern oder aber sich total abwenden. Letzteres geschieht oft in der Pubertät oder im Anschluss daran. Wir kennen, dass ältere Kinder ihren jüngeren Geschwistern ersatzweise elterlich versorgend begegnen. Ein sehr berühmtes Beispiel ist Immanuel Kant[90], der als Ältester nach dem frühen Tod der Mutter seine Geschwister mitversorgte. Wir wissen von Ludwig van Beethoven[91], der extrem früh für die Familie mitsorgen musste, sodass aus ihm später ein verbitterter und ewig einfordernder Anverwandter wurde, wie uns der Kampf um seinen Neffen und u. a. der Briefwechsel mit dem Bruder über seine Schwägerin verdeutlicht. Er klagt seine betrogene Kindheit bei der *falschen Mutterfigur* ein, ohne dies jemals realisieren zu können.

Boszormenyi-Nagy & Spark führen in ihrem Buch unsichtbare Bindungen auf:

> »Je stärker es durch unsichtbare Loyalitätsverpflichtungen an die Eltern gefesselt ist, um so schwerer wird es für das heranwachsende Kind, die alten Loyalitätsbande durch das Eingehen einer neuen Bindung zu ersetzen. Führt diese neue Bindung zu Eheschließung und Elternschaft, so ist es wesentlich leichter für den jungen Menschen, eine zutiefst loyale Zuneigung zum eigenen Kind zu entwickeln als zum Ersatzpartner. Der absolut legitime Anspruch des hilflosen Säuglings auf Pflege und Betreuung und das daraus entstehende Verdienst erlauben es dem Erwachsenen wie nichts sonst, sein Schuldgefühl wegen der nunmehr unzulänglichen Erfüllung der Kindespflicht gegenüber den eigenen Eltern zu kompensieren. Zu den Vorzügen der Elternschaft gehört daher neben dem offenkundigen Besitzzuwachs auch die Entbindung von der Schuld der Illoyalität: Man erfüllt ja schließlich eine lohnende Pflicht. Die Elternschaft ist eine einzigartige Chance, die innerlich empfundene, sich selbst angelastete Schuld der Illoyalität wiedergutzumachen.«[92]

90 Kühn, M. (2004): Kant, C. H. Beck.
91 L. v. B.: Brief an den Bruder Johann v. 18. 8. 1823, siehe Wikipedia.
92 Boszorrmenyi-Nagy, Ivan u. Spark, Geraldine M. (2006 [1973]), S. 79.

Hier wird verständlich, warum die Motivation, bei eigener Bedürftigkeit gegenüber Geschwistern sich aufopfernd zu verhalten, sich oft so überwuchernd zeigt. Es ist einleuchtend, dass Mitmenschen, die durch Parentifizierung in einen Loyalitätskonflikt verstrickt sind, auf Verwendungen besonders hilflos reagieren.

Während ich am Fallbeispiel Corinna verdeutlicht habe, welche Auswirkungen es haben kann, wenn die Spiegelung des Größenselbst durch primäre Bezugspersonen stark überhöht und verzerrt vonstattengeht, zeige ich am folgenden Beispiel, was passieren kann, wenn eine primäre Bezugsperson vom Kind die Stärkung durch Spiegelung fordert und keine zweite Bezugsperson (auch denkbar in Form einer Gruppe) ausreichend zur Verfügung steht, um diese Verdrehung zu korrigieren.

6.2 TERESA

6.2.1 Vorgefundenes Zustandsbild

Berichtete Symptomatik

Teresa ist noch keine 17 Jahre alt, als ihre Mutter sie bei mir mit emotional dürftigen Worten zu einer Therapie anmeldet.

Teresa lebte zwölf Jahre im Ausland bei der in vierter Ehe verheirateten Mutter und zusammen mit Bruder und Halbgeschwistern. Vor einem halben Jahr waren sie nach Deutschland zurückgezogen, weil die Mutter sich von ihrem jetzigen Ehemann trennen will. Teresa hängt sehr an diesem Stiefvater, der immer nett zu ihr ist. Nur die Aussicht auf eine bessere Ausbildung konnte sie zum Mitkommen bewegen. Sie leidet unter Heimweh und reagiert mit depressivem Rückzug.

Teresa besucht eine Realschule, weil ihr Schulabschluss in Deutschland nicht anerkannt wird. Sie spricht und versteht Umgangsdeutsch. Sie hat keine Unterstützung in ihrer jetzigen Schule wegen ihrer Ausnahmesituation. Teresa leidet an ihrem für sie unlösbaren Konflikt:

Sie möchte einerseits zu ihrem Stiefvater zurück, wieder bei ihren Freunden sein, aber andererseits in Deutschland eine gute Ausbildung absolvieren.

Sie erachtet das alte, vertraute Bildungssystem als schlecht im Vergleich zum neuen in Deutschland. Sie habe früher gemeint, wegen ihrer guten Noten eine gute Schülerin zu sein und deswegen in Deutschland studieren zu wollen. Jetzt aber sei sie zu der Überzeugung gelangt, dass sie nicht besonders intelligent sei. Sie sei nun davon überzeugt, einer Täuschung aufgesessen zu sein. Das lasse sie niedergeschlagen sein. Mutlos stehe sie nun vor der ihr zu groß erscheinenden Aufgabe, einen qualifizierten Schulabschluss in Deutschland zu erreichen.

Sie fühlt sich von ihrer Familie nicht wirklich angenommen, weil sie *›nicht viel nütze, aber koste‹*.

Zudem bedrücke sie ein weiterer Kummer: Sie sei zu dick und noch nicht einmal hübsch.

Nachgefragte Symptomatik

Teresa muss – und möchte auch teilweise – ihrer Mutter helfen.

Die Mutter klage permanent, dass sie von ihren Männern und ihrer Herkunftsfamilie benachteiligt, verraten, betrogen und verlassen worden sei. Sie fordere ständig Unterstützung und Geld inner- und außerhalb der Familie. Sie drohe entweder mit Kontaktabbruch oder Suizid und dies auch Teresa gegenüber. Teresa bemitleidet und verachtet ihre Mutter gleichzeitig. Sie ruft mit Empörung: ›Warum kann sie nicht eine gute Mutter sein, so wie andere!?‹ und danach mit Mitgefühl: ›Ach, die Arme, sie hat es ja auch so schwer.‹

Frühkindliche Entwicklung

Teresa weiß nichts von ihrer frühen Entwicklung zu berichten. Die Mutter habe auch nie etwas erzählt, da sie ›so viele eigene Sorgen habe und sich um Teresa nicht kümmern‹ könne. An das Zusammenleben mit ihrem leiblichen Vater in den ersten beiden Lebensjahren hat sie keine Erinnerung. Teresa kann sich noch daran erinnern, dass sie in Deutschland einen Kindergarten besucht und als wie schrecklich sie die Umsiedlung erlebt hat. Sie habe sich immer einsam und verlassen gefühlt. Die gesamte Situation, das Nichtverstehen und Nicht-Verstanden-Werden, sei fast nicht aushaltbar gewesen. Zu Hause bei den Geschwistern sei alles vertraut, aber nicht gut gewesen. Die Geschwister hätten sich untereinander nicht wirklich verstanden. Später habe sie aber unter ihren Klassenkameradinnen gute Freundinnen gefunden. Sie sei viel bei diesen zu Hause gewesen.

Familiensituation

Tabelle 3: Ehen der Mutter

1. Ehe	1 Sohn	ohne Schulabschluss, arbeitsunfähig	drogenabhängig auffällig	aufgewachsen beim Vater, gestörter Kontakt z. Mutter
2. Ehe	1 Tochter	ohne Schulabschluss, gelegentliche Aushilfsjobs	integrationsunfähig	kein Kontakt z. Vater, aufgewachsen b. Mutter u. Oma, lebt teilweise bei Freund

((Fortsetzung))

3. Ehe	1 Sohn **Teresa**	ohne Schulabschluss, Gelegenheits-arbeiter Schulbesuch	drogenabhängig depressiv	guter Kontakt zum Vater, hat Wohngelegenheiten kaum Kontakt zum leibl. Vater, guter Kontakt z. Stiefvater
4. Ehe	1 Sohn 1 Tochter	erhebliche Lernschw. beginnende Lernschw.	ADS	gestörter Kontakt z. Vater, gestörter Kontakt z. Mutter

Tabelle 4: Ehen des leiblichen Vaters, der selber aus einer Patchworkfamilie stammt

1. LG	1 Tochter	lernunauffällig	Kein Kontakt zu Teresa, Wenig Kontakt zum Vater
1. Ehe	1 Sohn **Teresa**	Ohne Schulabschluss, drogenabhängig, Gelegenheitsarbeiter	Guter Kontakt zur neuen Familie und zu Großeltern Kontakt zum Vater durch Mutter unterbrochen
2. Ehe	1 Sohn	Kindergartenkind, bisher unauffällig	Teresa kennt neuen Bruder und Stiefmutter nicht

Teresa stammt somit aus der dritten Ehe der Mutter. Sie hat Probleme mit ihrem leiblichen, älteren Bruder. Sie verstehe sich teilweise schlecht mit ihm, da er immer so gemein zu ihr sei – und dies schon, seitdem sie kleine Kinder waren. Heute sei es etwas besser, weil er sie nicht mehr so grundlos und oft schlagen würde. Zurzeit besuchen sie die gleiche Klasse. Der Bruder sei dabei, die Idee, einen in Deutschland anerkannten Abschluss zu machen, aufzugeben. Er gehe oft nicht in die Schule, wenn er ›zugedröhnt‹ mit Drogen sei. Er sei sehr gehässig zu Teresa, weil sie immer in die Schule gehe und verstehen wolle. Er bedrohe sie, wenn er mal den Unterricht besuche und etwas für die Schule brauche. Er fordere sie dann kurz vor dem Unterricht auf, ihm ihre gemachten Aufgaben zu überlassen. Sie sei zwar wütend, aber sie gebe sie ihm freiwillig, da sie seine brutalen Schläge fürchte.

Sie habe mit ihrer älteren Schwester immer ›irgendwie zusammengelebt‹ und viel gestritten. Diese habe keinen Beruf und wolle auch nicht arbeiten. Sie möchte ›reich geheiratet‹ werden. Aus der vierten Ehe der Mutter gibt es noch die jüngeren Halbgeschwister, einen Jungen und als Nesthäkchen eine kleine Schwester. Letztere sei ›so süß‹ und Teresa versorge sie gerne. Sie müsse sie oft betreuen, wenn die Mutter ›ihre Freiheit brauche‹. Sie kümmere sich nicht so gerne um ihr Essen, spiele aber gerne mit den ›Kleinen‹. Sie bringe sie auch gerne ins Bett, lese und kuschle mit ihnen.

Wenn Teresa mit warmem Ton in der Stimme von ihrem Vater spricht, dann meint sie ihren Stiefvater (4. Ehemann der Mutter, Scheidung steht bevor). Sie telefoniert viel mit ihm, ist sehr traurig darüber, dass sie nicht mehr zusammenleben können, und erwägt die Rückkehr zu ihm. Der Stiefvater hat wegen der Mutter seine frühere Frau und seinen Sohn verlassen. Er war früher Bauer und arbeitet jetzt als Gartenhilfe in einem großen Hotel.

Derzeitige Wohn- und Lebenssituation

Teresa lebt in einem großbürgerlichen Mehrfamilienhaus bei der Großmutter in einem Villenvorort. Dieses Haus hat u. a. der Großvater gebaut; es ist vor Jahren zu verschiedenen Anteilen auf komplizierte Weise vererbt worden. Die Mutter und die beiden kleinen Halbgeschwister leben in einer eigenen kleinen, der Mutter gehörenden Wohnung.

Teresa hat mit ihrer älteren Schwester zusammen ein kleines Zimmer bei der Großmutter. Die ältere Schwester wohne aber überwiegend bei ihrem Freund. Der jüngere Bruder der Mutter lebe teilweise auch mit in dieser oder in seiner eigenen Wohnung.

Seit dem Tod des Großvaters gebe es einen großzügigen und unbenutzten Wohnbereich. Außer, um ins Schwimmbad zu gelangen, dürfe dieser Teil nicht benutzt werden. Das dazugehörige Grundstück sei auch sehr großzügig. Doch die Mutter müsse sich ›immer wehren‹, auf ihrem Recht bestehen, damit die Kleinen draußen toben könnten. Großmutter und Mutter stritten deswegen viel und heftig. Die Mutter findet, dass ihr als ›Liebling ihres Vaters‹ das alles zustehe, und die Großmutter verwahre sich gegen die ständigen Übergriffe.

Die Großmutter arbeitet noch in der vom Onkel übernommenen großväterlichen Firma. Sie weigert sich beharrlich, auf ihre Enkelkinder aufzupassen oder sie zu versorgen, wenn die Mutter ausgehen möchte. Dies sei hauptsächlich Aufgabe von Teresa. Das sei in Ordnung, da nicht neu. Das mache sie schon lange.

Wenn die Mutter koche, dann koche sie sehr gut. Sie kaufe ›tolle Sachen und von bester Qualität ein‹. Teresa liebt es, wenn Besuch kommt und die Mutter ›alles so schön macht‹. Sonst kocht Teresa. Sie macht nach der Schule ›für die Familie irgendwas‹, und die Mutter schimpfe sie oft wegen dieser Faulheit aus.

Die Mutter habe einen tollen Geschmack, ›leider einen sehr teuren‹. Die Wohnung sei schön eingerichtet, die Mutter immer chic gekleidet und die kleine Schwester immer wie eine schöne Prinzessin angezogen, wenn die Mutter sie herrichte. Ihre ältere Schwester sei der Mutter ähnlich.

All diese tollen Eigenschaften habe Teresa nicht. Sie sei ›so schrecklich mittelmäßig‹. Mutter und Schwester würden ihr das auch immer bestätigen. Wenn sie nachdenke, dann fühle sie sich nur mit ihrer Oma wohl. Diese sei ruhig und besonnen, nur abends meist sehr müde.

Der Onkel habe an den Kindern seiner Schwester viel auszusetzen. Sie könnten sich alle nicht gut benehmen und schulisch ›seien sie alle Taugenichtse wie ihre Mutter‹. Er habe die vom Großvater erfolgreich aufgebaute Firma übernommen und verwalte ein beträchtliches Vermögen. Er gebe seiner Schwester aber jeweils nur die jährliche Ausschüttung, die ihr zustehe. Die Mutter hasse den Onkel dafür.

Der Onkel sei eng befreundet mit dem leiblichen Vater von Teresa. Die Eltern hätten sich über den Onkel kennengelernt. Der leibliche Bruder finde seinen Vater ›cool‹. Er fordere Teresa immer wieder auf, mitzukommen, wenn der Vater und der Onkel sich treffen. Sie aber wolle das nicht, weil der Vater nach den Angaben der Mutter unpünktlich und viel zu wenig Unterhalt zahle und ›schrecklich unzuverlässig‹ sei.

Erster Eindruck

Teresa wirkt auf den ersten Blick südländisch in Aussehen, Gestik und Mimik. Dies wird durch ihren Akzent noch betont. Aufmerksam versucht sie, meine Worte – und nicht so sehr deren Inhalt – zu verstehen. Sie wirkt angepasst, angestrengt und signalisiert Angst, etwas falsch verstehen oder machen zu können. Gleichzeitig strahlt sie emotionale Wärme aus. Sie bietet sich so kindlich an, dass es für mich leicht vorstellbar ist, wie sie ausgenutzt werden kann.

Psychodynamik

Teresa leidet aktuell und offen unter Anpassungsstörungen, die durch die Willkür der hilflosen Mutter hervorgerufen werden. Die Trennung vom emotional wärmenden Stiefvater und vom langjährigen Lebensraum lassen in ihr ihren Grundkonflikt stärker hervortreten. Sie fühlt sich der Ungeborgenheit in ihrem Dasein ausgeliefert. Stiefvater und die dazugehörige Umwelt haben Teresa zeitweilig das Gefühl gegeben, sich einigermaßen integriert fühlen zu können. Auch die guten Schulleistungen waren ein wesentlicher Bestandteil ihrer scheinbar gelingenden Selbstregulation.

Sie hat wenig Annahme von den leiblichen Eltern erfahren; vom Vater, der für sie gewissermaßen nicht vorhanden ist, von der ständig versagenden Mutter, die sich selber zu schwach fühlt, um mit den Anforderungen des Erwachsenendaseins zurecht zu kommen. Die Mutter begegnet, wie auch die Geschwister untereinander, den Wünschen und Bedürfnissen von Teresa mit Rivalität statt mit Befriedigung und Hilfen, damit der Mut zu sich selber anwachsen könnte. Der Vater entzieht sich den dem ansprüchlichen Verhalten der Mutter, indem er nicht nur diese, sondern auch die berechtigten Ansprüche seiner Kinder zurückweist.

Teresa hat in teilweise unbewusster Wut auf die Mutter und in Identifikation mit dem Stiefvater die Rolle der Ersatzmutter und auch der -partnerin übernommen. Sie will für die Mutter und die Geschwister ausgleichend wirken. Sie erlebt, wie der Stiefvater – gut – sich versorgend um sie und wie die Mutter – böse – sich nur sich um sich selbst kümmert.

Sie hat eine Ahnung davon, dass sie sich zu kurz kommen lässt. Sie sieht aber die Ursache dafür, dass sie die schulischen Anforderungen nicht mehr ausreichend bewältigt, in ihrer Unzulänglichkeit. Der narzisstische Gewinn der »Guten« und die unbewusste Rivalität mit der Mutter, d.h. eine bessere Mutter als diese zu sein, kombiniert mit der über die Identifikation kompensierten Trauer um den realen Verlust des Stiefvaters, lassen sie derzeit noch in der Verwirrung steckenbleiben.

Es ist leicht nachzuvollziehen, dass Teresa derzeit keine ausreichenden Ressourcen besitzt, um den erhöhten schulischen Anforderungen angemessen begegnen zu können.

Diagnose
ICD 10 F 43.22 Reaktionen auf schwere Belastungen und Anpassungsstörungen mit Angst und depressiver Reaktion gemischt in Verbindung mit F 81.9 nicht näher bezeichneter Entwicklungsstörung schulischer Fertigkeiten.

Behandlungsplan und -verlauf
Ich arbeite mit Teresa zunächst im Sitzen, 2 x wöchentlich, mit insgesamt 180 Stunden. Die Behandlungszeit erstreckt sich über viereinhalb Jahre.

Teresa hat in der gesamten Zeit hervorragend an sich gearbeitet. Sie konnte auf diese Weise ihren Realschulabschluss erreichen und danach eine Lehre beginnen. Im Verlauf wurde sie zunehmend freier, sodass sie wieder mit Freude lernen konnte. Dies geschah in dem Maß, wie ihre Verwirrungen, Ängste und Hemmungen kleiner wurden, sie eigene Ziele verfolgen und Kraft zur Ausführung gewinnen konnte. Sie hat erfahren, dass sie sich ein sie zufriedenstellendes Erwachsenen- und Berufsleben gestalten kann.

6.2.2 Wichtige Sequenzen aus dem Therapieverlauf

Phase 1
Teresa, die bisher nicht gewohnt war, dass eine Frau ihr aufmerksam zuhört und sie ernst nimmt, saugt förmlich alles auf, was von mir kommt. So versucht sie bald, die Ergebnisse der Sitzungen konkret umzusetzen. Sie klagt, dass sie weder Zeit für die kleinen Geschwister noch für die Schule habe. Ich frage mehrmals nach, was ihr denn wichtiger sei, bekomme aber zunächst keine Antwort. Da ich nicht lockerlasse, beginnt sie nachzudenken. Vor einer Schulaufgabe, die ihr sehr

schwierig erscheint, kann sie die Mutter damit konfrontieren, dass sie keine Zeit zum Babysitten habe, da sie den Abend für sich zum Lernen brauche. Die Mutter droht, schreit, doch Teresa hält es durch und schreibt ihre erste Vier minus. Teresa ist voller Stolz und es macht ihr Mut.

Anfangs überwiegen Teresas Bedürftigkeit und Angepasstheit. Ihre äußere Lebenssituation erfordert vordringliche Hilfestellungen meinerseits. Beim ersten Wintereinbruch kommt sie schlotternd und völlig durchnässt in die Stunde. Ich erkläre ihr, dass ich so mit ihr keine Therapiesitzung beginnen könne und versorge sie mit dem Nötigsten. Dann schaue ich mir ihre nun völlig ramponierten Hochsommerschuhe an. Zunächst geniert sich Teresa etwas. Ich soll nicht sehen, wie mangelhaft sie ausgestattet ist. Sie verfolgt, immer noch frierend, mit ihren großen dunklen Augen hinter dem Teebecher meine Aktivitäten. Als ich fertig bin, setze ich mich zu ihr und frage nach ihrem Befinden. Sie duckt sich ängstlich in die Decke, krümmt sich zusammen und meint: ›Entschuldigung, ich mache so viel Arbeit‹ und: ›Ich hätte das schon ausgehalten‹. Mir entschlüpft ein sehr untherapeutisches: ›So ein Quatsch.‹ Da beginnt sie zu schluchzen. Es löst sich ein uralter Kummer, und sie kann es fließen lassen.

Sie will dann mit den nassen Schuhen zu Fuß nach Hause gehen. Ich erkläre ihr, dass ich ihr nicht geholfen hätte, wenn sie nun weiter nicht auf sich Acht gäbe. Ich frage sie nach ihren Einfällen, wer und was ihr weiterhelfen könnte. Für alle hat sie Ausreden bereit. Ich gebe nicht nach und schließlich ruft sie ihre Großmutter an, die nach reichlichem Zögern kommt.

Nach drei Wochen Kranksein kommt sie in die nächste Sitzung. Voller Stolz zeigt sie mir ihre sehr schicken und teuren Winterstiefel und berichtet, dass diese das vorgezogene Weihnachtsgeschenk ihrer Mutter seien. ›Mama ist so lieb zu mir, ich muss nicht bis Weihnachten warten.‹ Sie sieht aber gleichzeitig meinen Blick auf ihre dünne Strickjacke. Sie versucht mich zu beruhigen: ›Die habe ich geliehen, mit meinen zwei Schals geht das schon.‹ und: ›Vielleicht bekomme ich ja Weihnachten Geld, dann kaufe ich mir einen Mantel.‹ Auf meine Frage, ob die anderen denn wüssten, dass sie keine Winterkleidung habe, weint sie erneut. Später: ›Wie meinten Sie das eben?‹ Ich wiederhole: ›Hast Du den anderen gesagt, dass du …?‹ Nachdenken, Ausreden für die anderen, Nachdenken.

Die Themen kreisen um den Konflikt, rasch Geld zu verdienen für etwas Unabhängigkeit, und den Wunsch nach einer guten Ausbildung. Sie spürt zunehmend Wut und nicht mehr nur Mutlosigkeit, wenn sie durch die Mutter hört, wie die Eltern sich um Geld für Teresa streiten, wie sie vergessen wird und im Endergebnis ohne Geld bleibt. Sie kann z. B. einen Schulausflug, auf den sie sich gefreut hat, nicht mitmachen, und behauptet, sie habe den Termin vergessen. Meine Zusammenfassung: ›Wenn du lieber entdeckt werden willst, anstatt dich zu wehren, dann merkst du noch nicht, dass du hier zu kurz kommst‹ wirkt.

Teresa beginnt, sich zu trauen. Sie muss zunehmend aktuelle Kränkungen nicht mehr vor sich und vor mir unterdrücken. Stockend, mich prüfend, die anderen entschuldigend, traut sie sich, offener und freier zu berichten, womit sie nicht zurechtkomme.

Sie saugt wie ein Schwamm meine Antworten und alles, was von mir kommt, auf. Sie genießt meine Umgangsart, die im starken Kontrast zum Verhalten ihrer Mutter steht. Sie zeigt sich in naiver Offenheit und Dankbarkeit, wenn ich ihr aufmerksam und ungestört zuhöre:

Durch äußere Not wird die Abhängigkeitsproblematik und Spaltung in gute/böse Mutter sichtbar.

Meine Haltung steht somit im Kontrast zur kindlich unverschämten Art der Mutter, die Teresa als bedrohlich erlebt. Es dauert eine Weile, bis sie mehr bei der »guten Mutter« ausprobieren möchte, z. B. ob es mir tatsächlich mit allem so ernst ist, wie ich es sage. So steht sie eines Tages mit ihrer besten Freundin vor der Tür, strahlt mich lieb an und sagt: ›Heute bringe ich A. mit, sie möchte Sie kennenlernen.‹ Ich begrüße die Freundin freundlich und schließe die Begegnung ab mit der Bemerkung, dass sie ja nach der Stunde wieder mit Teresa zusammen sein kann. Teresa reagiert darauf irritiert: ›A. kann doch nicht die ganze Stunde auf der Straße stehen, ich habe sie gefragt, ob sie mitkommt‹ und etwas empört: ›Warum kann sie nicht mitkommen?‹ Wir klären zunächst den Unterschied zwischen deutscher und spanischer Gastfreundlichkeit und therapeutischem Setting. Dann kommen wir zu ihrer Einstellung, alles teilen zu wollen. Dies wird zum Hauptthema der folgenden Stunden, ihre Schuldgefühle, die sie seit einiger Zeit empfindet, dass sie durch mich etwas bekommt, was ihre Geschwister nicht haben.

Entwicklung der Übertragungsbeziehung läuft an.

Folgen: Teresa beginnt ihrer Mutter mit Abgrenzung zu begegnen. Die Mutter ihrerseits beschwere sich innerhalb der Familie, dass Teresa so egoistisch würde, drohe mit massiven Erpressungen.

Phase 2

Ihre Verwirrung, ob sie mütterliche Übergriffe begrenzen dürfe, wird zum Thema. Sie kämpft um Differenzierungen: Wenn die Mutter sie z. B. zum Aufpassen zwingt und sie gleichzeitig ihre kleinen Geschwister nicht alleine lassen oder sie sich am Familienleben aktiv beteiligen will. Kleine Rollenspiele helfen, dass sie sich selbst klarer erleben kann und sich kräftigt. Die Veränderung in Teresa fällt der gesamten Familie auf. Die ältere Schwester fordert sie auf, sie zu mir mitzunehmen. Sie habe sexuelle Übergriffe erleiden müssen, während Teresa eine unbeschwerte Kindheit gehabt habe. Deswegen bräuchte sie dringender Hilfe als Teresa. Teresa erkennt die Wiederholung der captativen Art und will sich abgrenzen. Sie benötigt zwar noch meine Hilfe, da ihre Konfliktvorstellung noch sehr neurotisch ist, aber dass hier Abgrenzung sinnvoll und notwendig ist, erfasst sie eigenständig.

Geschwisterrivalität leichter angehbar als Angst,
von der Mutter ausgestoßen zu werden.

Folgen: Eigene Wünsche und Bedürfnisse nehmen in ihr bewusst zu, je klarer sie sich nicht mehr vor den Geschwistern verstecken muss und sie den Preis ihrer Sehnsucht nach Geborgenheit bei der Mutter als oft zu hoch erkennen kann. Es ist zu erkennen, dass sie in diesen schwierigen und sehr kränkenden Familienverhältnissen ihr Selbst entdecken möchte.

Phase 3

Ihr Thema wird zunehmend die Schule. Mit dem Wunsch nach guten Leistungen steht sie im krassen Gegensatz zu den Geschwistern. Dabei projiziert sie sehr oft auf Lehrkräfte »böse Eltern«. Sie kann konstruktive Kritik von vermeintlicher Vernichtung nicht unterscheiden. Je öfter ich ihr eine andere Sicht der Dinge als Möglichkeit aufzeige, kommt nach Verwirrung oder Misstrauen Lust in ihr auf, meine Sicht zu hinterfragen und/oder auszuprobieren. Die Mutter fährt für drei Monate zum Stiefvater, verkauft dort ihren Besitz und der Stiefvater übersiedelt mit nach Deutschland. Teresa kann sich ihren Lernschwierigkeiten widmen.

In dieser Zeit muss sich Teresa selber an ihren Vater wenden. Sie macht mit meiner Hilfe die Entdeckung, dass dieser sich ihren Bedürfnissen gegenüber anders verhält, als sie bisher durch die Mutter gehört hat. Es kommt zu einer Annäherung zwischen Vater, Stiefmutter, jüngstem Stiefbruder und Teresa. Völlig irritiert reagiert sie auf die Tatsache, dass die Eltern des Vaters (geschieden, jeweils wiederverheiratet) herzliche Großeltern sind. Als ihre ältere Schwester auf diese Entwicklung mit Intrigen reagiert, wird Teresa ihre Zerrissenheit zu viel. Sie will sich von allen zurückziehen, wohnt bei einer Freundin und lernt für die Schule. In sich verschlossen, braucht sie jeweils viel Zeit, um sich auf die therapeutische Situation einlassen zu können. Ich sorge in den Stunden für Raum für ihr Irritiertsein, spreche Verständnis aus für ihren Rückzug, wodurch sie ruhiger werden kann. Damit sie bei mir nicht nur ihre realen Schulstoffschwierigkeiten loswerden will, rege ich eine Nachhilfe an.

Rückzug aus Angst vor Veränderung, die von außen kommend
als Einbruch in die Person erlebt wird.

Folgen: Sie wird reifer, übernimmt für ihre äußeren Dinge Verantwortung, bittet klar und direkt um Hilfe in der Schule und beim Vater. Sie ist nicht mehr der »guten Mutter« gegenüber unterwürfig. Ich bekomme nicht mehr alle Vorkommnisse berichtet, sondern Teresa wählt aus, womit sie sich auseinandersetzen möchte.

Phase 4
Die Mutter lehnt eine bezahlte Lernhilfe kategorisch ab. Der Vater müsse zahlen. Teresa steht im Bündnis mit dem Stiefvater, der nun auch übergesiedelt ist. Bald wird ihr über die Verteilung ihrer Zuwendung ihr Konflikt um ihre Väter klar. Es zeigt sich rasch ein Weg auf für die Auseinandersetzung. Sie ringt zwischen Abhängigkeit und erwachender Lust an Autonomie:

Keine Spaltung, sondern Ringen um Bedeutung und Einordnung;
Männer müssen emotional weniger können als Frauen.

Sie kommt mit meiner Hilfe zu der Einordnung, dass der Stiefvater ›ein lieber Mensch‹ sei, aber kein Beschützer, und dass ihr Vater eher ein guter Vater für ältere Kinder sei. Sie erlebt die eigenen Lücken und ihre Eifersucht auf den jüngsten Bruder. Sie versteht dies dahingehend, dass er ›so eine liebe Mutter habe, die ausgleichen kann, wenn der Vater ein großer Junge ist anstatt ein geduldiger Vater‹. Das macht sie sehr traurig. Sie wünscht sich zwar mehr psychische Unabhängigkeit, spürt aber den weiten Weg dorthin.

Folgen: Teresa identifiziert sich mit ihrer Stiefmutter. Sie will zunächst Gefühle der Trauer und Wut vermeiden über Vorstellungen der eigenen Tüchtigkeit. Sie will

›gut im Beruf und später eine Mutter wie S. werden‹.

Sie erlebt mit meiner Hilfe, dass die Lehrerin, von der sie sich abgelehnt fühlt, ihr zugetan ist. Sie zeigt mir gegenüber zum ersten Mal Zufriedenheit nach einem Gespräch mit ihr. Diese Unterredung war nach langem Zögern und mit einigem Nachhaken meinerseits zustande gekommen. ›Mir geht es gut, ich werde gemocht, auch wenn es nicht von meiner Mama kommt. Da sind Sie und die Frau X.‹

Zeitgleich wird ihre Mutter von einer Krise gebeutelt. Sie schämt sich ihres nicht ›gesellschaftsfähigen Mannes‹, zerstreitet sich mit Teresas Großmutter und Onkel und zieht, ohne Teresa wirklich zu informieren, fluchtartig in eine 30 km entfernte Stadt um. Sie nimmt keinerlei Rücksicht auf Teresa, die mitten in Prüfungen steckt. Sie fordert massive Mithilfe von ihr, droht ihr und betrügt sie.

Teresa gerät wieder in einen großen Konflikt. Doch diesmal geht es nicht um ihre Sehnsucht, zu einer Familie zu gehören, sondern um die Sorgen um die anstehenden Prüfungen und um die Mutter. Sie erkennt nun, dass diese psychisch krank ist. Ihre Gedanken kreisen darum, wie sie sich abgrenzen kann, ohne die Mutter und die kleinen Geschwister zu verlassen. Während sie mit meiner Hilfe um einen Kompromiss ringt, greift die Mutter vor. Sie wirft Teresa aus dem neuen Haus. Als der Stiefvater in Solidarität mit Teresa ebenfalls gehen will, bittet sie ihn, wegen der jüngeren Geschwister zu bleiben. Sie erkennt klar, dass sich hier

›jeder selber entwickeln muss‹.

Folgen: Teresa zieht zum Vater und später zu dessen Freund, da zu wenig Platz bei der kleinen Familie ist. Sie wendet sich ans Jugendamt wegen ihres Unterhalts. Sie erfährt, dass die Mutter sie seit Jahren um Geld betrogen und der Vater seinen Anteil immer pünktlich gezahlt hat.

Sie verfehlt knapp den Notendurchschnitt für die FOS, bekommt eine gute Lehrstelle im gleichen Betrieb, in dem Vater und Stiefmutter arbeiten. Sie ist mit dieser Situation einverstanden. Sie fühlt sich ›glücklich und reich‹ in der neuen Familie des Vaters. Sie findet in ihrer Stiefmutter eine warmherzige Frau, die ihr in einer Mischung aus Freundin und Mutter begegnet. Wir arbeiten noch zweieinhalb Jahre weiter. Eine Zeit, in der sie hart an ihren emotionalen und sozialen Verwirrungen mit gutem Ergebnis arbeitet.

Aus dem weiteren Verlauf

Teresa hat nicht nur ihre kognitive Lernstörung, sondern auch ihre emotionale und soziale Lernstörung überwunden:

- Schwer zu verarbeiten war für sie, dass sie sich nicht der Mutter anvertrauen konnte, da sie sie zu oft als übergreifend, eindringend und beziehungslos erleben musste. Sie hat eine Weile ihre Sehnsucht nach Geborgenheit bei Männern ausleben wollen, die ihre Gutmütigkeit ähnlich wie die Mutter zu ihren Zwecken ausgenutzt haben. Viele Rückschläge durch unvorsichtiges Handeln, das durch falsche Hoffnungen gespeist war, musste sie einstecken. Sie lebt inzwischen in einer sie zufriedenstellenden Freundschaft mit einem gleichaltrigen jungen Mann.
- Leichter fiel ihr, den Umgang mit den Geschwistern zu regulieren. Nach einer Phase mit Alkohol und Drogen erkannte sie, dass, wenn dies der ihr zugestandene Familienplatz sein sollte, sie so nicht dazu gehören wollte. Nachdem sie der Zugang in die väterliche Familie gefestigt hatte, konnten ihr der heftig entgegengebrachte Geschwisterneid und die mütterliche Rivalität nichts mehr anhaben. Sie begegnet ihrer Familie freundlich und zunehmend abgegrenzt. Sie muss sich nicht mehr zu vielgestaltigen Verwendungen anbieten.
- Es fiel ihr sehr leicht, ihre Anbiederungen in der Firma zu kontrollieren. Sie gilt inzwischen als freundlich, kompetent und abgegrenzt. Sie wurde nach ihrer erfolgreich abgeschlossenen Lehre übernommen. Besonders stolz ist sie darauf, dass sie schon vor den Prüfungen Angebote von Abteilungen erhalten hat, dort zu arbeiten, nachdem sie diese im Rahmen ihrer Ausbildung durchlaufen hatte.
- Teresa lebte nach dem Rauswurf durch die Mutter in einer extremen Notsituation. Sie schlief zwei Jahre in einer Wohnung eines Freundes des Vaters auf einem Schlafsofa im Durchgangszimmer, durfte Küche und Bad mitbenutzen, wenn dieser nicht anwesend war. Es war nur dadurch erträglich, dass der Mann freundlich und sehr oft bei seinen Freundinnen war. Sie traute sich

lange nicht, sich dem Vater anzuvertrauen oder eine Sozialwohnung zu beantragen. Als sie endlich ihre Not äußern konnte, nahm die Familie sie auf, indem sie ihr Wohnzimmer räumte und es ihr zur Verfügung stellte. Teresa hatte davor Versuche unternommen, die Großmutter um ein Zimmer zu bitten. Während die Großmutter schwankte, verbot der Onkel kategorisch, sie aufzunehmen. Nach bestandener Abschlussprüfung bot der Onkel eine kleine Wohnung an. Er machte dabei zur Bedingung, dass keine Geschwister bei ihr Unterschlupf finden dürften. Zunächst empfand sie sein Angebot nur als zu spät kommend, dann begriff sie mit meiner Hilfe seine Versuche, sich vor der schwesterlichen Gier zu schützen, und stimmte zu. Sie wollte aber die Wohnung nicht kostenlos, sodass er sie Teresa mit geringerer Miete als üblich zur Verfügung gestellt hat. Die Mutter und die Geschwister sehen dies als weiteren Beweis der ›Dummheit von Teresa‹. Sie aber fühlt sich frei, und der Onkel ist stolz auf diese Nichte.

- Teresa kommt gut zurecht. Manchmal ist sie noch traurig, dass keines ihrer Geschwister den jeweiligen Anforderungen gerecht werden kann. Sie ist bereit zu helfen, aber ohne Verwendung; und dazu wiederum sind die Geschwister und die Mutter nicht bereit. Sie ist weitgehend damit ausgesöhnt, einen anderen Platz in der Welt einzunehmen als den, den die Familie ihr übriggelassen hat. Sie hat einen stabilen Freundeskreis, Spaß an ihrem Berufs- und Erwachsenenleben und genießt ihre Wohnung als Nest.

6.2.3 Zusammenfassung des Verlaufs

- Im Mittelpunkt der Konfliktbearbeitung steht zunächst die unbewusst aufgegebene Selbstbesetzung zugunsten anderer. Der Verlust der äußeren Heimat und die daraus virulent gewordenen Ängste können – ausgedrückt über das Symptom Schulversagen – von mir verstanden und der Patientin vermittelt werden. Eine bis dato innerseelisch verkapselte strukturelle Störung findet durch eine schwere seelische Erschütterung eine Öffnung nach draußen und kann so behandelt werden.
- Die durch die erlittene Parentifizierung entstandene Verwirrung und die stark missbräuchlichen Verwendungstendenzen sind den Geschwistern gegenüber leichter zu erleben als gegenüber der kranken Verursacherin. Der zu hohe Preis für die Annahme in der Familie kann hinterfragt werden, nachdem eine positive Mutterübertragung auf mich stattgefunden hat.
- Mit beginnender Selbstbesetzung verringert sich die virulent gewordene Depression. Ressourcen werden freigesetzt, sodass Lernschritte im schulischen Bereich erneut möglich sind.
- Die Auflösung einer angeblichen Illoyalität gegenüber der Familie und damit der Verwirrung in Teresa ermöglicht eine fortschreitende Selbstbesetzung.

Anfangs will Teresa in mir nur die *gute Mutter*, die sie internalisieren möchte, erleben. Wir sollen dazu in einer guten Mutter-Tochter-Dyade vereint sein. Ich lehne die »Opfergabe« ab, indem ich sie darin unterstütze, den leiblichen Vater zu entdecken und Spaß an weiteren »guten mütterlichen Objekten« zu finden und zu pflegen. Dies erfordert gleichzeitig einen harten Einsatz und Opfer von Teresa.

- Die Tragweite des »sich Übernehmens« zeigt sich in dem Rückfall in die Depression, ausgedrückt in Alkohol- und Drogenabusus. Teresa möchte sich wie die Geschwister regressiv ausruhen. Sie ist dazu bereit, da sie lebenslang und unbewusst durch die Parentifizierung eingeübt hat, über emotionalen Rückzug auf sich selbst zu verzichten. Eine neu entwickelte Reflexive Kompetenz ermöglicht das Erkennen des Irrtums und damit Gesundung. In der Folge zeigt sie klare Abgrenzung zur nicht-bekömmlichen Gruppenzugehörigkeit ohne moralische Abwertungen.
- Die noch vorhandenen Tendenzen zur Abhängigkeit zeigten sich einerseits in für sie nicht bekömmlichen Männerbeziehungen als Wiederholung der Mutter-Kind-Beziehung und andererseits im »falsch verstandenen Nettsein« im beruflichen Bereich. In beiden Bereichen waren von Teresa Angebote zur Verwendung sichtbar und damit bearbeitbar. Fortschreitende Selbstbesetzung sichert nun ein gesundes Arbeits- und Erwachsenenleben. Teresa eröffnen sich vielschichtige und breitgefächerte Entfaltungsräume. Welche davon sie tatsächlich betreten und nutzen möchte, wird die Zukunft zeigen. Zu sehen ist, dass ihre Selbstbesetzung und damit ihre Selbstsicherheit solchermaßen gewachsen sind, dass sie ihr psychisches Leben ohne weitere therapeutische Hilfe weiter angehen kann.

6.2.4 Falldiskussion

Im Verlauf der Behandlung hat sich gezeigt, dass die äußere Lebenssituation zwar nicht signifikant die therapeutische Arbeit bestimmen konnte, aber manchmal für große Unruhe sorgte. Die psychoneurotische Erkrankung mit strukturellen defizitären Einschränkungen bestand über einen längeren Zeitraum. Es war erkennbar, dass Therapieziele wegen der Schwere der Erkrankung nicht hoch angesetzt werden konnten, aber durchaus zu einer ausreichenden Gesundung führten. Dies findet u. a. auch seinen Niederschlag in der beruflichen Entfaltung.

In dem Maß, in dem die äußere Situation für die Patientin aushaltbar wurde, konnte sich die Auseinandersetzung mit dem Konflikterleben etablieren, auch wenn der jeweilige Fokus kleinschrittig erarbeitet werden musste. Bis dato unbewusste Konflikte konnten deutlich und bearbeitbar werden. Dadurch, dass die Patientin die bisher erfolgten Veränderungen als sehr erleichternd erlebt, sind ihre für mich diffusen Ängste und Aggressionen, die zu neurotischen Handlungsweisen führen, vorhanden, aber stark relativiert. Es bahnte sich eine Umstellungsfähigkeit in der Patientin an, die aber auch weiterhin noch viel Raum und Schutz braucht, damit sich eine voll tragfähige psychische Gesundung entfalten und festigen kann. Anlehnend an das Drei-Säulen-Modell kann man erkennen, wie die verrücktmachende symbiotische Verkehrung durch die Mutter die Patientin und deren Geschwister in ihrer jeweiligen narzisstischen Homöostase krankheitswertig dergestalt stört, sodass weitreichende Integrationsschwierigkeiten in das Berufs- und Erwachsenenleben die Folgen sind (Tabellen 8 u. 9).

Die Patientin hat durch die Therapie deutlich an Selbstvertrauen hinzugewonnen, sodass sie z. B. Männern gegenüber eine abgegrenztere und eindeutigere Haltung einnimmt. Sie muss nicht mehr hochambivalent und mit Spaltungstendenzen alles mitmachen aus der Hoffnung heraus, angenommen zu werden. Schon äußerlich sichtbar wird dies durch dezentere Dekolletés, da die Patientin sich der Wirkweise ihrer weiblichen Ausstrahlung bewusster geworden ist. Sie ist eine sinnliche, hübsche Frau geworden, die gerne flirtet, aber sich klar abgrenzt. Sie fühlt sich wohl in ihrer stabilen Partnerbeziehung und zufrieden in ihrem erlernten Beruf. Das Zusammensein mit den Kollegen und der Kontakt mit den Geschäftskunden erfreut sie. Die fachlichen Möglichkeiten, sich zu entfalten, empfindet sie als eingeschränkt. Ob sie ihren Traum, eine Hebammenausbildung zu machen, realisieren kann, hängt weitgehend von der realisierbaren Finanzierung dieser Ausbildung ab. In der Auseinandersetzung zeigt sie Selbstwert und überlegt realitätsgerecht. Sie signalisiert, dass sie mit einer eventuellen Enttäuschung zurechtkommen kann. Sie spürt Wehmut darüber, dass sie kein Abitur hat und somit nicht an einer Hochschule studieren kann.

Die sie erfüllende Partnerschaft genießt die Patientin unter der Überschrift: ›wie einfach Beziehung sein kann‹. Mit abnehmender Heftigkeit und in länger werdenden Abständen überkommen sie aber noch diffuse Angstanfälle, sie könnte dies alles durch Fehlverhalten gefährden. Sie befürchtet dann, dass sie ›sich ungeschickt anstelle‹ oder ›untreu werden könnte‹ als Restsymptomatik der erfahrenen Parentifizierung. Sie geht dabei noch davon aus, dass nur sie in einer für sie angemessenen Beziehung ›alles verderben‹ oder ›Kindern gegenüber nicht gerecht werden kann‹.

Diese narzisstische Störung zeigt sich durchgängig: Lange Zeit knickste die Patientin vor mir bei der Begrüßung. Im Verlauf verwandelte sie ihre Geste der angstbesetzten Unterwürfigkeit in eine linkisch anmutende Handgebung. Am Ende der Therapie trat sie zwar klarer und selbstbewusster bei der Begrüßung auf mich zu, entschuldigte sich aber übertrieben, wenn sie sie sich z. B. unverschuldet verspätet hatte. Sie meinte dann, sich hetzen zu müssen. Der eigentliche

Therapiebeginn verzögerte sich umso mehr, weil sie völlig außer Atem war und viele Entschuldigungen dafür vorbringen musste, warum die Straßenbahn wegen umfassender, allgemein bekannter Sanierungsmaßnahmen nicht pünktlich war. Es klang dann immer so, als läge es nur an ihr, obwohl sie doch weder früher aus der Arbeit weggehen, noch auf die jeweiligen Verzögerungen einwirken konnte. Sie war dann immer noch unsicher gegenüber dem Ausmaß des eigenen Kompetenzbereiches.

Die Annahme, welche die Patientin in der Therapie, in der Arbeit, in der väterlichen Familie, beim Freund und dessen Familie erfährt, hat entscheidend dazu beigetragen, dass sie die Loslösung von der pathologischen Seite in der mütterlichen Familie betreiben kann. In dieser Form gestärkt, sind ihr Reaktionen der anderen nicht mehr so wichtig. Ihre neu gewonnenen Kräfte geraten bei Erschütterung immer weniger ins Wanken. Ihr neurotisches »nett sein Müssen« baute sich allgemein ab. Sie braucht nun keine therapeutische Hilfe mehr, um sich von anderen und deren Taten unterscheiden zu können.

Die Patientin hat gelernt, aus den Bündnissen gegen die »gemeinen Mütter« auszusteigen. Die Mutter klagt bei ihr nicht mehr über die Großmutter und umgekehrt. Die Sichtweise der Geschwister, dass sie immer ›kleinbürgerlicher und spießiger werde‹, verunsichert die Patientin nicht mehr. Sie erkennt Geschwisterneid und -rivalität, kann Freund von Feind leichter unterscheiden. Sie erkennt die Verwirrungen im Vorfeld, wenn sie z. B. scheinbar freundlich oder brüskierend in Dinge verwickelt werden soll wie Drogenkonsum. Mit dieser Haltung hilft sie einem Freund, der früher gerne am Wochenende in Gesellschaft Drogen konsumiert hat. Sie muss dabei nicht erzieherisch sein, sondern grenzt sich gut ab.

Sie pflegt langjährige und intensive Freundschaften, in denen sie sehr darum bemüht ist, die jeweilige Individualität zu respektieren. Es kränkt sie nicht mehr, wenn sie bei flüchtigen Bekannten verwechselt, d. h. »als missratene Göre aus reichem Haus« (Ruf der Mutter und der Schwester) und damit als schlechter Umgang betrachtet wird. Sie zeigt oft Trauerreaktionen über die Unvereinbarkeiten des emotionalen Gestimmtseins zwischen und in den Geschwistern. Sie ist leicht bekümmert über die Fehlentwicklungen ihrer Halbgeschwister und ihres Bruders. Die mütterliche Familie begegnet ihr weiterhin mit Missachtung, Vermischungen und Abwertungen. Sie gilt zwar inzwischen als das »normalste Kind« der Mutter bei der Großmutter und dem Onkel, bekommt auch zunehmend verbale Anerkennung dafür, dass sie die Einzige ist, die eine Ausbildung hat und offenbar unter ›besserem Einfluss lebt‹. Die Mutter leugnet inzwischen, dass sie die Lehre aktiv boykottieren wollte, indem sie die Patientin zu einem mehrmonatigen Aufenthalt in der alten Heimat zu überreden versuchte, um sie dann wie früher als Babysitter zu verwenden. Sie leugnet, dass sie die Lehre als für ihre Tochter zu niedrig im Ausbildungsniveau abwertete, damit Teresa die

Ausbildung abbricht und die Mutter begleitet. Sie muss nach wie vor viele Begründungen nachschieben, warum sie ihrer Tochter keine angemessenen Lernhilfen zugestanden hat. Es ist ihr aber immer noch nicht peinlich, dass sie das dafür vorgesehene Geld für sich verwendet hat. Verstummt sind ihre Abwertungen, dass ihre Tochter ›dumm sei und deshalb nur für eine Lehre tauge‹.

Die mütterliche Familie erlebt aber immer noch Unverständnis darüber, wie wenig Geld sie als junge, ausgelernte Kauffrau zur Verfügung hat. Sätze wie z. B.: ›Deine Mutter kann nicht mit Geld umgehen, man muss sie knapphalten, euch auch‹ und ›Wie siehst denn Du aus. Hast Du nichts Besseres zum Anziehen. Geh doch zu Escada und lass dich beraten‹, erträgt die Patientin gelassen. Der Onkel, der z. B. sehr gerne in Lokale geht, in denen er an einem Abend leicht mehr ausgeben kann, als die Patientin in einem ganzen Monat zur Verfügung hat, betont gerne, dass er ›für die Schwester und deren Kinder keinerlei Unterstützung‹ erübrigen wolle. Er zeigt seine Verachtung über die angebliche Dummheit seiner Nichte, da sie z. B. von exklusiven, teuren Weinen nichts verstehe und er sie deswegen nicht gut mitnehmen könne in erlesene Lokale. Der immer noch in Resten vorhandene pathologisierte Familiensinn gibt der Patientin derzeit noch nicht die Möglichkeit, dass man auch von nahen Verwandten der älteren Generation solche Unverschämtheiten nicht hinnehmen muss. Sie erlebt zwar ihre Gefühle gesichert, aber traut sich z. B. nicht, offen in der mütterlichen Familie über ihre finanzielle Situation zu sprechen. Das Thema »Meine Realität« kann sie also noch nicht selbstverständlich überall durchtragen. Die Patientin arbeitet aber daran auch weiterhin. Von außen aber kann man sehen, wie ein Familiengefüge durch primär ökonomische Verstrickungen zusammengehalten werden kann, auch wenn psychische Erkrankungen Begegnungen und Zusammenleben unerträglich erscheinen lassen.

Der Trugschluss »reich und verdreht contra arm und gütig« ist als Restsymptomatik immer noch leicht wirksam. Die Patientin verknüpft Beziehungsfähigkeit immer noch eher mit Nichtreichtum, weswegen sie ›arm und zufrieden‹ leben möchte.

Zusammengefasst zeigt sich im vorliegenden Fall, dass sich ein am Familiensystem erkranktes Mitglied durch vielgestaltige Hilfen stabilisieren und in ein psychisch wesentlich gesünderes Erwachsenen- und Arbeitsleben integrieren kann. Wichtige Voraussetzungen dafür sind eine genetisch gute Ausstattung verbunden mit dem Mut, sich erneut anvertrauen zu können. Das heißt, gute frühkindliche Beziehungserfahrungen müssen auch vorhanden sein, sodass ein erneuter Versuch der Selbstbesetzung mit Hilfe von integren Beziehungspersonen gewagt werden kann, damit die Angst vor Zerstörung nicht erneut blockieren muss.

Die Patientin hat über einen langen Zeitraum keine Hilfe z. B. von Ausbildern erfahren. Erst im Abschlussjahr der Realschule wendet sich ihr eine

Lehrkraft aufmerksam zu, seitdem sich die therapeutisch gestützte Patientin mit Nachfragen melden konnte. Hier sei noch darauf hingewiesen, dass ohne therapeutische Übersetzungshilfe der Lehrerin-Schülerin-Kontakt missverständlich geblieben wäre. Die Patientin war bis dato nur überwiegend negative Aufmerksamkeitsbezeugungen von Ausbildern gewohnt. Für einen besseren Schulabschluss kam diese Zuwendung leider zu spät, nicht aber für die wechselnden Kontakte mit den Ausbildern in der nachfolgenden Lehre: Eine freundliche und zugewandte Auszubildende erhielt gute Anleitungen, aber auch manchmal eifersüchtige Bemerkungen wegen ihrer weiblichen Ausstrahlung, die in eine scheinbar sachliche Argumentation verpackt waren. Während die Patientin die verdeckten Eifersüchteleien lange Zeit nicht erkennen konnte, sich manchmal davon verwirrt fühlte, fielen sie den männlichen Vorgesetzten sehr schnell auf und konnten dadurch korrigiert werden.

7 Krankheitsausbruch als Folge einer Identitätsstörung

Wie ich im vorherigen Fallbeispiel aufgezeigt habe, führen transgenerationelle Übertragungen zu signifikanten Entwicklungsstörungen, wenn eine psychisch ungesunde dyadische Mutter-Kind-Beziehung nicht oder nicht ausreichend durch Triangulierung in Frage gestellt werden kann durch ein sogenanntes *drittes Element.* Ich werde aufzeigen, wie eine in ihrer Entwicklung an der gleichen Stelle gestörte und alleingelassene Mutter versucht, ihrem Kind einen Ausgleich zu ermöglichen, der aber über bewusste Sehnsucht nach Identität und Integration über das alleinige Hilfsmittel »kognitive Entwicklung« nicht gelingen kann.

7.1 Gesunde und kranke Emotionalität

Um die folgende Psychodynamik leichter verständlich zu machen, stelle ich eine Auflistung und Erklärung der Akzentverschiebungen in den adaptiven Emotionen nach Rudolf voran:[93]

93 Rudolf, G. (2004), S. 48; Kapitel zur gesunden u. neurotischen Emotionalität.

Tabelle 5: Akzentverschiebungen in den adaptiven Emotionen

Gesundes Lebensgefühl	Subdepressives Lebensgefühl	Depressives Lebensgefühl	Angstgetöntes Lebensgefühl
Freudvolle Affekte (Freude, Glück, Interesse, Neugier, Zuneigung, Lust, Stolz, Zufriedenheit)			
können ebenso erlebt und ausgedrückt werden wie: Angst Ärger Traurigkeit Scham Schuldgefühle	**sind zurückgedrängt durch:** Sorge Bedrücktheit Ängstlichkeit Selbstzweifel	**sind weitgehend verlorengegangen, es überwiegen:** Bedrücktheit Lustlosigkeit Erschöpfung Resignation Selbstvorwurf Selbstentwertung Schuldgefühle Ängstlichkeit Beschämung	**sind übertönt durch:** Anspannung Angst Panik Erregung Ekel, Abscheu Trotz

»Als **idealtypisch gesund** lässt sich eine Persönlichkeitsentwicklung beschreiben, in der die strukturelle Fähigkeit zu emotionalem Erleben weitgehend ausgebildet werden konnte und das Erleben nicht zu sehr durch äußere Belastungen oder durch neurotische Konfliktspannungen beeinträchtigt ist. Unter dieser Voraussetzung können sowohl freudvolle Affekte erlebt als auch die anhedonischen Affekte wie Angst, Ärger, Trauer empfunden und zum Ausdruck gebracht werden (Tab. 4–1 Gesundes Lebensgefühl). Das zu können, vermittelt dem Selbst eine Lebendigkeit, die eine verlässliche Wahrnehmung der eigenen Innenwelt einschließt. Darüber hinaus schafft die Fähigkeit, sich emotional verständlich auszudrücken und mitzuteilen, gute Voraussetzungen für die flexible Regulierung von Beziehungen.

Im Falle zunehmender **äußerer Lebensbelastungen**, z. B. durch körperliche Krankheit oder soziale Notlagen, können Emotionen der Sorge, des Zweifels, der Beunruhigung an Gewicht gewinnen und das Erleben von Freude und Zufriedenheit zurückdrängen (Tab. 4–1 Subdepressives Lebensgefühl). Ob die Besorgnisse jeweils realitätsgerecht sind oder nicht, ist nicht immer leicht zu entscheiden.

In dem Maß wie **neurotische Störungsanteile** hinzukommen, wächst das Ausmaß der von innen kommenden anhaltenden Besorgnis und des Selbstzweifels. Die neurotische Selbstunsicherheit führt dazu, dass Bedürfnisse und Wünsche ebenso wie deutliche Affekte zurückgehalten und unterdrückt werden. Der neurotische Verzicht auf Expressivität macht Beziehungen kompliziert, weil ihre Regulierung nicht mehr offen, sondern durch indirekte Kommunikation erfolgt (z. B. durch gekränkten Rückzug, traurige Appelle oder Mitteilung körperlicher Beschwerden).

In Tab. 4–1 sind mit dem depressiven und angstgetönten Lebensgefühl zwei typisch neurotische Konstellationen beschrieben, in denen die positiven Affekte weitgehend durch die beschriebenen depressiven und ängstlichen Affekte übertönt sind.

Das neurotische Verhalten ist ein Anpassungsversuch durch Übersteuerung:

> Eigene Bedürfnisse, Vorstellungen, Handlungsimpulse und Emotionen werden unterdrückt und verdrängt, weil anstehende konflikthafte Auseinandersetzungen gefürchtet und vermieden werden. Das geschieht in der Regel, weil die Möglichkeiten der eigenen Person – die eigenen Anrechte und die Möglichkeiten, diese zu vertreten – geringgeschätzt und die Bedeutung des Gegenübers als gewährender oder bedrohlich gefährlicher oder strafender Instanz überschätzt wird. So kommt es, dass die eigenen Bedürfnisse und Affekte nicht zum Ausdruck gebracht, habituell unterdrückt und schließlich ganz aus dem bewussten Erleben verdrängt werden. Unter dieser Voraussetzung geht vor allem das Erleben freudiger Affekte verloren und das Lebensgefühl ist in unterschiedlichem Ausmaß geprägt durch Empfindungen der Gedrücktheit, Ängstlichkeit und des Selbstzweifels, während Wut und Ärger überwiegend aus dem bewussten Erleben ferngehalten werden, jedoch gelegentlich durch kurze mimische Signale durchscheinen oder in Affektausbrüchen sichtbar werden. Damit ist das Spektrum der erlebbaren Emotionen zur anhedonischen Seite hin verschoben und in seiner Bandbreite eingeengt.«[94]

Um die vielfältigen Verschränkungen einer Mutter-Kind-Beziehung plastischer darzustellen, beginne ich mit einer Kindertherapie, zeige die dazugehörige Eltern- und Familienarbeit auf und stelle dann über die Auseinandersetzung mit der Mutter und deren Geschichte die Verknüpfungen, Übertragungen und Folgen in Bezug auf Lernstörungen dar.

7.2 JULIAN

7.2.1 Vorgefundenes Zustandsbild

Symptomatik

Julian ist acht Jahre alt und besucht die 3. Klasse einer Grundschule. Er verweigert sich u. a. in der Schule, antwortet nur das Nötigste und kann kaum lesen. Er kotet (2 x wöchentlich) ein, meist auf dem Weg von der Schule in den Hort; nie in den Ferien. Julian kann sich nur schlecht konzentrieren, da er sich immer ablenken lässt. Er braucht für seine Hausaufgaben wesentlich länger, als im Hort dafür vorgesehen ist, sodass er die Aufgaben abends noch fertigstellen muss.

Die Mutter gibt an: Julian sei verträumt, finde nie eine Beschäftigung, die ihm Spaß mache, könne sich für nichts entscheiden. Julian verbummle seine Zeit. Sie lerne mit ihm zusätzlich am Wochenende, doch er könne sich nur wenig merken. Sie höre ihn draußen öfter herzlich lachen, was er daheim nie tue. Hier sei er immer sehr ernst.

Eigene Beobachtung: Julian lebt in starker Rivalität zu seiner älteren Schwester. Marion, knapp 13 Jahre alt, lernt leicht, redet gerne und hat viele

94 Ebd.

Interessen. Sie kann damit offensichtlich die Mutter erfreuen. Julian muss durch die Mutter viele und ihr unbewusste Entwertungen ertragen. Julian verkörpert das

›synchron geschaltete Gegenteil‹ zur Schwester.

Relevante Punkte für die biografische Anamnese
Wie aus der Pistole geschossen, antwortet die Mutter auf meine Einleitung, dass ich sie nun nach einigen Fakten zu Julians Entwicklung fragen werde:

›Schwangerschaft komplikationslos, Geburt spontan. Julian ein gesunder und kräftiger Neugeborener mit 4195 g und 55 cm. Sitzen mit 7 Monaten, Laufen mit 11 Monaten, erste Worte und Sätze mit 2,1 Jahren. Sauberkeitserziehung mit 2 $\frac{1}{2}$ Jahren abgeschlossen, besucht ab 3,4 Jahre den Kindergarten.‹

Sie macht die Angaben dabei so präzise, dass ich hellhörig werde. Meine Frage, ob sie das kürzlich schon einmal gefragt worden sei oder nachgelesen habe, verneint sie. Sie habe nur ein gutes Gedächtnis. Mir fällt dabei ihr fragender und überraschter Blick auf, als ich nachdenkend nicke.

Julian habe ständig seine Schwester imitiert. Mit einem abschätzigen Lächeln meint die Mutter: ›alles nachgeplappert‹. Seit dem Eintritt in den Kindergarten nässe Julian wieder ein. Seit dem Schuleintritt kote er auch ein. Das regelmäßige Einkoten dauere bis heute an. Die Schule habe ihm nur ganz am Anfang Spaß gemacht.

Testuntersuchung (mitgebracht): »Hamburg-Wechsler-Intelligenztest für K. III Gesamt-IQ von 128 (Verbalteil 113, Handlungsteil 135), konnte konzentriert mitarbeiten. Im CAT-Test und im Gespräch fallen starke Ängste (besonders Verlustängste) auf, die Julian nicht konkret benennen kann.«

Auch auf Nachfragen kommen keine Empfindungen oder Gefühle bei der Mutter auf, wenn sie sich in die Anfangszeit mit Julian zurückversetzen soll. Sie ist es offensichtlich nicht gewohnt, sich mit ihren Gefühlen auseinanderzusetzen. Sie sitzt mir in aufmerksam offener Haltung gegenüber. Ich merke ihr an, dass sie über meine Frage nachdenkt, wie es ihr denn damals gegangen sei mit dem kleinen Sohn.

Einige Tage nach der Anamneseerhebung bittet sie um einen weiteren Termin. Sie habe nachgedacht. Erst habe sie meine Frage als sehr merkwürdig empfunden. Noch niemand habe sie ernsthaft gefragt, wie es IHR gehe. Sie wollte nun von mir wissen, wie ich das mit meiner Frage wirklich meine. Bisher habe sie immer höflich mit ›danke, gut‹ geantwortet. Sie habe aber an mir bemerkt, dass ich damit nicht zufrieden gewesen sei. Sie fragt nach, ob das vielleicht mit den Symptomen von Julian zusammenhängen könne. Als ich dies bejahe, wird sie nachdenklich, denn sie wolle ›alles Gute für Julian‹.

Familiensituation

Die Mutter war mit 17 Jahren zu ihrem Freund/späteren Ehemann gezogen, der 22 Jahre alt war und eine eigene Wohnung hatte. Die Mutter der Mutter war darüber nicht erfreut. Sie habe der Tochter unbeschwertere Ausbildungsjahre gegönnt, als diese ungewollt schwanger wurde. Als die Mutter Marion auf die Welt brachte, war sie 18 Jahre alt und noch Gymnasiastin. Sie hätte gerne das Abitur gemacht, konnte aber nun nur den Realschulabschluss (nach Geburt) am Gymnasium erlangen. Die Heirat erfolgte zwei Jahre später. Die Mutter begann dann eine Ausbildung als Bürokauffrau und war gegen Ende der Lehre mit Julian ungeplant schwanger. Davor hatte sie oft daran gedacht, das Abitur nachzuholen. Stattdessen nahm sie eine Ganztagsstelle an, als Julian ein Jahr alt war. Julian wurde vom Vater betreut, der als selbstständiger Kraftfahrer arbeitete. Julian wurde mitgenommen, wenn der Vater einen Auftrag hatte.

Die Eltern leben seit Julians siebtem Lebensjahr auf Wunsch der Mutter getrennt. Der Vater hatte/hat eine Außenbeziehung. Der Vater käme gerne zurück, doch die Mutter befürchtet, dass die alte Situation sofort wiederkehren würde. Sie möchte die derzeitige beibehalten, obwohl sie sichtlich unter der Trennung leidet. ›Ich musste eh immer alles alleine machen, das kann ich auch weiterhin und muss mich nicht auch noch kränken lassen.‹

Die Geschwister gehen nicht gerne zum Vater, der in der Nähe wohnt. Julian gehe ›seit einigen Monaten etwas lieber (14-tägig am Wochenende), seitdem der Vater einen Computer und -spiele besitzt‹. Sie hätten nun ›endlich‹ ein gemeinsames Thema, aber ›ansonsten ist es immer noch so langweilig wie früher‹.

Vorgeschichte der Mutter (s. Frau B.): Die Mutter schildert sich als ›grundverschieden‹ zu einer älteren Halbschwester. Diese habe im Gegensatz zu ihr nie lernen wollen. Sie selber würde immer noch gerne das Abitur nachmachen und dann Informatik studieren. Sie würde nicht damit fertig werden, dass sie ›erst nicht aufs Gymnasium gedurft und dann nicht fertig gemacht‹ habe. Auch Julian ›denke grundverschieden‹ im Vergleich zu ihr. Er denke ›von hinten‹. Sie selber sei von ihrem Stiefvater bestraft worden (›Watschen, ins Zimmer gesperrt und dann war Ruh‹). Sie versuche es mehr wie ihre eigene Mutter mit Reden.

Vorgeschichte des Vaters: Ihm ist anzumerken, dass er ein »Scheidungskind« war (ab seinem 14. Lebensjahr). Er lebte von da an ohne Kontakt zum leiblichen Vater und immer in einem schlechten Verhältnis zum Stiefvater. ›Der eine zog aus, und der andere ein. Ich weiß nicht, was besser oder schlechter war‹, lautet später der mutlos wirkende Kommentar von Herrn B.

Erster Eindruck

Julian, Brillenträger, wirkt durchsichtig blass, gibt sich schüchtern, sagt gerne: ›Weiß ich nicht‹; aber in seiner Körperhaltung signalisiert er Aufmerksamkeit und Neugierde. In Gegenwart der Mutter nimmt er eine eher lauernde Körperhaltung ein. Er wippt mit den Füßen, wenn die Mutter in betont affektloser Art allgemeine Abwertungen ausspricht. Er schaut starr zum Fenster hinaus, wenn sie ihn unbewusst abwertet. Als sie ihre allgemeinen Lebensvorstellungen über ihn vorträgt, spielt er exakt und naturwissenschaftlich interessiert mit dem Lichtschatten. Er verhält sich dabei

unbewusst synchron zu den mütterlichen Aussagen über ihn.

Die Mutter ermahnt und rügt ständig in einem sachlichen Tonfall. Sie signalisiert, dass sie sich immer auf der rationalen Ebene bewegt. Sie kann auch auf emotionales Geschehen nur rational antworten. Vermutlich kennt sie nicht die Möglichkeit, sich emotional einzulassen. Sie wirkt dabei freundlich zugewandt.

Julian erhält somit keine Chance, mit Affekten, Gefühlen anzukommen, da sie diese für sich ausblendet. Julian wirkt dann wie nicht abwesend, wenn die Mutter stattdessen präzise rationalisiert. Hier ist seine Enkopresis anzusiedeln.

Vernichtende Wut wird weggedrückt,
anstatt zur rechten Zeit und am rechten Ort ausgedrückt.

Zu mir verhält Julian sich anfangs ambivalent. Die Elemente der Ambivalenz kommen nacheinander. Er will zunächst nicht mitkommen. Er erklärt seiner Mutter vor mir, dass er nichts sagen werde. Mit meiner Antwort, dass er nur halb da sein wolle, ist er sichtlich stark beschäftigt. Er beobachtet mich genau, nimmt dann freundlichen Kontakt auf und will alles genau wissen. Dies erstaunt die Mutter: ›So kenne ich den Julian nicht.‹

Julian spricht nur dann weiter, wenn er sicher ist, dass die Mutter keine Abwertung äußert. Dies gibt erhebliche Zeitverzögerungen. Deutlich ist für mich zu merken, dass Julian zu Hause niemals Raum zum Nachdenken bekommt. Zunächst ergänzt die Mutter Julian schnell, wenn dieser Zeit für seine Antwort braucht. Nachdem sie bemerkt hat, dass ich auf Julians Antworten warte, kann sie auch (zwar mit spöttischem Lächeln) die Pausen aushalten.

Wiederholung der Licht- und Schattenspiele im seelischen Bereich

Psychodynamik

Wegen der familiären Ungeborgenheit seit Lebensbeginn wurde Julian in seiner seelischen Entwicklung geschädigt. Seine Angst vor Liebesverlust, die unerkannt bzw. unverstanden blieb, spurt die spätere depressive Entwicklung ein. Durch zu frühe Trennungen (Vermeidung von Nähe, Rivalität der Schwester mit ihm um die Mutter, umfassende Berufstätigkeit der Mutter, Weggang des Vaters) wurden Vernichtungsängste in Julian mobilisiert, die sich in seinem Symptom des Einnässens und Einkotens manifestiert haben.

So konnte sich nur unzureichend eine Valenz in seinem seelischen Haushalt bilden, die ja eine eminente Bedeutung für das Gelingen der psychischen Entwicklung hat. Die unbefriedigten Bedürfnisse nach Spiegelung, Kommunikation, Affektaustausch, Körperkontakt lassen Julian - anwachsend - im Zustand erregt aggressiver Gespanntheit und Labilisierung sein.

Julian lebt nun - in Identifikation mit den Eltern - in einem Schamkonflikt, durch den er Aufnehmen und Abgeben nicht selber bestimmen kann, wie sich im erneut virulent gewordenen Symptom der Enkopresis veranschaulicht. Die ständigen Entwertungen durch die Mutter, die Schule, den Hort führen bei ihm dazu, dass akute Scham in aggressive Impulse verwandelt wird, die er resomatisiert (einkotet). Er zieht sich - ähnlich wie der Vater - zurück. Seine Leistungsstörung empfindet er als Beschämung, sodass seine aggressive Spannung in Verbindung mit Einkoten als Reaktion auf die jeweils akute Beschämung zu verstehen ist.

Diagnose

ICD F98.1 Enkopresis und ICD 10 F 93.8 sonstige emotionale Störungen des Kindesalters mit Identitätsstörung und Störung mit Überängstlichkeit.

Behandlungsplan und -verlauf

Ich arbeite mit Julian und seiner Familie in insgesamt 148 Sitzungen. Julian kommt 2 x wöchentlich (einzeln und Familienstunden nach Bedarf). Die Elternstunden finden im Schlüssel 1:4 statt. Die Dauer der Therapie erstreckt sich über 3 $\frac{1}{2}$ Jahre.

Julian kann nach dem Aufbau einer tragfähigen Beziehung zu mir im therapeutischen Schutzraum seine ungelebten Affekte und Emotionen reaktivieren, damit das Anwachsen des kindlich-männlichen Selbstwertanteils in Gang kommt. Da Julian aus einem emotional sehr gestörten Milieu kommt, wäre es eine Überforderung für ihn, diesen Prozess der Integrierung abgespaltener Anteile ohne Hilfe bewältigen zu müssen. Die zur Begleitung einer Kindertherapie vorgesehenen Elternstunden sind für die Schwere der Störung zu knapp bemessen. Das gesamte durch die Krankenkasse festgelegte, genehmigungsfähige Kontingent einer Kindertherapie ist für diesen Fall ebenfalls zu knapp bemessen. Um die Therapiestunden für Julian nicht zu schmälern und weil der Vater konkretistisch denkt und deshalb mehr Hilfestellungen benötigt, ergibt sich ein neues Setting mit Einzel- und Familienstunden. Auf diese Weise kann ich einen Grundstein der Veränderung zum psychisch gesünderen Apparat bei allen Familienmitgliedern legen.

7.2.2 Wichtige Sequenzen aus dem Therapieverlauf

Phase 1

Der Beginn der Therapie ist für mich in der Gegenübertragung quälend, langweilig und ermüdend. Julian sitzt meistens gespannt und »heftig vor sich hinstinkend« da. Er spricht kaum, mault höchstens über mein ›langweiliges‹ Spielangebot und schaut demonstrativ auf die Uhr. Leise steigernd testet er mich aus und beginnt zu berichten, was er meint, was mich interessieren könnte. Er spricht dabei unklar, von mir abgewandt. Ich habe Mühe, ihn zu verstehen, und frage ständig nach. Ein Ritual beginnt:

Ich sage ihm, wie es mir gerade geht, und frage, ob er so etwas kennen würde. Julian empört sich dann über mich, dass ich im Gegensatz zu ihm nichts aushalten würde. Zum Beispiel sage ich: ›Ach, jetzt habe ich dich akustisch nicht verstehen können.‹ Julian unwirsch: ›War nicht wichtig.‹ Ich: ›Mir schon.‹ Julian: ›Dann hör besser zu.‹ Ich: ›Und weil ich das getan habe, frage ich ja nach.‹ Wacher Blick zu mir und eine Pause, in der er nachdenkt.

Er zeigt, wie er sich durch sein Symptom der Enkopresis beschämt fühlt. Er fühlt sich sichtlich erleichtert durch Benennung ohne Beschämung und damit psychische Verletzung. Er beginnt, Worte dafür zu finden.

Danach erzählt er zunehmend lebhafter von den Besuchen beim Vater. Dieser sei immer müde. Julian dürfe dort nichts tun. Er beschließt seine mutlos vorgetragenen Berichte meistens mit einem Gang zur Toilette. Er beschwert sich dann über mein pünktliches Sitzungsende und fordert für den nächsten Stundenbeginn den sekundengenauen Anfang.

Verknüpfung von Einkoten, Wut und Beziehung zum Vater kommen agiert und für Julian noch unbewusst in die Therapiestunden.

Elterngespräche: Die Mutter will wie selbstverständlich die Elternstunden für sich alleine beanspruchen. Es verunsichert sie, dass ich den Vater auch aufgefordert habe, getrennt von der Mutter zu kommen. Der Vater macht zunächst keinen Gebrauch von den Elternstunden.

Anfangs versucht die Mutter in ihren Stunden, den Vater abzuwerten. Es fallen Bemerkungen wie ›taugt nichts‹, ›macht nichts‹ usw. Sie zeigt sich zunehmend interessierter an meiner Sicht ihrer Beispiele, die ich auf ihre pauschalen Abwertungen hin nachfrage. Sie beäugt mich dabei skeptisch, denkt intensiv in der Zeit zwischen den Stunden nach, und die Elternbeziehung entspannt sich bei den Telefonaten über die Kinder. Die Mutter zeigt sich innerlich mehr dazu bereit, dem Vater mehr Platz im Rahmen der Kinderziehung zu überlassen.

Spaltung in ›bösen Mann‹ und ›gute‹ Restfamilie ist klar zu erkennen.

Phase 2
Nachdem sich Julian im doppelten Sinn in den Sitzungen entleert hat, beginnt er, meine Spielangebote zu untersuchen. Er entdeckt z. B. die Schleichtiere (Spielmaterial in Form naturgetreuer Miniaturnachbildungen) und ordnet sie nach vielen verschiedenen Gesichtspunkten. Er ist jeweils stolz auf seine Leistung. Er liebt Sätze wie: ›Jetzt weißt Du endlich, wie viel … du hast.‹ Während des Ordnens erzählt er von seinen Schwierigkeiten im Hort, mit der Schwester und dem Vater. Er fühlt sich oft falsch gesehen und ungerecht behandelt. Meine Antworten »beäugt« er in den Stunden zunächst misstrauisch, um sie vor Ort jeweils auszuprobieren. Rückmeldungen kommen durch die Mutter.

Spiel- und Lernstörung wird greifbarer.

Folgen: Julian beginnt zu reden, wehrt sich endlich gegen die Schwester und zunehmend auch gegen die Art und Weise, wie das jeweilige Elternteil mit ihm umgeht.

Er ritualisiert seine Toilettensitzungen. ›Bei Dir habe ich Zeit und Ruhe.‹ Die Toilettenzeiten werden kürzer in dem Maß, wie er Worte für seine Konflikte und Kränkungen findet. Julian klagt oft über Langeweile in seinem Leben: Alles sei doof, keiner unternehme etwas, nur Fernsehen sei gut usw.

Elterngespräche: Die Mutter ist in ihren Ansichten über den Vater nicht mehr so ablehnend. Sie kann zulassen, dass Julian etwas anderes mit seinem Vater erlebt als sie selber. Sie beginnt, in Julian nicht nur den Kleinen, ein Opfer, zu sehen, den/das sie mit großem Tüchtigsein beschützt. Sie kann erkennen, dass sie alle Männer und somit auch ihren Sohn intuitiv bekämpft. Sie ahnt ihre Ambivalenz in Beziehungen zu Männern, nämlich einerseits ihre Sehnsucht, beschützt zu werden, und andererseits ihre Entschlossenheit, genau dies zu verhindern. Sie zeigt sich erschüttert darüber, wie selbstverständlich, weil gewohnt, sie in die Bündnisbildung mit der Tochter gegangen ist. Sie ahnt, wie krankmachend es für Julian ist, wenn er sich ihr nicht nähern darf.

Ein langweiliges und freudloses Leben wird sichtbar, wenn das ›Böse‹ psychisch außerhalb sein muss. Wer nichts falsch machen darf, kann auch nicht spielen oder lernen.

Folgen: Nun traut sich auch der Vater, in die Elternstunden zu kommen. Anfänglich betont er, dass ›er nichts mehr zu melden habe, da er ja ausgestiegen sei‹. Es erschüttert ihn dann zunehmend, welche Bedeutung er für seinen Sohn haben soll. Es tritt zu Tage, dass er sich aus Angst vor weiteren Enttäuschungen seine eigene Sehnsucht nach einer guten Vaterbeziehung verboten hat. Er berichtet anfangs trocken und später mit wachsender emotionaler Beteiligung, wie es ihm selber als Junge mit seinem Vater und später mit seinem Stiefvater ergangen sei. Er beschreibt große Demütigungen, heftige Schläge und Zurücksetzungen. Als ich erwähne, dass er auch eine intensive Zeit mit dem kleinen Julian gehabt hat, bricht seine Sehnsucht nach einer erfüllenderen Vater-Sohn-Beziehung auf.

Phase 3

Julian mault über das ›langweilige Spielzeug‹ im Therapiezimmer. Meine Antwort: ›Nicht die Spielsachen sind langweilig, sondern die Menschen, die nichts damit anfangen können‹, beschäftigt ihn nachhaltig. Er will nun spielen. Er will eine große Kiste bauen für zu Hause, damit er wichtige Sachen darin aufbewahren kann. Weil er noch nie gesägt und gehämmert hat, übt er zunächst. Mit großem Geschick sägt er Zweige in feinste und gleichmäßige Scheibchen. Er findet bald den Bau eines Kästchens aus Holzscheibchen für ›seine persönlichen Dinge‹ besser.

Durch die Mutter erfahre ich, dass der Vater nach seiner Elternstunde Julian ein sehr schönes Taschenmesser geschenkt hat. Vater und Sohn haben mit meiner Hilfe ein gemeinsames Thema gefunden. Julian findet nun meine Säge ›doof und seine viel besser‹.

Er beklagt sich darüber, dass der Großvater mütterlicherseits ihn zu sehr kitzle oder ihm aus Spaß ein Bein stelle. Julian will ihn deshalb nicht mehr besuchen.

Wir spielen nun oft im Rollenspiel durch, wie sich Julian dagegen verwahren kann, wenn der Opa seiner Meinung nach zu weit geht. Ich erarbeite mit ihm, dass er dann den Opa durchaus weiterhin besuchen kann, wenn er ihm freundlich und bestimmt sagt, was er gerade z. B. nicht mag. Solche Lösungen gefallen Julian recht gut und er probiert sie aus.

Julian greift zu – und dies mit wachsendem Spaß.

Der Vater und Julian gehen nun öfter an den Fluss. Sie schnitzen, machen Feuer usw., bis sie einmal von der Polizei ermahnt werden, weil sie an einer unerlaubten Stelle ein Feuer gemacht haben. Das neu gewonnene Zutrauen in Julian wird durch diesen Vorfall erschüttert. Er ist nun dem Vater und mir gegenüber misstrauisch: Wir tun ›verbotene Dinge‹.

In einer Sitzung sucht er sich ein langes schmales Brett aus, verlangt Hammer und Nägel. Es sind seine ersten Hämmerversuche. Julian ist dabei sehr geschickt. Ich merke, dass er nach einem inneren Plan vorgeht, und bin gespannt, was kommt. Julian hämmert sehr präzise die Kontur eines Hammers. Als er fast fertig ist, fragt er nach einer Zange. Er klopft den letzten Nagel ein, biegt ihn nach, fädelt den Hammer ein und biegt den letzten Nagel zurück. Der Hammer ist eingesperrt. Als ich das Brett umdrehe, rüttle, bewegt sich fast nichts. Julian erklärt: ›Hämmern kann ich jetzt‹ und sucht nach einem neuen Spiel. Ich fühle mich betroffen von diesem Bild:

Julian sperrt seine frisch entdeckten Expansionsmöglichkeiten aus Angst wieder ein.

Immer wieder vergewissert er sich, ob das tatsächlich mein Haus, mein Garten usw. sei und in welchen Fällen die Polizei zu mir käme. Es beschäftigt ihn gleichzeitig, warum ich die Polizei nicht abwerte wie der Vater.

Elterngespräche: Ich bestelle den Vater ein und erfahre, wie auch er durch den Vorfall erschüttert ist. Es dauert ziemlich lange, bis er aufhört, über die Polizei zu schimpfen, und seine Angst benennen kann, dass seine ›Neuentdeckung‹ (Julian) durch ›Kontrolle kaputt gemacht wird‹.

Die Mutter reagiert auf meine Nichtabwertung des Vaters positiv. Sie will ihn nun auch wieder besser verstehen. Die Eltern beschließen, die Elternstunden gemeinsam zu nutzen. Julian ist glücklich darüber. Seine Stimmung ist nicht mehr so gedrückt. Er mault nun öfter bei mir: ›Immer reden die, anstatt, dass einer mit mir spielt.‹ Sein größter Wunsch auf der Weihnachtswunschliste lautet: ›Der Papa könnte wieder einziehen‹.

Die Schwester will dies aber auf keinen Fall. Sie droht mit Auszug. Die Mutter bezieht dazu eine klare Stellung. Sie will sich nicht über Drohungen erpressen lassen. Die Schwester fühlt sich verraten.

Die Familie will die Spaltung in männlich/dumm/böse
und weiblich/klug/gut auflösen,
aber es gibt noch viele Schwierigkeiten zu überwinden.

Phase 4

Der Vater ist zurückgekommen. Julian kotet wieder ein, zieht sich erneut in sich zurück und spricht kaum. Verbissen kämpft er auch bei mir. Wir spielen nur Regelspiele. Julian trickst mit allen Mitteln. Allmählich beginnt er wieder zu sprechen. Ihn nervt die autoritäre Art des Vaters. Er ist tief enttäuscht von ihm, was die Art des Zusammenlebens betrifft. Er fragt, was man mit der Hauptschule (Schulabschluss des Vaters) alles werden kann. Er wägt seine Unlust dem Schulfach Deutsch gegenüber mit der Lust, mehr Mathematik zu lernen, ab. Ganz nebenbei zeigt sich das Ergebnis:

Julian schafft locker den Übertritt zum Gymnasium.

Julian gibt sich wieder entspannter. Sein Symptom Einkoten verschwindet wieder in dem Maß, wie er Worte der Empörung über die Art des Vaters findet; er wird im Spiel einfallsreicher, je mehr er realisiert, dass ich

die Art des Vaters respektiere, aber nicht für mich akzeptiere,
und Julians Wut verstehe.

Julian tüftelt sehr klug Kugelbahnen aus Bausteinen aus. Komplizierte und gut berechnete Wege rollen die Kugel zu mir, die ich über einen einfachen Weg zurückrollen soll. Er ist jetzt oft verzweifelt über die väterliche Übermacht.

Ein kleiner Fehltritt von Julian löst jeweils eine heftige Wut beim Vater aus.

Elterngespräche: Mir wird die im Kontakt verdeckt abwertende Art der Mutter dem Vater gegenüber greifbar. Ich thematisiere sie. Während die Mutter sehr nachdenklich wird, wird der Vater mir gegenüber sehr lebhaft. Er findet, seine Frau habe mit ihren Kritiken recht. Er braucht Zeit, bis ihm *der Unterschied klar wird zwischen einer konstruktiven und einer abwertenden Kritik.*

Er erzählt aus seiner Kindheit. Es wird dabei deutlich, dass bei den schlimmen Abwertungen, die er früher einstecken musste, ihm die Abwertungen seiner Frau geradezu nichtig erscheinen müssen. Ich kann deutlich nachvollziehen, welch eine ›Nervensäge‹ (Julian) der Vater mit seinen rigiden Überichforderungen und seinen Monologen ist und wie dies die ganze Familie überfordert. Die Mutter denkt wieder über Trennung nach, nimmt Einzelstunden bei mir, da sie Julian nicht weiter diese Schwierigkeiten zumuten möchte. Ich zeige ihr ihre Schonhaltung ihrem Sohn gegenüber auf.

Nachvollziehbare Gründe für Spaltungen werden transparent.

Phase 5

Ich ändere das Setting: Julian kommt nun einmal zusammen mit den Eltern und einmal alleine. Wir besprechen in seiner Einzelstunde die jeweilige Familienstunde nach und bereiten die kommende vor. Julian wollte anfänglich, wie von seiner Mutter gewohnt, mir die Auseinandersetzung mit dem Vater überlassen. Inzwischen traut Julian sich mehr. Die drei berichten unabhängig voneinander, dass sich das Verhältnis zwischen Vater und Schwester deutlich entspannt hat. Sie ist nun auch einverstanden, dass der Vater wieder bei ihnen wohnt. Es zeichnet sich deutlich ab, dass Julian nicht mehr hören bzw. gehorchen will und auch gegen die Mutter

›aufbegehrt durch ›Hintenherum-Sein‹‹.

Elterngespräche: Beide Eltern haben in den Gesprächen gelernt, auch über sich selbst zu sprechen, und führen dies zu Hause fort. Die Mutter begreift die Schwierigkeiten des Vaters. In der Folge muss die Mutter ihn nicht mehr so stark abwerten. Der Vater, der anfänglich seine Schwierigkeiten in Anwesenheit seiner Frau verleugnen will, wird mutiger. Wir sprechen darüber, wie schwierig es für ihn ist, dass ihm ›drei Jahre aktive Vaterzeit‹ fehlen und dass er Julian entweder wie ein Kleinkind unterfordert oder als einen gleichaltrigen Kumpel überfordert.

Es findet sich aber auch zunehmend Zeit, über die Probleme der Mutter mit den Kindern zu sprechen. Die Mutter verlässt innerlich oft die Kinder, wenn diese nicht mehr mit dem Vater zurechtkommen. Sie lässt sie mit den Problemen alleine, weil sie meint, sich nicht einmischen zu dürfen. Sie

verwechselt dabei Nicht-Einmischen mit Verlassen.

Die Konfliktkonstellationen werden klarer.

Phase 6

Julian wirkt wesentlich stabiler, redet viel, feilscht gerne, kotet nicht mehr ein, besucht ein Gymnasium und versteht sich etwas besser mit der Schwester. Er traut sich nicht, seine – inzwischen sichtbaren – Konflikte mit dem Vater offen anzusprechen. Er hat vorbewusst Angst davor, dass er verlassen werden könnte – ähnlich wie die Mutter vor vier Jahren –, wenn er sich mit ihm ›anlegt‹. Julian ist deswegen ein großer Ausredenerfinder geworden, der ständig sehr strengen und langen Hausarrest bekommt.

Es fällt ihm leichter, seine Wut zu zeigen als seine Ängste.

Er steigt oft aus den monologisierenden, ihn überfordernden Wortergüssen des Vaters aus, indem er in Allmachtsfantasien abtaucht. In jüngster Zeit finden sich in den Sitzungen Anzeichen, dass er gegen die Art seines Vaters offen renitent wird. Dies wird vom Vater mit Machtkampf, Abwertungen, Drohungen und Unterwerfungen beantwortet.

Eine Annäherung zwischen Gut und Böse im innerseelischen und im intrapsychischen Bereich findet mit Kämpfen und Verdrehungen statt.

Phase 7

Julians Entwicklung wird durch die Stunden mit seinen Eltern dadurch gefördert, dass im konkreten Geschehen die unbewältigte Problematik gleich durch mich aufgezeigt werden kann. Er gewinnt dadurch Vertrauen in die Erwachsenen dergestalt, dass es sich – im Gegensatz zu vorher –

›doch lohnt‹, anzusprechen, was ihn verletzt und verwirrt.

Julian benennt, wie er sich vom Vater gedemütigt und nicht verstanden fühlt. Er zeigt dabei, dass er sich mit der zynischen Art seiner Mutter gut identifiziert, ihr unbewusst im Tonfall und in der Gestik ähnlich sehr aggressiv und verletzend wird, wenn er für seine Vorstellungen keine Entsprechung in der Realität finden kann. Für mich ist nun miterlebbar, warum Julian keine guten Freunde hat und seine Lehrer sehr schnell gegen ihn eingestellt sind.

Der Wunsch nach Identifikation und die unbewusste Angst, ohne gute Identifikation mit dem Vater auskommen zu müssen, lassen Julian in seiner Entwicklung erneut stocken.

Es zeigt sich in der Schule, dass er bei guter sprachlicher Intelligenz zunehmend nur mangelhafte Leistungen in Deutsch und Englisch bringt.

Dem Vater mit seinem schwach ausgeprägten Abstraktionsvermögen sind die therapeutischen Sitzungen mit der ganzen Familie eine große Hilfe. Er kann im konkreten Geschehen mehr von der Eigen- und Familiendynamik begreifen, wenn ich ihm stützend zur Seite stehe. Er ahnt die Vielschichtigkeit der eigenen Psyche, spricht aber diese noch seinen Kindern ab, wodurch es daheim zu zunehmend verrückteren und immer heftigeren Szenen zwischen dem Vater und den beiden Kindern kommt.

Anstelle einer eigenen Auseinandersetzung mit dem Problem, dass der Vater nicht ideal als Partner/Vater ist,

zeigt die Mutter verdeckt, Julian ambivalent
und seine Schwester unverhohlene Wut darüber.

Die Mutter spricht in einer Familienstunde endlich die Angst aus, dass die massive Gewaltbereitschaft, die vom Vater ausgeht, nicht mehr allzu lange kontrollierbar sei, zumal Julian jetzt auch provoziere, wenn andere in der Nähe seien. Nach kurzem Leugnen bittet der Vater mich um Hilfe für seinen Umgang mit seiner Aggressivität. Er setzt sich ernsthaft mit dem Gedanken an eine eigene Therapie auseinander. Er macht sich in klaren Zeiten nun selber Sorgen wegen seiner Bereitschaft zur Fremd- und Selbstgefährdung.

Der Spaltungsproblematik untergeordnete Konflikte
können auftauchen und somit einer Bearbeitung zugänglich werden.

Phase 8

Durch das Benennen von Idealisierungen und das Aushalten von Angstzuständen sind die Monologe des Vaters ziemlich überflüssig geworden. Die überbehütende und vorschnelle Handlungsweise der Mutter kann thematisiert werden. Ihr wird bewusst, wie sie aus Angst dazu neigt, auf die rationale Ebene zu wechseln. Dadurch wird nun Julians Aggressionsproblematik offen sichtbar und kann in der Therapie bearbeitet werden:

Julian zeigt bei Konflikten zwei Reaktionsweisen: Mutiger geworden, bearbeitet er sie in seinen Einzelstunden vor und spricht sie dann selbstständig zu Hause oder in der nächsten gemeinsamen Sitzung an. Bekommt er als Antwort eine rigide Überforderung, zieht er sich von den Eltern zurück und stellt stattdessen etwas an. Während er früher nur unpassende Strafen erhielt, sind die Eltern nun aufmerksamer und halten sich zunehmend mit ihren spontanen und überzogenen Strafmaßnahmen zurück. Sie denken erst einmal nach, wodurch sich auch das Familienklima weiter entspannt.

Dadurch wird es Julian möglich, seinen Identitätskonflikt klarer auszudrücken. Er erlebt seine Ambivalenz – einerseits möchte er auf dem Gymnasium bleiben und andererseits will er seine Außenseiterrolle nicht aushalten – als unlösbar. Ähnlich geht es ihm mit seiner Rolle bei seinen Freunden auf dem Schulhof und in der Klasse. Julian ist einem ständigen Wechselspiel von nicht wirklich brauchbaren Lösungsversuchen ausgeliefert. Er fühlt sich oft hilflos und überfordert, kreist um den Kern der Entscheidung, ist oft angstvoll, erschöpft und mutlos. Er kotet auch manchmal wieder ein, wenn er sich nicht traut, bei Gleichaltrigen eigene Bedürfnisse (z.B. Toilettengang) zu vertreten. Der Sinn seiner Sprachverweigerung ist hier anzusiedeln: »Ich habe etwas, aber ich sage es nicht.«

Folgen: In Julian wiederholt sich die Identitätsstörung der Mutter,
gepaart mit dem hochambivalenten Abhängigkeitskonflikt.
Darf die Mutter/Julian eigene Bedürfnisse haben und verwirklichen,

z. B. sich kognitiv weiterentwickeln oder anders,
als es den Vorstellungen von Eltern/Partner entspricht, leben?
Diese Fragestellung ist gepaart mit hoher Verlustangst.

Beide Elternteile arbeiten sehr intensiv an diesem Ambivalenzkonflikt mit. Sie berichten ›von ihren Kaffeestunden‹, bei denen sie sich austauschen, was sie jeweils in den Sitzungen verstanden haben. Der Vater drängt die Mutter, ›beruflich mehr aus sich zu machen, wie sie es doch schon immer gewollt habe‹. Die Mutter reagiert ambivalent (geschmeichelt und genervt), aber nicht mehr trotzig. Dadurch, dass die Eltern verstehen können, dass Julian

auf sein Konflikterleben konzentriert ist,

lassen sie ihn in Ruhe. Ich führe ein, dass das Schlimmste – und eben nicht wirklich Dramatische –, was passieren könne, eine Klassenwiederholung sei. Die Mutter braucht länger als der Vater dazu, dass Julian freigelassen wird:

- Julian teilt seine Zeit ein zwischen den ›Hoffreunden‹ und den beginnenden Schulfreundschaften. Anfänglich bekommen die ›Hoffreunde‹ den Zuschlag, bis er realisiert, dass es eigentlich keine Freunde, sondern zufällige Spielkameraden sind.
- Er verweilt auch noch einige Zeit bei seiner Unlust, für die Sprachenfächer mehr zu tun, als gerade zum Vorrücken notwendig ist. Allmählich verändert sich die Situation. Julian will von sich aus mehr Vokabeln für Englisch lernen.
- Er entdeckt, dass ihm die Spiele der neuen Kameraden besser gefallen, aber dass die Hoffreunde besser bolzen können. Er beginnt, selber zu bestimmen, wie er es will.

Ergebnisse am Ende der genehmigten und erfolgten Therapiestunden:

- Der Vater und die Mutter verbringen nun unabhängig voneinander selbstgestaltete Freizeit. Sie treffen sich dann anschließend mit mehr Zufriedenheit.
- Die Mutter denkt über einen Berufswechsel verbunden mit einer Weiterbildung nach.
- Der Vater trifft lieber die Freunde, die zielgerichteter für sich selber sind und weniger ›Alkohol brauchen beim Zusammensein‹. Er tritt der freiwilligen Feuerwehr seiner Gemeinde bei.
- Julian ist so weit, dass er nicht mehr ›so roh wie die Jungs vom Hof‹ bolzen will. Er probiert nun verschiedene Sportarten aus, hat sich in der Schule wieder stabilisiert. Die ersten Anzeichen seiner bald einsetzenden Pubertät sind vorhanden.
- Marion kann und will sich nicht mehr als die Gute und die Kluge gegenüber Julian definieren. Sie rebelliert gegen die rigiden Auswüchse der moralisch harten Forderungen der Eltern, »klaut« im Kaufhaus Schminke, wird erwischt und sackt mit ihren schulischen Leistungen ab.

Die emotionalen Störungen des Kindesalters mit Identitäts- und Lernstörung und Störung mit Überängstlichkeit von Julian konnten insoweit bearbeitet werden, dass er sich nun alters- und seiner Intelligenz gemäß weiterentwickeln kann.

Ich wünsche zum Ende der Zusammenarbeit, dass die eingesetzte Entwicklung bei allen Beteiligten sich festigen kann, Julian zu einer reiferen Entscheidung für seinen Schulzweig kommen und die Thematik Finden/Verlieren eigenständig weitergeführt werden kann. Ich hoffe, dass Julian seine überzogenen Vorstellungen vom idealen Vater zugunsten einer realitätsnäheren, auf Dauer subtileren und komplexeren Beziehung umwandeln kann, damit er Übergänge in seinem Leben psychisch gesicherter meistern kann.

Um die psychische Verschränkung zwischen Julian und seiner Mutter transparenter zu machen, werde ich im folgenden Kapitel Frau B. und ihre Lebensgeschichte diskutieren.

7.3 SUSANNE B.

Frau B. hat bewusst nicht das Bedürfnis gespürt, therapeutische Hilfe für sich selber zu suchen. Sie kam für ihren Sohn. Ihren Kindern Marion und Julian will sie eine gute Mutter sein, sich selber schenkt sie wenig Aufmerksamkeit. Ihrer Meinung nach gehört zu einer guten Mutter:

- *Mutterschaft hat Vorrang vor weiblicher und beruflicher Entwicklung.*
- *Nur eine tüchtige Frau, die auf sich weitgehend verzichten kann, schafft das;*
  - tüchtig im Sinne von fleißig versorgend, reale und geistige Nahrung bietend.
- *Die Kinder müssen frei von allen häuslichen Pflichten bleiben, um lernen zu können;*
  - nur eine kognitive Entwicklung kann ein Kind vor Elend bewahren.
- *Die Kinder brauchen kognitive Sonderförderungen durch die Mutter;*
  - niemand kann Kinder besser schützen als eine tüchtige Mutter
- *Kinder lernen sich zu erwehren, wenn Mütter möglichst alles ertragen.*
- *Väter sind zu schwach, um für Kinder gut sorgen zu können;*
  - Väter sind faul, versorgen lasch, sind ›große Buben‹ mit ›Spielkram im Kopf‹, versagen mehr oder weniger auf der ›ganzen Linie‹ und müssen durch die Mütter gestützt werden.

7.3.1 Depressive Position

Aus diesem Kontext heraus war Frau B. pflichteifrig dabei, ihren Aufgabenbereich als Mutter zu erweitern. Sie wollte psychologisch richtige Anleitungen

›erwerben‹ und lernen. Der Genuss, sich anders als durch unpersönliche Ratgeber zu informieren, erschien ihr als Luxus. Direkt und ohne Zeitdruck weiterführende Fragen zu stellen und auch eine Antwort erhalten zu können, genoss sie. Irritiert war sie zunächst darüber, dass ich ihre Idee, mitzuschreiben, nicht gut fand. Als ich ihr über einen Witz den Sinn näherbringen konnte, begriff sie:

Ein Vater liest Zeitung, sein Sohn baut sich vor ihm auf, stört, und streckt ihm die Zunge raus. Der Vater denkt nach, will das Verhalten seines Sohnes *richtig* einordnen, steht auf, geht ans Bücherregal und sucht. Er sucht lange, bis er das richtige Buch, das richtige Kapitel und die richtige Seite gefunden hat. Der Sohn verfolgt das Ganze gespannt, gelangweilt und dann wieder gespannt, als ein Zeichen der Erkenntnis über die Stirn seines Vaters huscht. Der Vater klappt das Buch zu, schaut seinen Sohn an und – streckt ihm auch die Zunge raus.

Ich kann Frau B. näherbringen, dass sie nicht im Kontakt mit ihrem Sohn steht, wenn sie gedanklich nur damit beschäftigt ist, alles richtig machen zu müssen. In der Folgezeit bemerkt sie, dass sie bisher tatsächlich fast ausschließlich damit beschäftigt war, alles richtig und es den anderen recht zu machen. Sie wurde durch mich schwer irritiert in ihren Machbarkeitsvorstellungen, die so lange schon in ihr wirken konnten. Sie fühlt sich ›einerseits irritiert und andererseits wachgerüttelt‹.

Der Mensch in der depressiven Position geht nicht davon aus,
wer bin ich und was will ich, sondern wie kann ich es richtigmachen,
d. h., den anderen recht machen.

Das Bild, dass Mütter wie ein Filter für ihre Kinder wirken können, gefiel ihr zunächst besonders gut. Das Aufzeigen meinerseits, dass dieser Filter sich vielschichtig zusammensetzt, machte ihr zunehmend ihre Lücken in den bisher nicht gepflegten Bereichen bewusst.

Anfangs wollte sie keine Veränderung für sich selber, nur kompetenter ihre mütterliche Aufgabe erfüllen können. So geriet Frau B. wiederholt in ihre bis dato verdrängten Konflikte.

Das Prinzip ›sich wegsperren‹ durch ›vernünftig sein‹

funktionierte an den Stellen nicht mehr, bei denen sie in einen Ambivalenzkonflikt geriet zwischen ihren verdrängten Wünschen und Bedürfnissen und dem Wunsch, eine bessere Mutter zu sein, als sie es selbst erlebt hat. Was war in ihrer Vorgeschichte passiert, dass sie sich psychisch gesehen so klein machen muss?

7.3.2 Anamnese von Frau B.

Sie kam lange vor der Wende aus der DDR. Die familiären Verhältnisse waren dort sozial schwer belastet. Ihre Mutter und ihr Stiefvater kommen jeweils aus extrem verworrenen und asozialen Familienverhältnissen. Es gelang den beiden aber, in ihrem neuen Umfeld ein sozial gesicherteres Milieu zu schaffen, weswegen Frau B. wesentlich geordneter – zur großen Erleichterung der Eltern – aufwachsen konnte.

Tabelle 6: Familiensituation von Frau B.

Stiefvaterseite		Mutterseite	
1. Ehe:		**1. Ehe:**	
Dauer:	einige Jahre	Dauer:	sehr kurz, Trennung in der Schwangerschaft
Beruf der Ehefrau:	Prostitution		
Kinder:	2 Stief-, 3 leibl. Kinder, werden jeweils in andere Familien vom Jugendamt gegeben, adoptiert	Kinder:	1 Tochter, 1 Jahr älter als Frau B.
Beziehung:	?	Beziehung:	extrem gestört
Konflikte:	?	Konflikte:	keine angemessenen Lösungsmodelle
Abwehr:	?	Abwehr:	Ausstoßen, sofort ersetzen
		2. Ehe:	
		Dauer:	extrem kurz
		Beziehung:	extrem gestört
		Kinder:	Frau B.
		Konflikte:	keine angemessenen Lösungsmodelle
		Abwehr:	Ausstoßen, sofort ersetzen
		Symptome:	zwanghaft ordentlich
2. Ehe:		**3. Ehe:**	
s. 3. Ehe Mutterseite		Dauer:	das Paar lebt z. Zt. der Geburt von Frau B schon zusammen, heiratet heimlich
		Beziehung:	hält seit über 30 Jahren, nebeneinander lebend
		Kinder:	in dieser Beziehung keine Kinder; kein Kontakt zu Stiefkindern
Symptome:	unter eigener Kindheit lange gelitten; seit Längerem sehr krank	Symptome:	ausweichen in Arbeit
		Konflikte:	stumm ertragen
		Abwehr:	erstarren, Klagen bei anderen
Beruf:	Hilfsarbeiter	Beruf:	Büroangestellte, sehr tüchtig

Der **Stiefvater** hatte fünf Geschwister und sechs Halbgeschwister. Er wurde außerdem adoptiert. Er habe seine Kindheit als schrecklich erlebt, lange darunter gelitten. Heute leide er sehr unter Schmerzen, die er mit Bier und Tabletten bekämpfe. Er kann nicht mehr arbeiten.

In erster Ehe war er mit einer Frau verheiratet, die offen der Prostitution nachging; auch als Mutter von fünf Kindern und während der Ehe. Der Stiefvater hat aus dieser Ehe drei Kinder. Sie wurden von drei verschiedenen Familien adoptiert, da sie vom zuständigen Jugendamt aus nicht zum Vater und dessen zweiter Frau durften, nachdem deren Mutter die drei Kinder nicht mehr hatte behalten wollen. Es wurde gegen das Paar entschieden, da man es zunächst als zu labil einschätzte. Die Eltern von Frau B. brauchten viele Jahre, um diese Kränkung zu überwinden.

Der Stiefvater hat im Westen als Hilfsarbeiter seinen Beitrag zum Lebensunterhalt verdient. Er habe sich dabei übernommen und ist heute schwer krank. Die Mutter dagegen ist in einem Büro angestellt und wird wegen ihrer Tüchtigkeit geschätzt und auch honoriert. Zu Hause erledigt sie den Haushalt, ›als wäre sie nicht berufstätig‹. Sie habe immer versucht auszugleichen, was die Väter nicht konnten.

Frau B. hat ihren **leiblichen Vater** einmal bei einer Durchreise spontan besucht. Sie will ihn aber nicht noch einmal sehen. Sie weiß nicht genau, wie viele Halbgeschwister sie noch hat. Sie vermutet, mindestens fünf. Für sie ist ihr Stiefvater ›ihr richtiger Vater‹. Er habe ›zwar eine schreckliche Kindheit gehabt‹, unter Tränen teilt sie mit: ›Er ist so krank und da soll er seinen Frieden mit seiner Familie bekommen, da will ich ihm helfen.‹ Er habe sie getröstet, als sie ›so ein schreckliches Schreibaby‹ gewesen sei. ›Licht aus und geschrien‹, ist ihr Kommentar dazu. Der Stiefvater habe sie anfangs ganz und später teilweise versorgt. Die Mutter habe aus einem Frau B. unbekannten Grund nach der Geburt längere Zeit beide Arme in Gips getragen.

Frau B. schildert sich zur Halbschwester als ›grundverschieden‹. Diese habe im Gegensatz zu ihr nie lernen wollen. Sie selber sei vom Stiefvater oft bestraft worden. Ihr Kommentar dazu: ›Watschen, ins Zimmer gesperrt und dann war Ruh.‹

Sie versuche es deshalb mehr wie ihre Mutter. Sie rede mit ihren Kindern und gebe Erklärungen und vernünftige Anweisungen.

7.3.3 Entwicklungsschritte von Frau B.

Frau B. hat aus der eigenen Erfahrung spezifische Beziehungsmuster entnommen:

- Wer eigene Bedürfnisse anmeldet, wird hart bestraft durch *Time-out.*
- Frauen müssen ausgleichen können, was den Männern nicht gelingt.
- Zum psychischen Überleben ist es wichtig, herauszufinden, was richtig ist.

Frau B. war gewohnt, ihr als positiv erlebtes Bündnis mit einer Mutterfigur ständig zu erneuern, indem sie das von der Mutter übernommene Muster unbewusst weiterpflegte:

Böse und unfähige Männer sind als fester Ring um die Mutter-Tochter-Dyade zu pflegen, wie im Reifungsmärchen die Sexualität:
Bei Dornröschen z. B. ist es die Dornenhecke, durch welche die Prinzen nicht hindurchdringen, bis die Zeit des Fluches abgelaufen ist.

Moralisch betrachtet, bot ihr Ehemann auch reichlich Anlass zu diesem Verhalten mit seiner Beziehung und seinem nicht wirklich gelingenden Arbeitsleben.

Über den Komparativ ›*besser als*‹, den sie von ihrer Mutter übernommen hatte, konnte sie sich selber beruhigen. Auf diese Weise war sie in ihrem Erleben moralisch hochwertiger und tüchtiger als der Mann. Sie hat unbewusst einen Ausgleich für ihre Schamgefühle über ihr vermeintliches eigenes Versagen gefunden. Den viel zu hohen Preis dafür nimmt sie wie eine gerechte Bestrafung in Kauf. So verzichtet sie durchgängig in allen Bereichen auf sich.

So kann man nachvollziehen, dass sie bewusst

um jeden Preis verhindern und unbewusst provozieren muss, dass sich ihre Lebensgeschichte bei ihren Kindern wiederholt.

Hier ist zu sehen, wie Frau B. und Marion das nun bekannte Bündnis wiederholen und dass Julian immer mehr zum männlichen Sündenbock heranwachsen soll. Frau B. war auch davon überzeugt, dass sie ›ein schreckliches Baby‹ gewesen sei. Sie hat die Rolle angenommen, dass sie die Eltern als ›unmöglich schwieriges Kind‹ belastet habe. Sie hat unbewusst versucht, ihre Eltern darüber zu entlasten, dass *sie* zu schwierig gewesen sei – dass es also nicht die Situation war, die psychisch für alle Beteiligten nicht zu bewältigen war.

Die Eltern haben ihr vermittelt, dass nur die familiären und die sozialen Schwierigkeiten in der DDR anzuerkennen seien. Emotionale Schwierigkeiten werden dabei ausgeblendet oder sind höchstens im Rückblick und nur für äußert schwierige Lebenssituationen und deren Folgen akzeptabel. So werden dem Vater und dem Stiefvater psychisches Gestörtsein gestattet, jedoch verbunden mit offenen und verdeckten Abwertungen. Es entsteht das Bild, dass die Frauen klüger und damit psychisch ›von Natur aus‹ (Frau B.) stabiler als die Männer seien und sich deswegen besonders einzusetzen hätten. ›Ausnahmen wie die erste Frau des Stiefvaters‹ müssen aufs Schärfste verurteilt werden – allerdings nicht moralisch, sondern als zu wenig intelligent veranlagt.

Aus dieser Sicht wird deutlich, dass ungewollte Schwangerschaften eine »gerechte Strafe« für die ›eigene Zügellosigkeit‹ darstellen, sodass man aushalten müsse, dass eigene Wünsche weit nach hinten in der Skala der Realisierungsliste für Lebenswünsche in der Zukunft geraten.

Hier kann man verstehen, dass Frau B. alles für ihre Kinder tun möchte, damit sich ihr Schicksal bei ihnen nicht wiederholt. Marion ist identifiziert mit der Mutter und folgt ihr linientreu. Sie unterliegt also dem Irrtum, dass nichts schieflaufen könne, wenn die Mutter alles gewähre und sie das Gymnasium besuche und dass sie alles machen könne, was sie wolle. So kann sie auch den jüngeren Bruder mit ihrer Eifersucht traktieren, ihn abwerten und ständig psychisch verletzen. Frau B. kann das nicht erkennen, da sie das als normales System in einer Familie ansieht.

Erst mit meiner Hilfe kann sie allmählich erfassen, dass sie bei ihrer Tochter in einen Spiegel schaut. Sie hat bis dato nicht verstehen können, dass Marion wütend werden muss, wenn sie ihr Julian gegenüber verbietet, was sie selber unbewusst vorlebt.

Frau B. kann nicht verstehen,

dass man Lernschwierigkeiten hat,
wenn ›man es so gut hat wie ihre Kinder‹.

Ihre Worte kommen unbewusst sarkastisch. Ihre Verachtung passt nur ambivalent zur Vorstellung der ›tüchtigen und beschützenden Mutter‹. Als ich ihr aufzeige, dass es nicht nur äußerliche Hindernisse gibt, die schulisches Lernen verhindern, kommt Frau B. ins Nachdenken. Sie hat bis dato alle Menschen für unintelligent gehalten, die ihre kognitiven Fähigkeiten nicht ausleben können. Sie hat Menschen verachtet, die berufliche Chancen scheinbar leichtfertig vertun.

Durch die Tatsache, dass sie auch ein männliches Kind hat, was sie liebt und nicht verachten möchte, ist Frau B. genötigt, ihre Haltung gegenüber dem männlichen Geschlecht zu überdenken. Die Verknüpfung zwischen ständigen Nachhilfeangeboten für ihren Sohn mit dem Wunsch, er möge wie sie und nicht wie der im kognitiven Bereich in ihren Augen versagende Vater sein, fällt ihr zunächst nicht leicht.

Leichter fällt ihr, ihre symbiotische Verknüpfung mit ihrer Tochter zu erkennen, als sie deren Überheblichkeit erkennt. Sie erkennt, dass sie ihrer Tochter mit ihrer generalisierten Einstellung ›die ist wie ich‹ schadet. Sie kann es mit ihren eigenen Erfahrungen mit Mutter und Schwester verbinden. Sie erkennt die Wiederholung und ist bereit, die

Aufteilung in ein gutes/kluges und ein dummes/böses Kind

bewusster anzugehen.

Die Reaktionen darauf:

- Marion kämpft um ihre Vorherrschaft als besseres Kind, lässt gleichzeitig in ihren schulischen Leistungen nach. Sie erholt sich und will gleichzeitig unbewusst die »böse« Mutter damit bestrafen, dass sie ihr weniger Liebe über Leistung gibt. Sie kann dabei das Eigentor nicht erkennen.
- Julian fühlt sich freier unter dem nachlassenden mütterlichen Druck. Er zeigt freiwillig seine Intelligenz und erfüllt mit Leichtigkeit die schulischen Anforderungen.

- Frau B. erkennt ihre eigenen Wünsche nach einer kompetenteren Berufstätigkeit. Sie kann aussprechen, wie wenig sie sich gefordert fühlt und wie es sie langweilt.
- Herr B. fühlt sich nicht mehr so abgewertet und überlegt, wie er seine Frau unterstützen kann. Sich selber traut er nichts zu.
- Frau B. hat nun ungewohnten Lernstoff. Es fällt ihr viel schwerer, nicht Inhalte zu speichern, sondern damit umzugehen. ›Lernmaschine zu sein, ist viel einfacher, als Individualität zu leben‹, stöhnt sie dazu und »lernt« weiter. Damit aufzuhören, den anderen ständig und ungefragt »Nachhilfeunterricht« zu geben, gelingt ihr zunehmend über den Spiegel, den ihr Mann ihr vorhält. Hier kann sie erkennen, wie kränkend es ist, wenn das Gegenüber anstatt zuzuhören permanent verbessert. Sie erkennt, wie sie dies von ihrer Mutter übernommen hat und wie die Schwester mit ›mach doch gleich alles besser‹ antwortet und der Stiefvater den ›eigenen Einsatz‹ umgeht. Sie will

  nicht mehr fleißig für andere sein
  und eigene Wünsche nicht bei anderen parken.

Folgen: Eigene Wünsche finden mehr Beachtung und werden von Frau B. in ihrer gründlichen und konsequenten Art verfolgt. Abwertungen sind überflüssig geworden.

7.3.4 Katamnese

- Frau B. hat inzwischen das Abitur nachgeholt. Sie ist in ihrer alten Firma geblieben, aber in der Position der Bilanzbuchhalterin. Sie durchläuft zurzeit eine betrieblich gewünschte und finanzierte Weiterbildung, die ihr eine Höherqualifizierung erbringt. Ihr Chef ist ihr sehr gewogen. Sie möchte anschließend studieren, aber nicht Informatik. Sie denkt über ein Fernstudium der BWL nach, da sie sich finanziell eine andere Form nicht leisten kann wegen der anstehenden Ausbildungskosten für Julian. Sie ist bereit, ihm ein Studium zu finanzieren.
- Das Paar hat sich freundschaftlich getrennt. Sie verstehen sich gut als Eltern. Herr B. konnte sich nicht zu der von mir angeratenen eigenen Therapie entschließen.
- Marion hat das Gymnasium nicht beendet. Nach FOS und Ausbildung denkt sie aber erneut über ein Studium nach. Sie unterhält einen distanziert freundschaftlichen Kontakt zum Vater, versteht sich gut mit Julian und der Mutter.
- Julian besucht weiterhin das Gymnasium. Ihm bereiten schulische Leistungen keine Schwierigkeiten, wohl aber seine noch einmal virulent gewordene Depression, verbunden mit Suizidalität und deshalb notwendigem Klinik-

aufenthalt. Das Abitur, und damit der nächste Reifungsschritt, steht an. Er ist erneut in ein Dilemma geraten.

- Er will keinen Kontakt zum Vater, da er dessen ungelenke Art zurzeit nicht ertragen möchte. Er will nicht von der Mutter beraten werden.
- Er wünscht keinerlei Einmischungen, sodass er auch ambivalent gegenüber einer Tabletteneinnahme ist. Er hat den Anspruch an sich, den Umgang mit der Depression alleine zu schaffen. Er meint, dass er es genauso schaffen kann wie die Überwindung der Lernstörung. Hier verwechselt er noch wie früher Aus- von Abgrenzung. Er hat seit längerer Zeit eine Freundin, bei der er sich verstanden fühlt. Er denkt derzeit an eine weitere Therapie.

7.3.5 Falldiskussion

Ich will mit dem ausführlichen Bericht über eine Kindertherapie zeigen, wie entscheidend für die Entwicklung und seelische Stabilisierung bei einem Kind, das in einem psychisch kranken Familiensystem aufwächst, die Arbeit mit den Eltern ist, um das transgenerationelle Geschehen besser verstehbar zu vermitteln. Ein Kind wie Julian ist einerseits begabt und andererseits in seinem Lebensentfaltungsraum von außen und zunehmend von innen schwer gehemmt. Daraus haben sich bei ihm eine schwere Spiel- und Lernstörung entwickelt.

Die mögliche Lockerung der inter- und intrapsychischen Hemmung und ihre Folgen habe ich ausführlich aufgezeigt. Da es Julian nicht ohne Mithilfe der anderen Familienmitglieder hätte gelingen können, ein psychisch gesünderes Klima zu schaffen, wünschte er sich die Rückkehr des Vaters am dringlichsten und offen. Er verband damit die Hoffnung, dass das fehlende männlich gesunde Element mit der realen Wiederkehr des Vaters der Familie wieder zur Verfügung stehen würde. Auch die Eltern haben durch die Therapie wieder Hoffnung schöpfen können, dass die Familie sich zu einer gesünderen Gemeinschaft entwickeln könnte. Dies ist strecken- und teilweise auch gelungen.

Eltern wollen zum überwiegenden Teil ihre Kinder fördern, weil sie diese lieben. So möchte es auch Herr B. Da er aber erhebliche Schwierigkeiten hat, seine väterlichen Funktionen aus seiner selbst erfahrenen negativen Basis heraus zu begreifen, zu reflektieren und zu verändern, ist er weiterhin und ungewollt mehr störend als stabilisierend für die Entwicklung seiner Kinder. Ihm fehlt eine ausreichende Reflexive Kompetenz, um der väterlichen Aufgabe gerecht zu werden. Sein eigenes Gestörtsein und die daraus folgende Willkür vernichten seine Wünsche, ein qualitativ besserer Vater für seine Kinder zu sein, als er es in seiner Kindheit erfahren hat. Leider gesteht sich Herr B. keine eigene Nachreifung zu. Er findet sich dafür nicht wertvoll genug. Dies ist für ihn meiner Einschätzung nach schmerzhaft und für die anderen Familienmitglieder bedauerlich.

Die Folgen des immer wieder erlebten Versagens sind zunehmend einfacher zu ertragen, da Frau B. an Reflexiver Kompetenz hinzugewonnen hat. Alle Beteiligten müssen nicht mehr stumm leiden oder/und sich in tief verletzende Abwertungen retten, sondern können ihren Unmut benennen. Sie haben gelernt, jedem Familienmitglied einen Platz zu lassen, auch wenn sie das jeweilige Verhalten, besonders das vom Vater, nicht billigen wollen. Dem Vater fällt es dabei besonders schwer, seine Kinder in ihren Eigenarten zu respektieren. Die Eltern verfügen nun über einen genügend großen seelischen Binnenraum, dass schließlich eine verständnisvolle und freundschaftliche Trennung zwischen dem Ehepaar und nicht zwischen dem Elternpaar vollzogen werden kann.

Das erneute Überfordertsein des Vaters kann zwar von allen Mitgliedern mit Hilfe der Therapie besser verkraftet werden, hinterlässt aber zumindest in Julian abermals Wut und Trauer. Es trifft ihn als weiteres männliches Mitglied tiefer, da er für seine männliche Identität immer noch eine Vaterfigur braucht, mit der er sich identifizieren kann. Während Marion und Frau B. den erneuten Rückzug von Herrn B. ohne Abwertungen und Wut akzeptieren, bedeutet dies für Julian den erneuten Ausbruch einer Depression. Er braucht zu einer gesunden narzisstischen Homöostase die gelungene Identifizierung mit einem Mann. Leider blieben seine diesbezüglichen Annäherungsversuche auch bei seinen Lehrern unerkannt. An dieser Stelle sei vermerkt, dass dies sehr viele vaterlose bzw. in der väterlichen Identifizierung Verarmte betrifft. Schüchterne Versuche, sich über Renitenz oder Bravsein näherzukommen, werden meist ignoriert, weil nicht reflektiert. Hier könnte psychologische Supervision als selbstverständliches Arbeitselement für Ausbilder segensreich wirken.

Wie sich in der Ausgangssituation klar abgezeichnet hat, wäre ein damaliges Fernbleiben des Vaters zur Katastrophe für Julian geworden. Die Mutter zeigte keine Ambitionen auf einen erneuten Versuch zu einer glückenden Partnerschaft mit einem anderen Mann. Sie war zu enttäuscht von den eigenen Vätern. Die Aussicht auf einen guten Stiefvater für die Kinder war damals nicht gegeben. Es gab außerdem Bereiche, in denen sie durchaus zufrieden mit Herrn B. war und ihn zurücksehnte. Heute kann sich Frau B. einen strukturierteren, ihr kognitiv ebenbürtigen und liebevollen Partner wünschen. Das zu realisieren, ist bekanntermaßen nicht so einfach für eine ehrgeizige Frau, die ihre Lust leichter im kognitiven Bereich verankert hat als im emotionalen. Sie selber orientiert sich weiterhin an einem gut funktionierenden und sie kognitiv zufriedenstellenden Leben. Dies will auch Julian, aber mit einer bisher mangelhaften Identifikation mit der Männlichkeit.

Die Elternstunden wurden für Frau B. eine so gute Unterstützung, dass sie seitdem Julian eine weitaus bessere Mutter als vorher werden konnte und geblieben ist. Es hat sich aber nach der Rückkehr des Vaters schon sehr bald abgezeichnet, dass Julian weiterhin mehr auf die Mutter angewiesen ist. Bei allen sehr ernsthaften Bemühungen des Vaters wirkt er weiterhin als irritierendes Element auf die psychische Entwicklung von Julian ein. Dies kann aber nicht wirklich zu einer tiefgreifend gesunden Persönlichkeitsentwicklung führen, wohl aber zu einer Verbesserung, die dazu beiträgt, dass die Lernstörung sich verkleinert.

Ich kann als Therapeutin jeweils nur versuchen, dass die Situation für alle Beteiligten tragbarer wird. In welchem Maß mir das gelingen kann, hängt von den behandelten Personen ab. Im vorliegenden Fall traf meine therapeutische Bereitschaft auf eine zunehmend gut motivierte Familie. Für die begrenzte Stundenzahl, die jeweils kassentechnisch zur Verfügung gestanden hat, ist das erreichte Ergebnis beachtlich.

Ich kann Julian zwar aufzeigen, dass er an einer ungestillten Vatersehnsucht leidet, dass die Identifikation mit einem Mann schwierig ist, aber ich kann ihm nicht »triangulierend den hilflosen Vater ersetzen«. Julian hat dies in der therapeutischen Situation verstanden. Ich erinnere an die Stunde, in der er das Messer des Vaters als viel schöner vorzieht. Auch seine Mutter hat verstanden, dass sie den Vater nicht ersetzen kann, was sie bis dahin aktiv versucht hat. Es gibt hier keinen Ersatz, wohl aber Wut und Trauer, dass die Identifikation nicht direkt gelingen kann. Nur wenn Julian bis zur Aussöhnung mit dem Vater getrauert hat, ist er wirklich frei, mit anderen männlichen Bezugspersonen durch Identifikation mit dem Männlichen gute Erfahrungen zu machen und zu internalisieren. Julian ist hier z. B. auf gute Verhältnisse mit seinen Ausbildern angewiesen. Mir war zu Behandlungsbeginn klar, dass ich die Labilisierung nur mildern, aber nicht heilen kann. Der Umgang mit dem Symptom Enkopresis in Verbindung mit einer umfassenden inter- und intrapsychischen Störung erfordert eine langwierige Behandlung. Ablehnung und Widerstand gegen die bestehenden und streng eingeforderten Normen wird so für Kinder zum Sinnbild: ›*Ich scheiß auf euch*‹. Wut, Scham und Angst beherrschen das Fühlen und Denken des ›*psychisch nicht gefundenen*‹ Jungen.

Wie ich aufgezeigt habe, ist dieses Gestörtsein nicht nur in dem Symptomträger vorhanden, sondern in allen Familienmitgliedern der Kernfamilie und, soweit erkennbar, auch in den Herkunftsfamilien. Für diese Familie besonders klar zu erkennen ist die auf der männlichen Seite zu verzeichnende Einschränkung des Lebensentfaltungsraums durch die mangelnde quantitative und qualitative väterliche Kompetenz.

Meine Aufgabe dabei ist, aufzuzeigen, wie krank und krankmachend das System für die Betroffenen ist. Wie diese damit umgehen, welche Konsequenzen sie daraus für sich jeweils ziehen können, ist Sache der Familienmitglieder. Ich kann dabei nur die jeweilige Antwort auf das Erfahrene bewusstmachen. Ich kann, wenn nötig, unterstützen oder zu erwartende negative Folgen aufzeigen.

Hier zeigt sich, dass die genetische Ausstattung den größten Part innehat, ob z. B. der Mut zur Veränderung greifen kann.

Frau B. und Marion können kräftiger auf die vorhandenen Umstände reagieren. Beide sind weniger vulnerabel ausgestattet, haben mehr Identifikationsmöglichkeiten mit dem Weiblichen. Umso gravierender trifft es Julian und seinen Vater. Da Julian eine ihm durchaus zugewandte Mutter und eine Einzeltherapie hat, kann er mit Schwierigkeiten im Verlauf besser und kompetenter umgehen als sein Vater. Herr B. hat durch sein sehr schwaches Selbstbild und das daraus resultierende angstgetönte Lebensgefühl signifikant weniger Möglichkeiten, psychisch gesund auf Lebensereignisse und Konflikte zu antworten.

Ich habe versucht, Julian mitzugeben, dass noch weitere Erfahrungen mit anderen Personen notwendig sind, um eigene Antworten für die Selbstbesetzung zu finden. Im vorliegenden Fall ist das Einkoten auch als Versuch der Selbstbesetzung zu verstehen. Ein Junge macht über sein Symptom unbewusst darauf aufmerksam, dass er und seine nahen Bezugspersonen unter einem Autonomie- und Schamkonflikt leiden, der sie daran hindert, angemessen aufzunehmen und abzugeben. Das reibungslose Funktionieren dieser Dinge gehört aber entscheidend zu einem fruchtbringenden Lernverhalten dazu. Dies zeigt sich bei allen Familienmitgliedern, nur unterschiedlich stark und jeweils individuell ausgeformt.

Ich bedauere für die Familie, dass der Vater nicht den Mut aufbringen kann, eine Therapie für sich selber zu beanspruchen. Herr B. ist nach Anlaufschwierigkeiten bereit zu den Elternstunden. Er hat davon und von den Familienstunden profitieren können. Er konnte sich deshalb auch eine Einzeltherapie bei mir vorstellen. Dies geht aber kassentechnisch nicht. Obwohl ich dies und die dazugehörige Wut besprochen habe, dass hier jemand ist, der ihn zwar mag und versteht, aber dass er sich wieder nicht niederlassen kann, traute er sich nicht, mein Angebot anzunehmen, dass ich ihm behilflich sein würde bei der Suche nach einem Therapieplatz auch nach dem Ende der gemeinsamen Stunden.

In der Katamnese kann ich erfahren, dass der depressive Rückzug des Vaters nicht zu Abwertungen führt, wohl aber zur Trennung in der Partnerschaft und des Sohns vom Vater. Julian will sich wohl auf diese Weise freimachen, damit sein Weg aus der Identitätsproblematik anders gelöst werden kann.

Ich habe aufgezeigt, wie ein Kind sich gleichzeitig mit den geschlechtsspezifisch unterschiedlichen Elternimagines auseinandersetzen muss, um zu einem eigenen reifen Idealobjekt zu gelangen. Dieser Prozess bindet viel Energie, vor allem dann, wenn Verwirrung und Gestörtheit diesen Vorgang noch erschweren. Lernstörungen sind daraus eine logische Konsequenz.

8 Krankheitsausbruch einer larvierten Depression

8.1 Die generationsübergreifende Struktur von Loyalitätskonflikten

Wie eine unbehandelte Erkrankung aus der Kindheit sich im Erwachsenleben konkret darstellt, zeige ich in dem folgenden Fallbeispiel. Transgenerationell weitergereichte Störungen können das Leben eines Betroffenen weitgehend beherrschen, sodass aus einer Lernstörung eine weitreichende Arbeitsstörung wird, wenn keine ausreichende Selbstwertgefühlsregulation zur Verfügung steht bei hochambivalent besetzten Loyalitätsverpflichtungen gegenüber den vorangegangenen Generationen, ausführlich beschrieben bei Boszormenyi-Nagy & Spark:

> »**die generationsübergreifende Struktur von Loyalitätskonflikten:** In der Abfolge der Generationen geraten vertikale Loyalitätsverpflichtungen ständig mit horizontalen in Konflikt. Die vertikalen Verpflichtungen werden entweder der vorangegangenen oder der nächsten Generation, die horizontalen dem Ehegatten, den Geschwistern oder den Altersgenossen ganz allgemein geschuldet. Das Eingehen neuer Beziehungen, vor allem im Falle von Heirat und der Geburt von Kindern, bringt zwangsläufig neue Loyalitätsverpflichtungen mit sich. Je starrer das Loyalitätssystem der Herkunftsfamilie, desto schwerer fällt dem Individuum die Wahl. (Für wen entscheidest du dich: für mich oder für ihn beziehungsweise für sie?)
>
> Im Verlauf der Entwicklungsphasen, welche die Kernfamilie durchmacht, stehen alle Mitglieder vor immer neuen Anpassungsforderungen. Anpassung bedeutet hier nichts Endgültiges, keinen Abschluss einer vorangegangenen Phase, sondern den fortwährenden Zwang, alte nie erloschene Erwartungen mit neuen in Einklang zu bringen. Geburt, Wachstum, Geschwisterrivalität, Individuation, Loslösung, Vorbereitung auf die Elternschaft, Altwerden der Großeltern und schließlich Trauer um die Verstorbenen sind Beispiele für Situationen, die jeweils ein neuerliches Gegeneinander-Abwägen der Loyalitätsverpflichtungen erfordern.
>
> Folgende Loyalitätsübertragungen werden – entwicklungsbedingt – zu irgendeinem Zeitpunkt notwendig:
>
> 1. Junge Eltern müssen ihre Loyalität von ihrer Herkunftsfamilie auf ihren Ehepartner übertragen; sie schulden einander nun sexuelle Treue und gegenseitige Versorgung. Sie sind überdies ein Team zur Erzeugung von Nachwuchs geworden.
> 2. Sie schulden ihren jeweiligen Herkunftsfamilien und damit ihrem nationalen, kulturellen und religiösen Herkunftsbereich und seinen Werten eine nunmehr neu abzusteckende Loyalität.
> 3. Sie schulden den aus ihrer Verbindung hervorgehenden Kindern Loyalität. (!)
> 4. Kinder schulden ihren Eltern und den älteren Generationen Loyalität. (!)
> 5. Geschwister sind einander Loyalität schuldig.
> 6. Blutsverwandte Familienmitglieder sind zwar verpflichtet, sexuelle Beziehungen zueinander zu vermeiden, schulden einander aber dennoch Zuneigung.

7. Väter schulden der von ihnen gegründeten neuen Kernfamilie Unterhalt, bleiben aber zugleich weiterhin zur Unterstützung ihrer alternden Eltern oder kranken Eltern und Verwandten verpflichtet.
8. Mütter haben Hausarbeit und Kindererziehung in ihrer Kernfamilie zu übernehmen, müssen aber auch noch für ihre Herkunftsfamilie verfügbar bleiben.
9. Familienmitglieder schulden einander Solidarität gegenüber Freunden und Fremden, sind aber auch der Gesellschaft gegenüber zu einem Verhalten als gute Bürger verpflichtet.
10. Von allen wird erwartet, dass sie sich dem gesamten Familiensystem gegenüber loyal verhalten und damit seinen Fortbestand sichern, aber auch bereit sind, neue Beziehungen in das System einzugliedern und die daraus sich ergebenden Systemveränderungen zu bewältigen.«[95]

8.2 WOLFGANG E.

8.2.1 Vorgefundenes Zustandsbild

Ausgangssymptomatik

Herr E., dreißig Jahre alt, hat wegen massiver Kopfschmerzen (neurologisch o. B. abgeklärt) und einer Unfallgefährdung, die jährlich erhebliche Arbeitsausfallzeiten nach sich ziehen, meine Praxis aufgesucht. Bei Therapiebeginn ist er schon mehrere Jahre im Berufsleben. Er arbeitet aber eher als Hilfsfeinmechaniker und nicht als hochqualifizierter, weitergebildeter Feinmechaniker. Er ist beschäftigt in der technischen Abteilung eines Betriebs, in dem er sein handwerkliches Können nicht zeigen kann. In dem gesamten Betrieb werden im Vergleich zum Niveau seiner Ausbildung nur minderwertige Arbeiten ausgeführt, da es sich um einen künstlerisch arbeitenden Betrieb handelt. Hinzu kommt ein sehr starkes hierarchisches Denken in der Abteilung, das weder Veränderungen in der Arbeitsweise noch im Einsatz der Fachkräfte zulässt. Herr E. gilt außerdem als Berufsaußenseiter und ›Spinner‹. Mir stellt sich sofort die Frage, ob Herr E. nicht den Betrieb wechseln kann, wenn er so unzufrieden ist – vorausgesetzt, dass das sein primäres Problem ist. Die Antworten von Herrn E. sind folgende:

Er kann im Schichtdienst arbeiten. Dies gebe ihm das Gefühl von mehr Freiheit. Er möchte an einer Universität studieren, verfügt aber nicht über die allgemeine Hochschulreife. Sein Vater würde ihm eine weitere Ausbildung finanzieren. Dies aber wolle er auf keinen Fall.

Er wolle nie mehr etwas mit ›dem väterlichen System‹ zu tun haben. Stattdessen wolle er als Werkstudent sein Studium finanzieren.

95 Boszormenyi-Nagy I. u. Spark, G. (2006 [1973]), S. 82.

Herr E. wirkt dann sehr erregt, als es um die Kostenübernahme durch die Krankenkasse geht. Er wolle seine Therapie selber zahlen. ›Ich bin doch nicht blöd und mache mich von dem Krankenkassensystem abhängig. Die stecken doch alle unter einer Decke‹ und: ›Mein Vater gibt denen als Unternehmer viel Geld, und dann kann er mich wieder über die (Sachbearbeiter der Krankenkasse) bestimmen.‹ Weiter: ›Wenn ich Geld für eine Therapie von denen bekomme, dann stimmt das nicht, denn da steckt mein Vater dahinter‹ und ›er [der Vater] kann mir so nicht reinpfuschen‹.

Ich lasse mich nach Absprache mit seinem überweisenden Arzt, der ihn schon lange kennt, auf dieses Arrangement ein. Es sei bisher nicht gelungen, Herrn E. zu einer ambulanten psychiatrischen Behandlung zu bewegen. Die Symptomatik sei außerdem nicht auffällig genug, um eine stationäre Behandlung zu veranlassen. Herr E. könne viele Bereiche durchaus geordnet leben. Erst die unerträglichen Kopfschmerzen hätten die Zustimmung von Herrn E. ermöglicht, Kontakt zu mir aufzunehmen. Frühere Versuche wegen anderer Symptome seien immer daran gescheitert, dass Herr E. nach Empfehlungen des behandelnden Arztes, sich vielleicht doch therapeutische Hilfe zu holen, die noch anstehenden Behandlungstermine wegen irgendwelcher Verletzungen weitgehend vermieden habe.

Die paranoide Persönlichkeitsstörung und das überzogene Größenselbst von Herrn E. sind so ausgeprägt, dass ein normaler Ablauf einen Behandlungsbeginn unmöglich machen würde.

Sein paranoides System wirkt auf mich ausgeklügelt
und durchaus funktionierend.

Ich vertraue auf eine Lockerung in Herrn E., wenn er mich besser kennenlernt und sich ein Vertrauensverhältnis aufbauen kann. Mir ist klar, dass ich Herrn E. so tief kränken würde, wenn ich ihm die Selbstfinanzierung der Therapie nicht zugestehe, dass er sofort abbrechen müsste. Er würde es wahnhaft verarbeiten, d.h., als empfindliche Beschneidung seiner angestrebten Autarkie einwerten.

Ich treffe mit Herrn E. die Absprache, dass wir zunächst eine Probebehandlung begännen, dass ich ihn dann erneut auf die Frage der Kostenübernahme ansprechen würde. Ich sage ihm, dass er nun erst einmal mich prüfen müsse, denn er kenne mich ja noch nicht wirklich. Ich verstünde, dass er erst sicher sein müsste, dass ich mit dem Vater nicht ›unter einer Decke stecke‹. Ich sage ihm aber auch, dass ich anerkennen würde, wie viel ihm eine Therapie wert sei. Eine Therapie sei bekanntermaßen zeitaufwendig und kostenintensiv. Ich erkläre ihm, dass ich die Hoffnung hätte, dass sich seine Ablehnung vielleicht verändern könnte, wenn wir uns besser kennen würden.

Herr E. fühlt sich mit seinem paranoischen System angenommen. Wir beginnen die gemeinsame Arbeit. Herr E. kommt regelmäßig zwanzig Minuten zu spät, hört sehr aufmerksam zu und zahlt am Ende jeder Stunde sein Honorar bar (er besitzt kein Bankkonto, da dies auch dem abgelehnten System entspricht). Als ich ihm die Deutung gebe, dass er mich wohl schonen möchte und er mir nichts schuldig bleiben möchte, sehe ich Tränen in seinen Augen aufsteigen. Worte kann er dafür noch nicht finden.

Konfliktbild:
sich darstellen wollen und dies gleichzeitig
über ›sich klein halten müssen‹ verhindern, da ansonsten die Gefahr droht,
vom Größenwahn beherrscht zu werden.

Im Verlauf der Probebehandlung thematisierte Symptome

Herr E. arbeitet gerne in seiner Freizeit in der Werkstatt eines Bekannten an eigenen Entwürfen. Zu Hause baut er einen großen Werkraum nach seinen Vorstellungen sukzessiv zu einer Wohnung aus. Er hat dazu die Erlaubnis der Besitzer. Dabei träumt er davon, dass er eines Tages eine für ihn geeignete Partnerin finden kann, die ihn und seine Arbeiten anerkennt und wertschätzt. Doch leider verliebt er sich immer in Frauen, die ihn nach kurzer Bekanntschaft verlassen. Ein spezifischer Ablauf, der sich stereotyp seit Jahren wiederholt, lässt sich erkennen, nachdem er, angeregt durch meine Nachfragen, eine Liste erstellt hat.

Alle Frauen haben gemeinsam:

- Sie arbeiten in demselben Betrieb, aber näher am rein künstlerischen Geschehen.
- Sie kommen aus nicht geglückten/glückenden Partnerschaften.
- Herr E. kennt die Männer dazu meist flüchtig.
- Sie träumen vom großen, unbeschwerten Leben, das sie durch einen Mann erhalten wollen.
- Sie bevorzugen die Passivität und meinen, dass ihr Einsatz für ein gelungenes Leben aus ihrer jeweiligen Schönheit bestehe.
- Sie zeigen sich zunächst von Herrn E. begeistert, weil er gut aussehe, sehr kreativ und ›so süß‹ sei.
- Sie ziehen alle sehr schnell bei ihm ein. Manchmal direkt nach ›einem Sich-näher-Kommen‹ auf einer Party. Er hört sich dann die Kümmernisse der Frauen an, bekocht und umsorgt sie und wird nach wenigen Wochen verlassen.
- Sie kehren in ihre alten Beziehungen zurück oder suchen weiter.
- Sie tauchen des Öfteren im weiteren Verlauf bei ihm auf und wohnen zum Teil auch wieder bei ihm. Er nimmt dann niemals abermals eine Liebesbeziehung zu ihnen auf. Er ist ihnen gegenüber misstrauisch, verwöhnt sie aber erneut.

Mir fällt auf, dass seine Wut über die schlechte Behandlung fehlt und dass er somit aus den immer wiederkehrenden schlechten Erfahrungen nichts lernen kann. Ich mache Wut und Verletzlichkeit immer wieder zum Thema.

Da ich das Bild vom

Pulverfass

vor Augen habe, bin ich behutsam. Wut, Leidenschaft, Liebe und Zorn will Herr E. wegzwingen. Er rettet sich in die Verachtung. Allmählich beginnt er in Verbindung mit mir, sich vorsichtiger auszudrücken. Als ihm eine massive Abwertung herausrutscht, er sich dafür entschuldigt, antworte ich ihm: ›Ich merke, dass Sie sich anders ausdrücken wollen, aber die Gefühle dahinter spielen Ihnen manchmal einen Streich. Sie wollen auch einen angemessenen Platz haben.‹ ›Deswegen gehe ich in die Werkstatt‹, kontert Herr E. prompt. Ich: ›Ja, da können Sie sie wegfeilen und polieren, dann wird es Ihnen leichter.‹ Herr E. sehr nachdenklich: ›Da ist was dran.‹

Die erste Verknüpfung zwischen seelischem Erleben und Symptomen ist gelungen.

Herr E. hat die Vorliebe, am Wochenende ›bei Gott und der Welt vorbeizuschauen‹. Er berichtet nun, dass er sich als Mann aus Loyalität so zurückhalten möchte. Ich fasse einen sich ähnlich wiederholenden Ablauf zusammen:

Die jeweilige Frau hält nach einer sehr kurzen Phase des Verliebtseins nicht aus, dass Herr E. nicht nur zu ihrer Versorgung da ist, dass er arbeitet und viel Zeit braucht für seine künstlerischen Tätigkeiten. Seine Partnerinnen ›maulen‹ und ›meckern‹, klagen über Langeweile, suchen entweder andere Unterschlupfmöglichkeiten, bieten ihm anstatt Liebschaft Freundschaft an und ziehen weiter.

Die Frage nach dem Anteil von Herrn E. an diesem Geschehen bleibt bis dato offen. In den kommenden Sitzungen lockert Herr E. eine tiefe Verleugnung. Er räumt ein, dass es heftige Auseinandersetzungen gebe und dass die Frauen vielleicht auch Angst vor ihm empfänden, wenn seine Wut über die Enttäuschung in ihm steige. Er gehe dann lieber in die Werkstatt, ›bevor etwas passiert‹.

Seine Wut muss nicht mehr verleugnet werden.

Es sind aber auch Frauen darunter, deren anfängliche Überhöhungen seiner Eigenschaften in tiefe, verletzende Abwertungen umkippen. Diese Vorgänge verletzen Herrn E., da es sich um die interessanteren Frauen für ihn handelt, in die er sich heftiger verliebt hat. Nun greift das Hilfsmittel Werkstatt nicht mehr. Aufgestaut und blockiert in der Wut, die er nur schwer zügeln kann, kommt es zu den schon erwähnten ernsthaften Verletzungen:

Unfälle im Straßenverkehr und bei irgendwelchen unwichtigen handwerklichen Tätigkeiten reihen sich aneinander, und in der Folge eine hohe Anzahl von Krankschreibungen. Bisher hat Herr E. keine wesentlichen Verletzungen bei seiner Berufsarbeit erlitten. Er hat in seiner Lehre bei einem umsichtigen Meister gelernt, aufzupassen, denn sein Handwerk birgt hohe Verletzungsgefahren.

Herr E. will um seiner selbst willen anerkannt und geliebt werden und die Erinnerung an ein Nicht-angenommen-Werden und die daraus resultierenden Gefühle wie Schmerz, Enttäuschung und Wut übermannen ihn. Seine funktionell eingestuften Kopfschmerzen werden von mir verstanden als

Dilemma:
Er will bedrohende Situationen retten,
indem er für die jeweilige Frau viel zu viel leistet.
Er verhindert seinen Wunsch gleichzeitig
durch seinen Rückzug in die Aktivitäten.

Was beim Vater noch funktioniert (s. Anamnese), gelingt Herrn E. nicht mehr. In der Folge ist er an einem Hodenkarzinom erkrankt, das erfolgreich behandelt werden konnte. Es zeigt sich das Bild einer

larvierten Depression mit einer somatisierten Arbeitsstörung.

Wichtige Aspekte der Vorgeschichte von Herrn E. und deren Folgen in der Gegenwart

Anamnese (im Verlauf erfahren)

Die Eltern hätten nach kurzer Bekanntschaft wegen der Schwangerschaft mit Herrn E. geheiratet. Der Vater habe immer betont, dass er dies aus ›moralischer Verpflichtung‹ getan habe. Er kenne seine Eltern nur in einer ›Nichtehe‹ lebend. Er selber sei immer ›von irgendwem und irgendwie‹ versorgt worden. Später habe er sich um seinen jüngeren Bruder auf die gleiche Art und Weise gekümmert. Er erinnert sich daran, dass er ihm etwas zum Essen gegeben, ihn gewickelt und beruhigt habe. Oft sei für ihn selber nichts mehr übriggeblieben. Frühe Kindheitserinnerungen von Herrn E. sind gekoppelt mit Verlassenheitsgefühlen. Sein Bild von seiner Mutter aus dieser Zeit ist, dass sie im Liegestuhl liege, absolut ungestört sein wolle, da sie ›immer nur unter ihrer Migräne leide‹.

Er erinnert sich gerne an seine Urgroßmutter, die öfter auf ihn aufgepasst habe und nett zu ihm gewesen sei, und voll Grausen an die Tanten, die ihn immer hätten küssen wollen. Er habe sich oft ausgelacht gefühlt. Die Familie habe beengt mit Großmutter und Urgroßmutter auf dem Land in einem Haus gewohnt, das er schon als Kind immer habe verschönern wollen. Angefangen habe es, als er den Flurboden mit der Sonnenmilch der Mutter einstrich. Sie sollte sich freuen, wie schön alles glänze, wenn sie käme. Stattdessen rutschte die Mutter aus und er wurde anschließend von beiden Elternteilen geschlagen, d. h. von der Mutter sofort und vom Vater ein paar Tage später.

Der Vater sei nur am Wochenende mit Freunden aus der Stadt ›aufgetaucht‹. Die Mutter habe dann nie unter Migräne gelitten. Sie sei aufgeblüht bei den vielen Festen, die der Vater organisiert habe. Sie sei dann lustig gewesen zu den anderen, habe ihn aber genauso wenig wie sonst beachtet. Der Vater leitet inzwischen den großmütterlichen Familienbetrieb. Er sei dort, und damit in seiner Herkunftsfamilie, verankert. Herr E. findet, dass ›das Leben des Vaters sich im Betrieb abspiele‹, und wolle deswegen nicht dessen Nachfolger werden, obwohl ihn dieser Fachbetrieb sehr interessiere.

Die Familie zog später in die Stadt und in die Familie des Vaters. Herr E. erinnert sich an den despotischen Großvater und daran, wie seine Mutter versucht habe, sich gegen ihn zu wehren, und wie der Vater ›ganz im Schlepptau der Großmutter‹ im Betrieb gelebt und oft auch übernachtet habe. Er betont dabei, dass der Vater im Gegensatz zur Tante noch den Versuch eines Eigenlebens unternommen habe. Es habe oft Streit zwischen den Eltern gegeben. Die Mutter habe dem Vater immer Vorwürfe gemacht, dass er sich zu wenig um seine Familie kümmere. Der Vater habe dann gekontert, dass sie keine Ahnung von der Arbeit in einem Betrieb habe.

Vorgeschichte

Herr E. reagiert auf diese Familiensituation mit Lernstörungen und wird zum Außenseiter. Wegen seiner Herkunft und seiner psychischen und sozialen Verwahrlosung wird er bald als genereller ›Schulversager‹ abgestempelt. Als Kind von als sehr wohlhabend eingeschätzten Eltern fällt er besonders unangenehm auf. ›Die haben es nicht nötig‹, hört er von den Mitschülern und deren Eltern. Aber auch seine Lehrer wenden sich enttäuscht ab, wenn er wieder ohne Hausaufgaben, die Sachen, die er hätte mitbringen sollen, und meist ohne ein Pausenbrot zur Schule kommt. Die dann einbestellten Eltern erscheinen nicht, sodass Herr E. sehr bald nur ›irgendwie mitgezogen‹ wird. Er fängt schon sehr früh an, der Schule fernzubleiben: zunächst stunden-, dann tage- und schließlich wochenweise. Er schwänzt oft die Schule, weil er auf dem Schulweg über eine Brücke kommt, an der er stundenlang verweilt. Er hat dann entweder Suizidgedanken – oder beobachtet das bewegte Wasser. Er soll in eine Sonderschule. Zu Hause wird er nur massiv bestraft. Die Drohungen, dass aus ihm ›nichts wird‹, stehen im luftleeren Raum. Herr E. will sich dieser Schmach nicht aussetzen, hält die Scham darüber nicht aus und unternimmt einen Suizidversuch. Da lässt ihn der Großvater, der oft streng mit ihm übt, testen. Auf Grund des guten Ergebnisses eines Intelligenztests sorgt der Großvater dafür, dass Herr E. einen Platz in einer Privatschule bekommt. Diese ist dem Familienbetrieb sehr verbunden, sodass anfangs Herrn E.s Verhalten nicht so streng geahndet wird. Herr E. lernt, regelmäßig den Unterricht zu besuchen, und kann sich dann schulisch entwickeln.

Der Großvater verdient viele Jahre sein Geld als Künstler mit Tingeln. Er habe sehr unter der fehlenden Anerkennung durch die Großmutter gelitten. Diese habe einen Betrieb geerbt, den sie zunächst alleine und dann mit ihren Kindern leitete. Später kann sie ihn, trotz schwindender Kräfte, lange nicht übergeben. Sie behandelt ihre Kinder im raschen Wechsel entweder wie Laufburschen oder wie Betriebsleiter. Sie droht abwechselnd mit Enterbung oder lockt mit Betriebsübergabe, wenn sie sich nicht ausreichend beachtet fühlt. Es gilt jeglicher Emanzipationsversuch in der Familie als ungeheuerliche Bedrohung, dass der Faden, an dem das Damoklesschwert ›Großmutter enterbt uns, und wir stehen auf der Straße‹ hängt, abreißt.

Die Mutter findet einen eigenen Beruf, leidet nicht mehr unter Migräne. Sie entwickelt großen Ehrgeiz und findet Anerkennung in der Herkunftsfamilie des Vaters. Sie hat erneut wenig Zeit für ihre Kinder. Herr E. ist deshalb viel im großmütterlichen Betrieb und versucht, sich dort nützlich zu machen. Er bekämpft und provoziert seinen Ruf als

schwarzes Schaf in der Familie.

Diagnostische Überlegungen zur Lernstörung von Herrn E.

Herr E. leidet somit schon früh an einer Depression mit massiven Angstzuständen. Die Erkrankung wird bereits in der Kindheit manifest und zeigt sich u. a. in einer generalisierten Aufnahmeschwäche und somit in Lernschwierigkeiten. Die Erkrankung wird nicht erkannt, da als einzige Ursache für die Lernschwierigkeiten eine ätiologische Bereitschaft gesehen wird, visuelle Zeichen (Buchstaben, Zahlen …) verdreht wiederzugeben. Deshalb wird auch nur eine Legasthenie mit übenden Maßnahmen behandelt, die sich wegen der oben geschilderten Situation als weitgehend übungsresistent erweist. Seine chronisch rezidivierende depressive Störung bleibt unerkannt.

Wichtige Aspekte von Lebenssituation und Lernstörung

Die geschilderten Umstände beeinträchtigen den schulischen und beruflichen Werdegang von Herrn E. immanent. Mit Hilfe einer Privatschule, vieler Nachhilfestunden und leichter therapeutischer Maßnahmen schafft er schließlich einen mittleren Schulabschluss. Er kann eine Lehre absolvieren. Er trifft auf einen guten Ausbilder, einen altgedienten, emotional warmen Meister, der ihm handwerkliches Geschick und gute Materialkunde beibringt. Seine kreative Seite wird entdeckt und gefördert. Lediglich die Berufsschule wird für ihn quälend wegen der schriftlichen Arbeiten, die von ihm gefordert werden. Doch auch hier findet er Unterstützung in seinem mutmachenden und haltgebenden Lehrmeister. Herr E. schafft die Prüfungen. Seine schriftlichen Noten sind, wie vorauszusehen, sehr mittelmäßig.

Er leidet zu diesem Zeitpunkt gleichzeitig darunter, wie leicht sein Bruder nach dem Abitur sich einem Studium zuwenden kann. Der unverhohlene Stolz der Mutter auf die Leistungsfähigkeit des jüngeren Sohnes kränkt Herrn E. tief.

Sein Vater erkennt dies und finanziert ihm eine kreative Weiterbildung im Ausland. Herr E. kann sich sehr bald dort wohlfühlen.

Er lernt zum ersten Mal, sich in einer anderen Sprache zu verständigen, findet schulische Anerkennung und Freunde. Er ist über den Ausländerstatus zwar wieder ein Außenseiter, nur diesmal ein anerkannter. Herr E. kann hier auch sein handwerkliches Können und Geschick angemessen unter Beweis stellen. Seine Fähigkeiten, einen Stoff schriftlich zu erarbeiten, sind hier abermals fraglich. Da er aber einen Bonus wegen seiner Fremdsprachigkeit hat, wird ihm manches nachgesehen. Seine Angst, zu versagen, lässt ihn manchen komplizierten Weg gehen, doch kommt er zu einem guten Abschlussergebnis und fühlt sich in seinem Selbstwert gestärkt.

Zurück in Deutschland muss er erfahren, dass seine Weiterbildung nicht in dem Maß anerkannt werden kann, wie er es sich erhofft hat. Das entmutigt ihn aber keineswegs. Ihm hat das tiefergehende Erlernen einer Sprache erstmalig Freude bereitet. Seine Rechtschreibprobleme und Ausdrucksschwierigkeiten zeigen sich in der Fremdsprache nur schwach. So kommt in ihm der Wunsch auf, doch noch die allgemeine Hochschulreife zu erlangen, um in Deutschland an einer Universität (ähnlich wie der Bruder) studieren zu können.

Er erhofft sich dabei insgeheim, auch endlich die gleiche Anerkennung wie sein Bruder bei den Eltern zu bekommen. Seine Mutter interessiert sich, wie gewohnt, nicht für seine Pläne. Sein Vater findet sie ›schlicht Unsinn‹. Er macht den Vorschlag, Herr E. solle lieber in den Familienbetrieb einsteigen. Dies aber will Herr E. unter keinen Umständen. Die enttäuschte Großmutter enterbt ihn. Herr E. sucht sich einen Job, bei dem er vielleicht doch noch in der Abendschule das Abitur machen kann, und verdingt sich in dem anfangs erwähnten Betrieb.

Herr E. fühlt sich von seiner Tante gemocht. Er beschreibt, wie seine Tante und seine Großmutter früher auch wesentliche Bereiche der Familie bestimmt hätten, da die Mutter ›permanent‹ ausgefallen sei. Sie hätten sich, wenn überhaupt, anstelle des Vaters um dessen Söhne gekümmert. Er findet, dass seine kinderlos verheiratete Tante ihm viel stärker mütterlich begegnen konnte/kann als seine Mutter.

›Die Dummheit ist auf Seiten der Frauen‹,

lautet ein oft zitierter Spruch des Großvaters. Die Tante sei die Ausnahme. Herr E. erlebt sich ›als der Sündenbock‹ der Familie. Sein Bruder sei lange Zeit der ›Hoffnungsträger für die Familie‹ gewesen, lebe aber heute im Ausland, eng verbunden mit der Familie seiner Frau.

Bild: Spaltung in Sündenbock und Hoffnungsträger.

Behandlungsplan und -verlauf

Ich arbeite zunächst nur stützend mit Herrn E. Erst mit fortschreitender Therapie verändert sich die Form in eine tiefenpsychologisch fundierte. Beziehungsanalytische Aspekte und Elemente werden dabei zunehmend das tragfähige Gerüst der Arbeit.

Der Zeitraum der Therapie erstreckt sich über sechs Jahre mit 180 Sitzungen.

8.2.2 Wichtige Sequenzen aus dem Therapieverlauf

Phase 1

Nach dreißig Sitzungen fühlt Herr E. so viel Vertrauen zu mir, dass ich einen Antrag auf Kostenübernahme stellen kann. Nach der Zusage richtet er ein Bankkonto ein. Er lernt, sich mehr nach den üblichen Gepflogenheiten zu richten. Dies bringt ihm Entspannung. Im Verlauf des folgenden Jahres muss er zunehmend auch andere Dinge nicht mehr so extrem vermeiden. Dies geschieht für ihn oft unbewusst. Er kann z. B. seine Therapiezeit voll beanspruchen und genießen. Er kommt zweistündig pro Woche, schreibt dazwischen viele Gedanken auf und seine ›Ja, aber‹-Repliken auf meine Interventionen schwächen sich ab. Er muss mir auch nicht ständig neue Leute schicken (versorgen wie den Bruder). Als seine Mutter ihn um meine Adresse bittet, da sie selber eine Therapie bei mir machen möchte, lehnt er ihren Wunsch ab.

Phase 2

Nachdem er die Liste zu seinen Freundinnen erstellt hat, erkennt er, dass er ›alle Frauen in einen Topf wirft‹ wie sein Großvater. Er erkennt, dass er sich

identifiziert mit dem Großvater –
sich als Künstler sehen möchte, es aber nicht ist.

Er verändert daraufhin zunehmend den Typ seiner Freundinnen, der bisher stellvertretend für ihn die künstlerische Seite leben sollte. Er geht nicht mehr zu bestimmten Partys und stabilisiert sich zunehmend. Seine Kopfschmerzen melden sich nicht mehr. Er ist nicht mehr in Verkehrsunfälle verwickelt und auch seine Neigung zu ständigen Verletzungen verschwindet mehr und mehr.

Er erkennt seine Wut auf die Frauen. Er setzt sich damit auseinander, dass er immer noch mit seiner Mutter hadert und seine Kränkung permanent reinszeniert hat:

›Ich gebe den Frauen alles und
bekomme nur kränkende Missachtung zurück.‹

Phase 3

Als sein paranoides System ihn nicht mehr total beherrscht, Herr E. also weniger angstvoll ist und unter weniger Druck steht, knüpft er u. a. an seine alten Berufspläne an. Er stellt ernsthafte Überlegungen an, wie er sein zukünftiges Berufsleben gestalten möchte. Sein Vater unternimmt in diesem Kontext erneut einen Versuch, Herrn E. zur Übernahme des Betriebes zu motivieren. Da dies zu eindringlich geschieht, zieht sich Herr E. erneut vom Vater zurück.

Da werden Herr E. und ein Arbeitskollege durch nicht eingehaltene Sicherheitsmaßnahmen eines weiteren Arbeitskollegen schwer verletzt. Er kann nach mehreren Operationen zwar wieder Schulter und Arm schmerzfrei bewegen, nicht aber seine Hand. Mehrere Fingerglieder müssen amputiert werden. Er bekommt eine Umschulung finanziert. Er entschließt sich zu einem Studium an einer Kunstakademie. In den Semesterferien bittet er sporadisch um eine Sitzung. Nach drei Semestern erkennt er für sich, dass er nur in seinem psychisch kranken System zu guten kreativen Einfällen gelangt ist. In der Erkenntnis, dass aus ihm nur ein mittelmäßiger Künstler werden kann, bricht er das Studium ab. Er will

das Schicksal des Großvaters weder nachleben noch ihn rehabilitieren.

Der Hass auf die Großmutter beschäftigt ihn erneut.

Phase 4

Später wechselt er in ein Fachhochschulstudium. Ihm sei zwar ein geisteswissenschaftliches Hochschulstudium viel lieber als ein Ingenieurstudium, doch an sein Alter denkend, erscheint es ihm realitätsgerechter, auf das Nachholen der allgemeinen Hochschulreife zu verzichten. Wie zu erwarten, ist Herr E. gut motiviert, kann den Stoff erfassen und angemessen bearbeiten. Dies ist besonders beachtlich nach der Vorgeschichte und angesichts des fortgeschrittenen Lernalters. Er tritt sein Vorexamen an.

Doch dann belebt sich sein altes Angstverhalten, das durch den Stress der rasch aufeinanderfolgenden Klausuren virulent wird. Seine alte Symptomatik stellt sich wieder ein. Während der letzten Klausur bricht ein psychosenaher Zustand aus. Herr E. rutscht in eine tiefe Regression. Er habe so viele Rechtschreibfehler gemacht, dass seine Arbeit nicht benotet werden könne.

Herr E. entbindet mich von der Schweigepflicht. Er zeigt Vertrauen zu mir. Es kommt zu Gesprächen mit dem prüfenden Dozenten, dem Prüfungsvorsitzenden und dem Rektor. Herr E. hat in allen anderen Fächern mit guten bis sehr guten Noten bestanden. Der Dozent geht davon aus, dass Herr E. ihn foppen wollte, und fordert die Relegation. Er habe in den Seminaren einen guten Kontakt zu Herrn E. gefunden und könne dessen Verhalten nicht billigen. Er ist deswegen enttäuscht und auch gegen unser Gespräch, im Gegensatz zu dem Prüfungsvorsitzenden. Ich bitte darum, die Klausur anschauen zu dürfen, da ich ahne, was passiert ist. Vor mir liegt ein Blatt, das an einen Setzkasten erinnert. Druckbuchstaben, Satzzeichen, Sonderzeichen sind säuberlich nebeneinander aufgereiht und wirken wie gegliedert. Ich frage bei Herrn E. nach, ob er als Kind einen Setzkasten zum Spielen gehabt habe, was er bejaht.

Ich nenne den vorgefundenen Zustand einen Blackout im Rahmen der Prüfungssituation. Herr E. darf die Prüfung im kommenden Semester wiederholen, wenn ich als seine Therapeutin eine gutachterliche Stellungnahme abgebe. Sehr erleichtert stimmt Herr E. zu und gibt mir die dazu notwendige Schweigepflichtsentbindung. Er versichert auch schriftlich, dass er in keiner Weise eine kränkende Absicht gehabt habe, als er die ›Klausur schrieb‹.

In dem Moment, als ich das Blatt betrachtete, war ich nicht sicher, ob ich Herrn E. behilflich wäre, wenn ich offen von meiner Vermutung spräche, dass es sich hier um einen passageren psychosenahen Zustand handelte.

Wir erarbeiten dann in den kommenden Sitzungen:

Herr E. meint zunächst, dass ihm diese Klausurseiten höchst fremd gewesen seien. Er habe Zweifel gehabt, ob sie überhaupt von ihm seien, bis er seinen Namen, der wie immer auf das erste Blatt geschrieben war, entdeckte. Er ist nun auch gefühlsmäßig sicher, dass die Arbeit von ihm stammt, kann sich aber weiterhin nicht erinnern. Es entsteht nun folgendes

Lösungsbild:

Als Herr E. ein kleiner Junge war, spielte er gerne mit dem Setzkasten. In der Sehnsucht nach seinem nicht anwesenden Vater imitierte er ihn. Er schob wie der Vater Zeichen aneinander. Später vermittelte der Vater auch Botschaften wie ›gute Woche‹, ›sei brav‹ usw., als Herr E. lesen konnte. Er erinnert sich daran viel bewusster. Herr E. habe die Botschaften trotz der vielen Ermahnungen geliebt.

Er erinnert sich, dass er seinem Großvater und auch seinem ersten Lehrer solche Botschaften geschrieben habe. Letzterer aber habe es als Ausdruck einer schweren Legasthenie ausgelegt. Herr E. erinnert sich daran, dass er deswegen beschimpft worden sei, dass er wieder nicht aufpasse und nichts begreife. Er habe dann mit seinem Schulschwänzen angefangen. Er habe aus Scham über seine vermeintliche Dummheit gehandelt, deretwegen der Vater und der Lehrer ihn vermeintlich nicht mochten. Er sei doch so notwendig auf Zuwendung angewiesen gewesen, da der Bruder von der Mutter die Aufmerksamkeit und Anerkennung bekommen habe, nach der er sich gesehnt habe. Er verknüpft dann in sich noch einmal sein früheres, schlechtes Verhältnis zu den Frauen, die seine Anstrengungen gedankenlos entgegengenommen hätten.

Das paranoische System erhält seinen Sinn zurück und muss sich fortan nicht mehr in der Realität verworren und vehement dazwischenschieben. Die Lern- und Arbeitsstörung spielt für die Zukunft nur noch eine untergeordnete Rolle.
Starkes Aufgeregt-Sein vor Prüfungen begleitet ihn weiter.

8.2.3 Zusammenfassung des Verlaufs

- Der Patient fühlt sich intuitiv angenommen und vertraut mir am Ende der Probebehandlung so weit, dass ich einen Antrag zur Kostenübernahme bei seiner Krankenkasse stellen kann. Ich kann damit eine Langzeittherapie beginnen. Ich schildere einen Fall, der schon länger zurückliegt. Heute wäre ein solches Vorgehen nicht mehr möglich, da das Krankenkassensystem sich dergestalt verändert hat, dass ich die Arbeit nicht beginnen könnte. Dies bedeutet, dass heute mit dem Patienten noch mehr passieren müsste, bevor angemessene ärztliche Hilfe greifen könnte. An dieser Stelle möchte ich noch erwähnen, dass er gegenwärtig in diesem Zeitraum des Wartens schon längst entlassen würde. Bei den vorgetragenen Schwierigkeiten gäbe es genügend Gründe, dass ein Arbeitgeber sich plausibel trennen könnte.

- Der anfängliche Leitgedanke der Therapie wird mit dem Bild vom »Pulverfass« umschrieben: Es ist gefüllt mit Wut, Leidenschaft, Zorn und Sehnsucht nach Liebe. Durch die Verknüpfung zwischen seelischem Erleben und Symptomen ist es dem Patienten möglich geworden, seine Wut in Beziehungen nicht mehr verleugnen zu müssen. Dies ist ein wichtiger Schritt auch in seiner Arbeitswelt. Der Patient muss sich nicht mehr über Abwertungen von seinen Kollegen unterscheiden. Er kann beginnen, zu differenzieren zwischen der latenten Angst vor seiner früheren Aufnahmeschwäche für Lerninhalte und der jeweiligen Befindlichkeit seines Gegenübers.
- Als er akzeptieren kann, dass er wie die Angehörigen in seiner Familie über die Forderung nach gleicher Denkart und Lebensweise andere verfolgt, verändert sich u. a. sein Verständnis für seine Arbeitskollegen. Er bemerkt, wie sie sich, ähnlich wie er selber, dagegen verwahren und ausweichen, wenn zu viel Druck entsteht. Er lernt zu respektieren, dass eigene Wege erkundet und begangen werden. Er akzeptiert, dass Irren menschlich ist.
- *Folgen:* Er wird von seinen Arbeitskollegen als sympathischer erlebt und seine Ansichten zu Arbeitsabläufen werden angenommen.
- Er lernt, anzuleiten und zu führen, ohne zu dirigieren. Er erfasst: Wenn sich Wünsche in Rechtspositionen umwandeln, werden wir eindringend und übergriffig. Er begreift, dass dies passiert, wenn wir die Wünsche nicht voll besetzen und eigenständig vertreten können. Er hat selber vielfältig erlebt, dass es Streit gibt, wenn sich Rechtspositionen gegenüberstehen, bei denen es zu Überschneidungen kommt.
- Als der Patient begreift, dass sein Zorn bedeutet, dass er unbewusst nicht mehr in seinem Personenkern verdreht werden will, kommt es bei ihm zu einem neuen Leitgedanken:

  Ich trete für mich ein.

Dies hat weitreichende *Folgen* für sein über Jahrzehnte aufgebautes paranoisches System. Es kann weitgehend überflüssig für den Patienten werden. Auch dies ist ein Prozess, der nun ernsthaft greifen kann. Der Patient muss nicht mehr rechthaberisch beweisen. Es ist nun nicht mehr seine sicherste Position.

Die selbstüberhöhte Größenvorstellung verleitet ihn dazu, dass er eine Ausbildung zum Künstler beginnt. Dabei kann auch die narzisstische Kränkung über die Spätfolgen des Unfalls noch eine große Rolle spielen, dass er sich zu diesem Schritt entschließt. Er kann bald und sehr realitätsgerecht erkennen, dass ein Künstler mehr braucht als eine eigene Leidensgeschichte.

Dieses Erkennen setzt sich fort in der Einschätzung seiner Berufsaussichten nach dem Studium. Der Patient zeigt, dass er sich nicht mehr durch Selbstüberhöhung aus Angst vor Kleinheitsgefühlen leiten lassen muss. Er beginnt, strukturiert sein Leben und damit auch sein Arbeitsleben in die Hand zu nehmen.

8.2.4 Falldiskussion

Im vorliegenden Fall handelt es zunächst nicht um das Erscheinungsbild einer klassischen Lern- und Arbeitsstörung. Eine larvierte Depression überlagert das Phänobild. Der Patient leidet an einem Grundkonflikt im Sinne von:[96]

Versorgung versus Autarkie.

Der Patient scheint »vom Schicksal verfolgt zu werden« mit Unfällen, Verletzungen sowie einer schweren somatischen Erkrankung und glücklosen Versuchen, eine angemessene Partnerschaft einzugehen. Es wirkt, als ob er sich tapfer wehrt gegen den

›Pechvogel‹

in ihm, der aufzeigt, wie gespalten sein Streben nach Autarkie von seinen ebenso starken Versorgungswünschen ist. Der Patient lebt seine Spaltung unbewusst nacheinander, d.h., sein Streben nach vollkommener Autarkie wird jeweils abgelöst durch notwendig werdende Versorgung.

Seine glaubwürdig vorgetragenen Schwierigkeiten mit den Berufskollegen an seinem Arbeitsplatz könnte man noch über zu große soziale Unterschiede erklären. Es ist auch sehr leicht vorstellbar, dass seine dargebotene Wesensart dazu verleitet, ihn als »Spinner« abzutun. Auch seine rational vorgetragene Motivation, warum er es schon so lange an einem Arbeitsplatz aushält, der so gar nicht zu ihm passt, erscheint, oberflächlich betrachtet, plausibel.

Verständnis für tiefere Erlebnisschichten

Der Patient bekämpft schon seit langer Zeit etwas in sich, aber mit unwirksamen Mitteln.

Die Frage nach dem Sinn des Leids, der Funktion, drängt sich sofort auf. Wieso hält ein offensichtlich intelligenter Mensch so viele Erniedrigungen am Arbeitsplatz aus? Der Patient zeigt mir über sein Erregtsein zum ersten Mal, wie

96 Nach OPD = Operationalisierte Psychodynamische Diagnostik.

schwer er psychisch erkrankt ist. Ich bekomme Einblicke in sein Wahnsystem und kann nun anders auf ihn eingehen. Es ergibt sich für mich dadurch eine andere Fragestellung:

Worüber muss sich der Patient den Kopf zermartern?

Der für diese Arbeit relevante Aspekt einer krankheitswertigen Selbstwertproblematik lautet:

Ich bin so viel wert, wie ich leisten kann,
doch permanent behindert mich etwas.

Der Patient hatte sich in seiner chronifizierten depressiven Störung dergestalt zurechtgefunden, dass eine rezidivierende Hilfsmaßnahme unbewusst benötigt wurde, damit der Patient gezwungen war, sich erneut mit sich selbst auseinanderzusetzen. Der psychosomatische Ausdruck über ein Hodenkarzinom war durch eine geglückte Operation nicht mehr relevant. Nun trat ein neues Symptom in Form von unerträglichen Kopfschmerzen auf.

Die Lern- und Arbeitsstörung tritt nun klarer hervor. Die selbstüberhöhte Größenvorstellung trifft auf generalisierte Minderwertigkeitsgefühle, sodass es in dem Patienten zu unerträglichen Spannungen kommen muss. Die vielen Selbstverletzungen beinhalten somit auch »kleine Verschnaufpausen« von den rigorosen Forderungen der Selbstüberhöhung.

Es ist aber auch leicht vorstellbar, dass ein Mensch, der von einem solchen Kampfplatz in sich gefangen ist, intuitiv Impulse, sich zu distanzieren, im Gegenüber auslöst. Die Folge ist, dass der Patient als überheblich und besserwisserisch von seinen Arbeitskollegen abgelehnt wird. Dies geschieht besonders offen an seinem Arbeitsplatz, da in seinem Arbeitsauftrag keine leitende Funktion enthalten ist. Doch selbst dann, wenn er eine solche innehätte, würde er höchstwahrscheinlich als ›Besserwisser‹ abgelehnt werden.

Durch das Aufzeigen des langjährigen Ausbildungs- und Arbeitsverlaufs konnte ich nachzeichnen, wie sich Beziehungen auf genetisch vulnerable Mitmenschen negativ wie positiv heftiger auswirken können. Hier kann man sehen, was Dornes (s. S. 304) meint mit den Eigenarten des Kindes, die sich protektiv signifikant bündeln.

Firmenstrukturen = Familienstrukturen

Immer wieder spielten die mangelnden Fähigkeiten der Großmutter, eine gute Personalpolitik in ihrer Firma zu vertreten, eine große Rolle. Das ausschließlich betriebswirtschaftliche ökonomische Denken und Handeln dieser Firmenchefin erschreckte meinen Patienten zutiefst. Er hatte aber dafür lange Zeit keine Worte, wohl aber Empfindungen, die ihn zur Flucht vor dieser Frau und der damit eng verbundenen Firma veranlassten. Da sich der Patient ganz realistisch von dem Vater, der sich offenbar nie aus der Position des schwachen Sohnes herausentwickeln konnte, nicht geschützt fühlte, blieb er diesem Familienunternehmen fern, obwohl ihm dieser Fachbetrieb an sich gefiel.

Hier stellt sich die Frage, in wie vielen Familienbetrieben diese elementaren transgenerationellen Familienstrukturen = Firmenstrukturen eine positive oder negative Rolle beim Gelingen von Ausbildung und Fortbestand solcher Unternehmen spielen. Mein Patient hat neben dem abschreckenden Beispiel des großmütterlichen Betriebs eine positive Erfahrung in seiner Lehrzeit mit seinem Meister machen können.

9 Krankheitsausbruch als Folge einer Trennung

Im vorangegangenen Fall habe ich gezeigt, wie eine frühkindliche Störung sich mit wechselnden Symptomen und Reifungsschwierigkeiten sich in das Erwachsenleben fortpflanzt. Ich habe eine Lern- und Arbeitsstörung auf der Arbeitnehmerseite beschrieben. In der nun folgenden Falldarstellung zeichne ich eine frühkindlich begonnene seelische Erkrankung auf der Arbeitgeberseite nach. Ich präsentiere, wie im vorherigen Fall, eine weit über die Adoleszenz hinausgehende und unbehandelte Erkrankung.

9.1 Bewältigung einer strukturellen Störung durch symptomwertiges Verhalten

Es handelt sich dabei um eine Störung, die als Essstörung ihren Ausgangspunkt hat. Es geht somit um eine Störung mit der Funktion, aufzuzeigen, dass man etwas, das man aufgenommen hat, als ungenießbar wieder von sich geben muss. Signale der Hilflosigkeit, bedingt durch eine strukturelle Störung und ausgelöst über nicht kontrollierbare Triebausbrüche von Fress- und Brech-Anfällen, werden von Rudolf nachvollziehbar aufgezeigt am Beispiel der Bulimie:

> »Eine Störung wie die Bulimie wurde gelegentlich konfliktneurotisch interpretiert, z. B. wurde in der Gier der raschen Nahrungsaufnahme im Essanfall und der zugehörigen Befriedigung eine Analogie zum sexuellen Orgasmus gesehen. Eine weitere Verständnisebene – die objekt-beziehungs-theoretische – zentriert auf die latente Objektbedürftigkeit, den drängenden Wunsch, das gute Objekt bei sich zu haben und es sich möglichst einzuverleiben, um es dann beim Umschlag in die Objektenttäuschung als schlechtes Objekt wieder auszuspeien. Diese Vorstellung eines frühen Konflikts ist psychodynamisch plausibel, aber therapeutisch wenig handlungsleitend, weil sie sehr weit vom Erleben des Patienten entfernt ist. Erst wenn die strukturellen Aspekte der frühen Beziehungsstörung mit berücksichtigt werden, lässt sich daraus ein therapeutischer Ansatz ableiten. Für die junge Patientin schafft die Schwierigkeit, die eigene

Bedürftigkeit wahrzunehmen und mitzuteilen, die Unsicherheit im Erkennen und Ertragen der eigenen Affekte, die Schwierigkeit, das Selbst in seinen Intentionen und seinen Identitätsaspekten wahrzunehmen, die Unsicherheit der Selbstbewertung eine starke Abhängigkeit von der Zuwendung und Bewertung der Anderen. Diese Voraussetzungen machen es speziell jungen Erwachsenen und Jugendlichen schwer, die alterstypischen Entwicklungsaufgaben zu bewältigen: Die Verselbstständigung aus der Familie, das Sich-positionieren unter Gleichaltrigen und das Aufnehmen von Partnerbeziehungen. Diffuse Affekt- und Bedürfnisspannungen bei gleichzeitigem Leeregefühlen schaffen eine schwer erträgliche innere Verfassung, in die hinein das impulsivhafte Verhalten des gierigen Essens eine Strukturierung des Empfindens, des Denkens und des Handelns und eine Erlösung aus der diffusen Leere und Anspannung bedeutet. Das bulimische Ereignis wird als ›prägenitales Konfliktgeschehen‹ wenig verständlich, aber im Kontext der strukturellen Defizite und Vulnerabilität gewinnt der Triebdurchbruch des Essanfalls und des Erbrechens eine funktionale Bedeutung. Er bringt den hohen Bedürfnisdruck der Objektgier ebenso zum Ausdruck wie er eine Selbststimulation und Selbstberuhigung in einer anders nicht zu regulierenden Affektsituation ermöglicht. Der Bewältigungsversuch (des bulimischen Verhaltens) gewinnt einen großen Symptomwert und überdeckt zunächst die dahinter liegende weniger laute strukturelle Störung. Therapeutisch stellt sich dadurch eine doppelte Aufgabe: Die Patientin kann weder das bulimische Verhalten noch ihre strukturelle Einschränkung aus eigener Kraft verändern. Ihre Hilflosigkeit angesichts des strukturellen Defizits ist ebenso groß wie ihr Ausgeliefertsein an die Bulimie, die sich von einem bestimmten Zeitpunkt an suchtartig verselbstständigt. Beides erfordert strukturierte aktive therapeutische Maßnahmen. Die zuweilen geäußerte therapeutische Hoffnung, der eine Bereich werde sich positiv weiterentwickeln, wenn der andere stabilisiert sei, ist wenig begründet. So erscheint es in hohem Maß ratsam, die strukturbezogene Psychotherapie, welche sich auf die strukturelle Vulnerabilität richtet, zu ergänzen durch symptombezogene Therapiemaßnahmen, welche sich mit dem süchtig verselbstständigten bulimischen Verhalten befassen. Das gleiche Prinzip gilt für alle Formen des selbstschädigenden, z. B. selbstverletzenden Verhalten, wie es bei einer überwiegend strukturellen Störung z. B. der Borderline-Störung vorliegt. Wichtige symptombezogene Maßnahmen in diesem Bereich sind die ›Verträge‹, welche der Therapeut mit dem Patienten abschließt (z. B. Pakt gegen Selbstschädigung), um gemeinsam mit dem Patienten die Kontrolle über das entgleiste Verhalten zurückzugewinnen.«[97]

97 Rudolf, G. (2004), S. 189.

9.2 MICHAELA S.

9.2.1 Vorgefundenes Zustandsbild

Symptomatik

Frau S. kommt als Notfall in meine Praxis. Sie ist von ihrem Partner verlassen worden und stark suizidgefährdet. Es stellt sich bald heraus, dass sie sich weniger gekränkt fühlt durch das angekündigte Ende einer längeren Beziehung, sondern dass sie vielmehr panisch reagiert auf die nun bevorstehenden Nächte und Wochenenden, die sie voraussichtlich alleine verbringen muss. Ihre Angst vor dem Verlassensein ist immanent gestiegen. Sie kann keine Nahrung zu sich nehmen. Sie kann sich auch nur schlecht selber versorgen – das würden ›bei ihr immer die Männer übernehmen‹.

Sie lehnt eine freiwillige Aufnahme in einer Klinik ab mit der glaubhaften Begründung, dass sie sich tagsüber über ihre Arbeit stabilisieren könne. Wir finden einen Kompromiss: Sie kann für einige Zeit die Nächte im Haus einer Bekannten verbringen und ich kann sie einweisen lassen, wenn sich ihr Zustand verschlechtern sollte. Ich gehe dieses Risiko ein, als für mich erkennbar wird, dass Frau S. sich über ihre hasserfüllten Tiraden stabilisiert. Wir schließen einen Vertrag:

Ich weise sie ein, wenn ihr Hass sich direkt gegen sie wendet, und sie kann täglich kommen und

›Hass kotzen‹.

Frau S. leidet unter erheblichen Beziehungsschwierigkeiten. Seit Jahren hat sie ständig wechselnde Paar-, oft Dreiecksbeziehungen. Die Männer sind aus der Sicht von Frau S. ›Nichtse‹ beim Kennenlernen. Sie klagt: ›Wenn ich sie aufgebaut habe, dann hauen sie ab. Wohin? Zurück zu ihren Tussis.‹

Frau S. fühlt sich völlig verlassen, da sie mit Frauen noch mehr Schwierigkeiten habe als mit Männern. Diese seien wegen ›ihrer Kinderkriegereien‹ nicht zu ertragen. Sie seien entweder ›männergeil oder/und unerträglich dumm‹. Sie habe in den letzten Jahren immer wieder an Suizid gedacht beim Überdenken ihrer eigenen Lebensaussichten. ›Eine Frau, die nur als Geschäftsfrau Anerkennung finden kann, ist grauenhaft.‹ Seit ihrer Menopause verfolgen sie negative Gedanken. Sie fühle sich rastlos, müsse ständig etwas tun, vor allem die anderen kontrollieren und verbessern.

Der letzte Partner, der erheblich jünger als Frau S. ist, wird auch als ›Nichts‹ bezeichnet. Er hat sich aber nicht wegen einer anderen oder jüngeren Frau getrennt, sondern weil er die Demütigungen durch Frau S. nicht mehr über sich ergehen lassen wollte. Frau S. will ihn mit Worten zerstören. Sie zitiert ihn wörtlich, um mir beweisen zu können, welch ›ein Abschaum von Mann‹ er sei. Sie zeichnet aber ein Bild eines Mannes, der freundlich und ihr zugewandt versucht hat, sie mit ihrer psychischen Erkrankung zu konfrontieren. Er verfolgt dabei die Absicht, dass sie sich fachärztliche Hilfe holen soll. Er selber fühlt sich inzwischen in ihrer Nähe psychisch krank und will nur noch Abstand.

Soziale Situation

Frau S. setzt ihre eigene Firma über alles. Sie hat sie selber aufgebaut. Ihre gesamten Kräfte stellt sie ihr zur Verfügung. Sie verfolgt ein mögliches Geschäft so lange und so intensiv, bis sie es zu ihren Gunsten tätigen kann. Sie geht dabei gegen sich und ihre Umgebung rücksichtslos vor. Sie fordert von all ihren Mitarbeitern ein ebenso hohes Engagement wie von sich selbst. Erfüllen die Mitarbeiter die übergroßen Anforderungen nicht, sind sie ›Nichtse‹ und werden höchst willkürlich entlassen oder auf niedriger dotierte Posten gesetzt.

Erstkontakt

Untergewichtig, mangelhaft durchblutet, äußerlich sehr gepflegt kommt Frau S. in die erste Sitzung. Sie trägt eine übergroße und sehr dunkle Sonnenbrille, die sie aufbehalten will, weil sie verweinte Augen habe. Sie wirkt misstrauisch, ängstlich und sehr angespannt. Bewusst gibt sie sich den Touch, wir hätten »eine Konferenz und ich bin die Chefin«. Sie redet pausenlos und kann kaum zuhören. Ihr Gedankenfluss ist sprunghaft, unkonzentriert und nur dann, wenn sie von ihrem Beruf berichtet, logisch.

Ihre Aussagen zu zwischenmenschlichem Verhalten sind entweder stereotyp oder als Folgerungen daraus massiv abwertend. Sie berichtet übersteigert, sehr hart und oft voller Ekel, wobei sie zwischen sich und anderen nicht unterscheidet, nur manchmal ansatzweise. Bei emotional schwierigen Stellen ergeht sie sich in eigenlogischen Andeutungen wie: ›Da muss man dagegen sein.‹ Erst nach mehrmaligem Nachfragen erläutert sie unwillig und genervt, wogegen ich ihrer Überzeugung nach als Verkörperung ›aller‹ sein müsse, wenn sie von mir verstanden werden wolle. Wenn sie direkten Kontakt zu mir sucht, beginnt sie mit einer Frage, die Selbstverachtung beinhaltet. Zum Beispiel: ›Was halten Sie davon, wenn eine so dumme Gans wie ich …?‹ oder: ›So was (Liebe) noch zu wollen, ist doch abartig und aus der Zeit. Da spinne ich ja total.‹

Im Verlauf der Krisenintervention kann sich die Situation dahingehend verändern, dass Frau S. sich zunehmend darüber wundert, dass Abwertungen und Verurteilungen nicht zum therapeutischen Dialog gehören.

Lebensgeschichtliche Entwicklung

Frau S. ist Einzelkind. Die Ehe der Eltern sei wegen der Schwangerschaft geschlossen worden und ›war eine Katastrophe‹. Ihre Mutter habe ihr immer vorgeworfen: ›Wegen Dir habe ich diesen unmöglichen Kerl heiraten müssen.‹ Die Mutter hätte am liebsten abgetrieben, sich aber nicht getraut. Frau S. meint über ihre Mutter: ›Diese Frau war für mich nicht vorhanden‹ und ›ich war kein bisschen traurig, als sie starb‹. Sie lebte bei ihrer Großmutter, die auch ihre Tochter, d. h. die Mutter von Frau S., langjährig pflegte.

Zum Vater meint Frau S.: ›Der hat mir so viel angetan, dass man besser nie darüber spricht.‹ Sie habe für ihn ›Vorzeigepferdchen‹ sein sollen, habe deswegen schon als Dreijährige lesen können. Der Vater habe sie nach dem Tod der Mutter gezwungen, deren Kleider zu tragen, weil sie dann der Mutter so ähnlich gewesen sei. Sie habe dies beenden können, indem sie ihr Gewicht drastisch reduziert habe. Ihr Vater habe in ihr nicht mehr die ›erwachsene Frau sehen können‹. Außerdem sei sie ihm gegenüber so frech geworden, bis er endlich ›den Spaß an ihr verloren habe‹. Diese Vorgehensweise fand sie auch gegenüber Lehrern ›notwendig‹. Sie ist besonders stolz darauf, dass sie heute wesentlich reicher als ihr Vater sei und dass sie ihre Firma ohne väterliches Zutun aufgebaut habe. ›Heute kann ich auf ihn herunterschauen‹, lautet ihr Kommentar; ›der Vater ist vor einigen Jahren gestorben‹ (was real nicht stimmt).

Die Großmutter sei die einzige Person in ihrer Kindheit gewesen, die ihr Gutes getan, mit ihr gekuschelt und sie gut versorgt habe. Nur dem Vater gegenüber habe sie versagt, sich ›geduckt‹. Das Geld des Vaters habe ihr wohl so imponiert.

Ihre Schulzeit erinnert sie als den Ort des Terrors. Mit 17 Jahren habe sie, ›sexuell sehr attraktiv geworden‹, auch schulische Erfolge gehabt. Sie habe dann ihr Aussehen ›voll eingesetzt‹ und ›wüste Jahre mit schlimmen Machos – je älter, umso schlimmer – und immer mit schrecklichen Weibern gegen mich‹ erlebt. Zu ihrem Studium findet sie nur abwertende Worte.

Sie leidet mehr oder weniger offen seit dem Tod der Mutter (sie war damals zwölf Jahre alt) an einer Anorexie und Schlafstörungen.

Psychodynamik

Frau S. hat keine ausreichend stabilen Objektbeziehungen in ihrem bisherigen Leben erfahren können, die zu einer strukturierten Persönlichkeit führen. Von ihren Eltern erlebt sie sich als nicht angenommen, missbräuchlich verwendet und schwer vernachlässigt. Nur der Großmutter schreibt sie liebevoll versorgende, aber nicht haltende Aspekte zu. So wiederholt sie – wie früher bei den Eltern –, zwischen einem unglücklich verstrickten Paar Ersatzbeziehung und -befriedigung zu geben und zu erhalten. Sie will dabei bewusst nicht Opfer eines Paares, sondern Täterin sein, provoziert bewusst, aber verbindet unbewusst, sodass sie immer wieder ausgestoßen wird. Sie will unbewusst Beziehungen, in denen sie als Kind einen Platz hat, dabei den Mann stabilisieren und die Frau verdrängen. Sie will zerstören, bevor sie wieder weggeschickt wird, wodurch sie sich immer wieder als zerstört erleben muss. Sie fühlt sich besonders durch die Frauen gekränkt, wenn sie in ihrer phantasierten sexuellen Macht über die Männer ›ausgebootet wird wegen einer Schwangerschaft‹.

Sehnsucht nach befriedigenden Beziehungen – erfahren als intensiv, aber instabil – prägt ihr bisheriges Leben. Da sie bisher auch vermeidet, für sie als inkompatibel erlebte Inhalte zusammenzubringen, erfährt sie ständig einen Wechsel zwischen den Extremen der anfänglichen Überidealisierung und der nachfolgenden Zerstörung durch massive Abwertungen. Dies hat zur Folge, dass sie die Menschen noch immer in gut oder böse spalten muss und dass sie andere Erfahrungen nicht einordnen bzw. auch nicht wirklich zuordnen kann. Hier ist ihr letzter Partner anzusiedeln.

Ihre unbewusste Antwort auf schwere Kränkungen ist seit dem Tod der realen Mutter die gleiche geblieben. Sie entledigt sich durch bewusstes Erbrechen symbolisch von allem Weiblichen, was sie mit der Mutter unbewusst verbindet, d. h. der Ersatzpartnerschaft mit dem Vater. Lebt sie in einer Partnerbeziehung, die ihrer Meinung nach glückt, dann müssen die jeweiligen Männer sie mit Nahrung versorgen wie vormals die Großmutter. Sie kann dann Essen behalten und Gewichtszunahme zulassen.

Ihre unbewusste Identifikation mit dem Vater ist ihr ›Vorzeigepferdchen‹. Ihre kognitive Seite ist gut ausgebildet und gepflegt und wird intuitiv von Frau S. weder gestört noch zerstört, weswegen sie bisher auch als gutverdienende Geschäftsfrau hat existieren können. Sie muss sich – ähnlich wie der Vater – über das Anhäufen von Geld stabilisieren. Sie lebt dabei in Rivalität zu ihm und kann über die bewusste Verachtung des Vaters erkennen, wo er als Geschäftsmann schwach ist, sodass sie, um sich von ihm zu unterscheiden, wirtschaftlich besonders erfolgreich sein muss.

Diagnose

ICD 10 F 60.31 Borderline Typus mit F 50.01 anorexia nervosa und F 51.0 nichtorganische Insomnie.

Behandlungsplan und -ablauf

Ich arbeite mit Frau S. zunächst in einer Krisenintervention. Sie kommt täglich, ich arbeite mit ihr stützend und keinesfalls aufdeckend. Am Ende der Krise ist sie bereit, eine medikamentöse Unterstützung anzunehmen.

Danach arbeite ich mit ihr in einer Langzeittherapie, erst 2 x, dann 1 x wöchentlich. Ich gebe ihr über einen längeren Zeitraum über sehr niedrig frequentierte Abstände die Möglichkeit, sich an ein Leben ohne therapeutische Unterstützung zu gewöhnen.

Die Behandlungszeit erstreckt sich über 6 $\frac{1}{2}$ Jahre und 190 Sitzungen.

9.2.2 Wichtige Sequenzen aus dem Therapieverlauf

Anfangsphase

Ich erfahre im Verlauf der Krisensitzungen, dass sie auch ihre Angestellten als ›Nichtse‹ und ›Tussis‹ behandelt. Beim Einstellen und Kündigen verlässt sie sich auf ihr ›untrügliches Bauchgefühl‹. Die Fluktuation ist immens. Es gebe nur ein Wesen auf der Welt, auf das ›ich mich verlassen kann. Das ist mein Hund. Der ist freundlich zu mir, weil er von mir sein Fressen kriegt.‹

Als sie mich einmal fragt, was mit mir los sei, dass ich sie aushalte, antworte ich: ›Solange sie ihren Hass so auskotzen und nicht versuchen, mich direkt anzukotzen, können Sie kommen.‹ Frau S. schaut mich völlig entgeistert an. ›Donnerwetter, Sie trauen sich was‹ und: ›Das hat mir noch niemand so einfach und direkt gesagt.‹

Durch mein

Hass auskotzen ja, aber nicht mich ankotzen

beginnt eine Veränderung in Frau S. Nach einer besonders starken Ruptur von Hass, bei dem sie selbst- und fremdschädigende Rachepläne äußert, kann sie weinen und findet Worte für ihre Verzweiflung.

Phase 2

Frau S. kann sich bei Herrn M., ihrem Partner entschuldigen, nachdem wir erarbeitet haben, dass sie ihre Sehnsucht nach einer guten Beziehung aus Angst vor Verlassenwerden durch massive Abwertungen zerstören muss. Sie kann ihm sagen, dass sie ihn mag und dass sie meint, ihn zu brauchen.

Er antwortet ihr, dass er sie immer noch möge, aber nicht zurückkommen wolle, da er:
- erstens misstrauisch über die plötzliche Veränderung sei,
- zweitens eine Partnerin wolle und kein ungeschütztes, spuckendes Kind und
- drittens ihr Umgang mit Geld ihn anwidere.

Die Antwort von Frau S. ist:
- vor Wut schreien bei mir und beim Freund, in der Firma toben, nicht essen,
- mit Suizid drohen = Selbstzerstörung,
- abwerten = Fremdzerstörung,
- bei mir zusammenbrechen können und aus Kummer weinen,
- mit meiner Hilfe dazu zu stehen, dass »sie ist, wie sie ist«,
- die ›Sache verändert anpacken [zu] wollen‹.

Phase 3

Frau S. will sich in der Firma nicht mehr sehen lassen. Sie merkt, dass ›die dunkle Sonnenbrille‹ nicht viel nützt. Sie realisiert, dass ihre Angestellten ihre Verfassung durchschauen. Sie ist darüber so erschrocken, dass sie nur noch antizyklisch arbeiten kann. Sie merkt, dass Haushaltshilfe und Hundesitterin betrügerisch mit ihr umgehen. Sie wirft sie nicht sogleich raus, sondern probiert aus, was passiert, wenn sie ruhiger zu verstehen gibt, dass sie die Betrügereien sehr wohl erkennt. Beide verändern ihr Verhalten, rechnen nun korrekt ab und erledigen ihre Aufgaben besser, aber nicht in guter Qualität. Frau S. ist erstaunt darüber, wie viel unangestrengter sie sein kann.

Dadurch gefestigter und mutiger, schaut sie ihren Personalstamm etwas genauer an. Sie macht sich Gedanken zu ihrem ›Bauchgefühl‹, mit dem sie bisher die hohe Fluktuation ihrer Angestellten geregelt hat. Sie taucht nun tagsüber plötzlich und zu nicht vorhersehbaren Zeiten auf, bemerkt, wer arbeitet und wer nicht. Sie ist sehr irritiert darüber, dass sie zuverlässige Mitarbeiter hat, die sich nicht durch ihr Auftauchen stören lassen. Sie merkt, dass sie auch auf ›Einschleimer‹ hereingefallen ist und diese bisher als zuverlässig eingestuft hat.

Das alles irritiert sie zunächst sehr. Sie traut sich kaum noch etwas zu und überlegt, ihre Firma zu verkaufen. Sie könnte es sich finanziell leisten. Sie träumt vom schönen Leben auf dem Land. Als ich ihr sage, dass das durchaus eine Möglichkeit sei, sich dem Problem nicht zu stellen, können wir zum ersten Mal herzlich miteinander lachen.

Es gibt Annäherungsschritte zwischen Frau S. und Herrn M. Er möchte, dass sie seine Freunde genauso respektiere wie er ihre. Sie kann es nicht. Sie hat sich zwar sehr bemüht, schafft es aber nicht, sich zurückzuhalten. Sie kann nicht ertragen, dass die Freunde von Herrn M. beruflich ›Nichtse‹ seien. Herr M. lasse sich dadurch nur herunterziehen, anstatt seine, von ihr gewünschte, Karriere wirklich anzugehen. Herr M. distanziert sich erneut und lernt zudem eine andere Frau kennen. Er erklärt, dass er keine Einmischung in seine berufliche Seite wünsche. Er sei nicht ›karrieregeil‹ genug, um Frau S. auszuhalten.

Phase 4

Frau S. hält es aus. Sie versucht, die Trennung von Herrn M. zu akzeptieren. Sie trauert diesmal ohne Aktionen um den Verlust. Sie geht nun mit dem neuen, veränderten Blick auch ihren Bekanntenkreis durch, merkt sehr ähnliche, missbräuchliche Strukturen ihr gegenüber, wie sie sie auch bei einigen Mitarbeitern erkannt hat. Sie ist aber nicht so irritiert wie bei ihren Angestellten. Mitarbeiter sind für sie viel bedeutsamer. Sie sind unbewusst wie Familienmitglieder, die sie sich über schlechte Behandlung ›vom Leib hält‹. Sie ringt um andere Beziehungsqualitäten. Der totgesagte Vater wird nun Thema. Zerstörerische Verwendungen durch den Vater werden für sie zum ersten Mal benennbar.

Frau S. teilt ihre Sitzungen nach Themen geordnet auf:

Sie setzt sich mit der Hassliebe zum Vater auseinander. Sie kann sich erleichtern. Frühe und schwere bedrückende Ereignisse kann sie endlich erinnern und aussprechen. Verwirrungen, Demütigungen und ein Lebenstrauma werden thematisiert. Je mehr sie eine ordnende Sicht in ihr früheres Leben bringen kann, desto ruhiger werden ihre Auseinandersetzungen mit ihren Mitarbeitern. Es kommt wieder zu einer Welle von Entlassungen, Neueinstellungen und Umstrukturierungen. Doch diesmal nicht blind, sondern mit wohlgeordnetem Vorgehen.

Der Kontakt zu Herrn M. belebt sich vorsichtig wieder. Dieser hatte um eine längere Pause gebeten, ohne Treffen, Telefonate und Briefe, nachdem er sich von der neuen Freundin wieder getrennt hatte. Er wollte in Ruhe über sich nachdenken.

Er hatte ihr in Aussicht gestellt, dass ihre Beziehung eine neue Chance bekommen könne, wenn sie abwarten könne, dass er auf sie zukomme. Diesmal hat Frau S. es schaffen können, ihre Unruhe nicht agieren zu müssen. Sie erlebt Respekt zum Gegenüber, ob Mitarbeiter oder Freund, und auch zunehmend gegenüber dem Vater, obwohl er sie weiter in eindeutig undurchsichtige Geschäfte verwickeln möchte. Sie erkennt, dass sie sich mit ihrer ›Kotzerei‹ nicht abgrenzt, sondern sich nur tiefer verstrickt.

Phase 5

Frau S. nimmt Abstand davon, Strafanzeige gegen ihren betrügerischen Vater zu stellen, wohl aber erhebt sie Rechtsanspruch auf ihr mütterliches Erbe. Sie bleibt dabei klar, abgegrenzt und sachlich, sodass der Vater erkennt, dass er diesmal kein leichtes Spiel wie früher hat. Unter Jammern und Stöhnen über den großen finanziellen Verlust zahlt er die Tochter aus. Er meint, sie könnte ihm doch das durch ihn vermehrte Geld überlassen, da sie ohne ihn und das mütterliche Erbe viel reicher geworden sei. Sie habe das ja alles ihm zu verdanken, denn wenn er anders gehandelt hätte, dann wäre sie niemals so tüchtig geworden. Seine erneute Verwirrpolitik löst bei Frau S. weder Irritation noch Verbitterung aus.

Die Beziehung zu Herrn M. gestaltet sich nun stabil und mit respektvoller Anerkennung seiner Lebensart, die Frau S. aber weiterhin nicht teilt. Das Paar arrangiert sich in einer individuell ausgerichteten Form einer Partnerschaft, was u.a. in einem für diese Beziehung sehr konstruktiven Ehevertrag einen Ausdruck findet.

Parallel dazu schließt Frau S. mit ihren Mitarbeitern »Verträge«:

- Mitarbeiter sind eigenständig denkende und fühlende Menschen.
- Mitarbeiter verdienen auch dann Respekt, wenn ihre Ansichten divergieren.
- Mitarbeiter sind keine ›Nichtse‹, die man sich vom Leib halten muss.
- Der Betrieb ist keine Müllhalde, sondern ein Ort mit loyal gepflegten Beziehungen.

9.2.3 Zusammenfassung des Verlaufs

- Nicht zu bewältigende Bedürftigkeit offen zu erkennen und mitzuteilen, wird durch massive Abwertungen der anderen verhindert. »Hass kotzen« ist leichter als Sich-Wahrnehmen. Die Abhängigkeit von den anderen wird transparent.
- Selbstbesetzung ist schwierig, da mit Misstrauen und Scham über das bisherige Verhalten belastet.
- Zurückhaltung zu üben, fällt schwer, gelingt dann aber durch steigende Kompetenz.
- Durch zunehmende Selbstbesetzung wird Rollenumkehr in der Partnerschaft und in der Firma deutlich und veränderbar.
- Beziehungsstörung kann sich auflösen und als Folge auch die Arbeitsstörung.

9.2.4 Falldiskussion

Die Patientin hat bis zum Kennenlernen von Herrn M. unter ihrer großen Objektbedürftigkeit gelitten. Sie hat gierig und wahllos nach Beziehungen gegriffen, da sie bis dahin »hungrig nach befriedigenden Beziehungen« geblieben war. Sie hat angenommen, wer sich zufälligerweise angeboten hat – und es ebenso schnell wieder *›auskotzen‹* müssen, wenn es sich als enttäuschend und nicht bekömmlich erwies. Sie konnte sich nicht fragen: *›Wer bin ich und was will ich?‹* Sie war beherrscht von ihren Gefühlen der Leere und der Angst vor dem Verlassensein. Dies zieht sich wie ein roter Faden durch ihr Leben, bis sie Herrn M. trifft. Sie begegnet ihm lange Zeit ambivalent. Einerseits muss sie ihn ständig abwerten, denn ›was ist das schon für einer, der mich meint, aushalten zu können‹, andererseits ist sie entspannter, weil sie sich weniger bedroht fühlt.

Mit der zitierten Abwertung gegenüber Herrn M. zeigte Frau S. ihre Selbstverachtung auf. Folglich sind diffuse Affekt- und Bedürfnisspannungen bei gleichzeitigen Leeregefühlen für die Patientin kaum aushaltbar. Sie hat bis dato nicht gelernt, sich selber zu beruhigen und sich mit Reflexiver Kompetenz zu füllen. Hochambivalent sucht sie in ihrer Hilflosigkeit und Abhängigkeit nach befriedigenden Objektbeziehungen, die sie gleichzeitig wegen ihrer schlechten Erfahrungen wieder ausstoßen muss. Darüber ist zu erkennen, dass eine dergestalt gestörte Person auch Schwierigkeiten im beruflichen Umfeld haben muss. Frau S. konnte mit Hilfe ihrer emotional ungestörten kognitiven Seite für sich einen geschickten Ausweg durch ihre Selbstständigkeit wählen.

Viele Arbeitnehmer können einer Chefin nicht so offen abgegrenzt begegnen wie Kollegen, wenn Beziehungsgrenzen überschritten werden. Gefangen im hierarchischen Denken meinen sie, sie müssten sich mehr gefallen lassen, d. h., Verwendungen und psychische Verletzungen dem Verursacher gegenüber still ertragen. Die Angst um den eventuellen Verlust des Arbeitsplatzes lässt sie stumm im Kontakt zu dem seine Macht missbrauchenden Vorgesetzten sein. Gleichzeitig ergibt dies eine Pseudostärke durch das Bündnis der Mitarbeiter gegen die Chefin und ihre »Unmöglichkeiten«, über die man sich »hintenherum« aufregen kann. Die Mitarbeiter können sich – wie bei Geschwistern üblich – im Bündnis gegen einen »unmögliches Elternteil« zusammenrotten und mit ohnmächtig anmutenden Lästereien von der eigenen Schwäche ablenken. Darüber hinaus entlohnt Frau S. ihre Mitarbeiter übertariflich und mit Extragratifikationen, wenn sie es angebracht findet. Sie weiß, dass sie über Geld Stillschweigen erreichen kann. Sie macht das Gleiche wie der Vater der Großmutter gegenüber. Auf diese Art und Weise kann sie sich weiterhin abwertend und verletzend verhalten und gleichzeitig ihr schlechtes Gewissen beruhigen.

Sie ist zu diesem Zeitpunkt noch davon überzeugt, dass die anderen weniger wert sind, wenn sie stillhalten. Sie kann nicht realisieren, dass ein Arbeitgeber vom Arbeitnehmer auch abhängig ist, und dass der Arbeitgeber durch Loyalität gebunden ist, genauso wie Eltern gegenüber ihren Kindern. Sie hat ja selber vielfältig erfahren, dass Eltern sich gegenüber Kindern ungestraft illoyal verhalten können. Aus dieser Perspektive betrachtet, ›tut sie ihren Mitarbeitern viel weniger an, als sie selber erfahren hat‹ (Frau S.).

Aus diesem Kontext heraus ist zu verstehen, dass nur jemand wie Herr M. die Lawine ins Rollen bringen kann, indem er erklärt, dass er weder weiter verletzt werden, noch sie als unbeherrschtes Kind ertragen und auch dafür nicht bezahlt werden will. Das Zusammenfallen des pathologischen Systems lässt die Patientin erst an Suizid denken. Es zeichnet sich ab, dass es weniger der Verlust des Partners als vielmehr der Verlust des pathologischen Systems ist, was die Patientin derart verzweifelt sein lässt. Es bleibt aus ihrer Sicht für ihre psychische Existenzsicherung nichts mehr übrig. Sie wäre dann hilflos, wie früher als kleines Kind den Erwachsenen, den anderen ausgeliefert. Das will sie nicht noch einmal ertragen. So sind ihre Suizidideen als logische Konsequenz zu verstehen.

Frau S. hat sich bis dato keine therapeutische Hilfe holen können. Sie geht von ihrer kindlichen Erfahrung aus, dass es keine Hilfe von außen geben könne. Außerdem ahnt sie, dass bei so viel psychischer Hilflosigkeit die Gefahr einer Abhängigkeit gegeben ist, die sie um jeden Preis verhindern möchte.

Sie war in der Krise durch eine langjährige Patientin zu mir gekommen. Sie hatte davor mitverfolgen können, wie aus einer interdependenten, suizidalen eine gekräftigte, ihre schwierige Lebenssituation zunehmend klarer in den Griff bekommende Frau geworden ist. Dieses Mitverfolgen einer Entwicklung hat Frau S. ermutigt, sich mir trotz Misstrauen und Angst auch nach der Krisenintervention anzuvertrauen.

Ich selber habe auch im Verlauf der Krisenintervention noch immer damit gerechnet, dass die Patientin aus Angst abbrechen könnte. Ich hatte sie zunächst nicht für einen festen Therapieplatz vorgesehen. Als die Patientin ernsthaft zupackte, konnte ich ihr nur dadurch einen festen Platz einräumen, dass sie zeitlich sehr flexibel war. Sie wusste anfangs nur, dass sie wöchentlich mindestens eine Sitzung bekam, jedoch nicht, wann genau und meist nur auf Abruf, wenn eine Stunde abgesagt wurde. Im Nachhinein stelle ich mir die Frage, ob die Patientin den üblichen Beginn überhaupt verkraftet hätte: Dies hätte bedeutet, probatorische Sitzungen, Genehmigung durch die Krankenkasse und freiwerdenden Platz abzuwarten. Ich gehe eher von der Annahme aus, dass die absolute Notwendigkeit, hervorgerufen durch die Krise, der Patientin den Weg in eine Therapie ermöglicht hat.

Angenommen, die Mitarbeiter von Frau S. hätten sich bis dato Coaching oder Supervision gewünscht, wären sie an dem noch funktionierenden pathologischen System gescheitert. Wie oft hörte ich in dem ersten Drittel der Therapie, dass nur ›Nichtse‹ Hilfe benötigen würden. Frau S. wollte z. B. anfangs mit mir ein Bündnis schließen gegen die Patienten, die vor und nach ihr die Sprechstunde aufsuchten, in dem Tenor, dass ich ihr ruhig sagen könnte, dass ich ›Nichtse‹ behandeln würde. Zu dem damaligen Zeitpunkt hätte sich das Betriebsklima voraussichtlich nicht signifikant verbessern können. Auch wenn die gesamte Belegschaft geschlossen gekündigt hätte, wäre sie sofort und leicht ersetzt worden.

In ein Familiensystem wird man hineingeboren, ist lange Zeit darauf angewiesen, bis man sich aufmachen kann, es ändern zu wollen oder es zu verlassen. Zunächst erscheint es, dass das System Arbeitsplatz viel leichter verlassen werden kann. Doch gibt es auch hier sehr viele Gründe, warum ein Tausch des Arbeitsplatzes nicht einfach zu bewerkstelligen ist, d. h., ein differenzierter Umgang mit dieser Problematik ist vonnöten.

Im geschilderten Fall ist es für die Beteiligten zu einer befriedigenden Lösung gekommen, da die Verursacherin, die gleichzeitig auch Opfer war, sich hat konfrontieren lassen. In wie vielen Betrieben leiden Menschen an pathologischen Beziehungsstrukturen mit der durchaus weitverbreiteten, hier an einem Einzelfall dargestellten Problematik?

Ich habe aufgezeigt, wie eine begabte, aber als Kind schwer traumatisierte Frau den Ausweg aus ihrem schwer gestörten Dasein gefunden hat. Sie hat gelernt, ihr krankes Familiensystem ihrer Herkunftsfamilie über eine tiefgreifende Trauerarbeit zu verlassen. Ich habe auch gezeigt, wie ein hierarchisch strukturierter Betrieb ebenso lange krank existieren musste wie eine Familie, in der ein psychisch krankes Mitglied dominiert. Hier zeigt sich die Forderung nach einer Diskussion zum Thema »Welche Möglichkeiten haben Arbeitnehmer in solchen Fällen?«. Haben diese die gleichen Möglichkeiten wie Kinder in einer Familie?

10 Krankheitsausbruch aus unbewusster Angst vor dem anstehenden Reifungsschritt in die Erwachsenenwelt

Ich habe in den vorangegangenen Fallbeschreibungen aufgezeigt, welche Auswirkungen der Umgang mit Abhängigkeiten bewirkt. Ich habe dabei auch in den Verläufen gezeigt, wie die Antworten unterschiedlich angegangen wurden. In der nun folgenden Abhandlung widme ich mich der Situation, wenn notwendige Schritte in Richtung Unabhängigkeit und Selbstständigkeit durch Migrationsproblematik zusätzlich erschwert sind. Um die folgende Psychodynamik leichter zu verstehen, stelle ich die Definition von somatoformen/funktionellen Störungen voran:

10.1 Somatoforme/funktionelle Störungen

»In der psychosomatischen Theoriegeschichte wurde das Phänomen der nicht integrierten Körperlichkeit unterschiedlich interpretiert. Eine triebtheoretische Sicht sieht darin die Abspaltung des Körpererlebens als Abwehr von verpönten Triebimpulsen; ein narzissmus-theoretischer Ansatz versteht das Geschehen als die Überbesetzung von Körperbereichen als Gegenmaßnahme gegen drohenden Selbstverlust; aus objektbeziehungstheoretischer Perspektive handelt es sich um die Internalisierung negativer Objektrepräsentanzen und ihre Projektion auf den Körper. Wir folgen hier einem strukturellen Ansatz: Die Körperrepräsentanz konnte nicht in eine ganzheitliche Selbstrepräsentanz integriert werden. Das bedeutet auch, dass die Struktur des Körper-Selbst unzureichend entwickelt ist:

- Die Lebendigkeit des Körpererlebens ist deutlich eingeschränkt.
- Die Wahrnehmung eigener Bedürftigkeit, die über Körpersignale vermittelt wird, ist beeinträchtigt.
- Die Ichhaftigkeit der eigenen Körpererfahrung ist zweifelhaft.
- Das Körperbild als Repräsentanz des eigenen Körpers bleibt unscharf und auffällig für Verzerrungen.
- Der Körper, den ich habe, ist kein verlässlich verfügbarer Teil der eigenen Person.
- Es gibt nur eingeschränkt ein Gefühl der Geborgenheit ›Im Gehäuse des eigenen Leibes‹.«[98]

98 Henningsen, P. u. Rudolf, G. (2013): Psychotherapeutische Medizin: ein einführendes Lehrbuch, 7., überarbeitete Auflage, Thieme, S. 214.

10.2 AYSE

10.2.1 Vorgefundenes Zustandsbild

Erfahrene Symptomatik

Ayse ist gerade 15 Jahre alt, als sie über das Jugendamt zu mir kommt: Sie fällt bei guter Intelligenz in der Schule durch rapiden Leistungsabfall innerhalb der letzten zwei Schuljahre und immer häufiger werdende Schlägereien auf. Ihr Lehrer zeigt sich darüber besorgt, spricht mit Ayse und schaltet das Jugendamt ein, nachdem Ayse ihm von ihrer häuslichen Situation berichtet hat.

Ayse bekommt daraufhin Hausaufgabenbetreuung und Nachhilfe. Zunächst wirkt es, als ob diese Maßnahmen greifen, denn ihre Schulleistungen verbessern sich. Doch dann verschlechtert sich die Symptomatik erneut. In der Nachhilfe versteht Ayse den Schulstoff, kann ihn aber im Unterricht nur manchmal mündlich richtig wiedergeben und versagt bei schriftlichen Leistungen zeitweilig total. Gleichzeitig wird beobachtet, dass Ayse in Schlägereien verwickelt ist und sich ihr Deutsch in der Unterhaltung verschlechtert. Sprach sie vorher altersgemäß, mit wenig Differenziertheit, aber durchaus ihrer sozialen Umgebung entsprechend, sucht sie nun nach sehr einfachen Worten, setzt sie teilweise falsch ein und bildet keine vollständigen Sätze mehr. Im Gegensatz dazu stehen ihre schriftlichen Leistungen. Ausdruck und Rechtschreibung bleiben wesentlich besser als ihre mündlichen Leistungen, lassen aber auch nach.

Nachdem sich Eltern von Mitschülern mehrmals beim Schuldirektor über Ayse beschwert haben, wird erneut das Jugendamt tätig. Ayse findet eine aufmerksame Zuhörerin in der Mitarbeiterin des Jugendamtes, die weder schimpft noch bestraft oder moralisiert. Ayse fasst Mut und kann sich durch mehrere Gespräche öffnen, was zur Überweisung an mich führt.

Soziale Situation

Ayse ist eine in Deutschland geborene und aufgewachsene Hauptschülerin türkischer Herkunft. Sie lebt in beengten Wohnverhältnissen mit ihrer alleinerziehenden, zweifach geschiedenen Mutter und sporadisch mit einem älteren Bruder zusammen. Dieser ist seit Jahren den zuständigen Behörden als verhaltensauffälliger und straffälliger junger Erwachsener bekannt.

Die Mutter hat seit vielen Jahren denselben Arbeitsplatz als Putzhilfe und lebt völlig unauffällig. Sie spricht und versteht schlecht Deutsch, sodass eine Zusammenarbeit mit Schule oder Jugendamt bisher nicht gelungen ist.

Anmeldung und Erstkontakt

Ich gehe davon aus, dass kein besonders akuter Vorfall einen Krisentermin erforderlich macht, da seitens des Jugendamtes mir diesbezüglich keine Mitteilung gemacht wird. Ich nenne aber nach den mir nun bekannten Eckdaten Anrufzeiten mit einem größeren Zeitfenster, in denen ich etwas mehr Zeit für Ayse habe, um ihr notfalls bei der zu erwartenden sozialen und emotionalen Schwellenangst behilflich sein zu können.

Forsch und misstrauisch zugleich meldet Ayse sich umgehend bei mir telefonisch an. Sie bittet mich direkt um Hilfe, und mit sachlichen, eher nüchternen Worten bringt sie auf den Punkt, was mit ihr los ist: ›Ich komme nicht mehr zurecht, fühle mich ungerecht behandelt und bin sehr aggressiv.‹ Ich achte darauf, dass ich Ayse keine Zeit anbiete, die mit Schulunterricht oder Hausaufgabenbetreuung kollidieren könnte. Mir fällt dabei auf, dass Ayse hektisch den ersten angebotenen Termin, der uns beiden möglich ist, annimmt. Sie wirkt dabei, als habe sie Angst, dass ihn ihr jemand wegschnappen könnte.

Mir ist wichtig, Ayse gleich zu Beginn zu vermitteln, dass eine analytische Behandlung eine Langzeitbehandlung ist, die eine gehörige Portion psychische Kraft und Ausdauer erfordert. Gleichzeitig ist mir bewusst, dass es sich hier um eine sich alleine und fremd fühlende Jugendliche mit geringer Frustrationstoleranz handelt, d. h., ein sehr schmaler Grat zwischen Stützen und ›*mit Respekt etwas zumuten*‹ liegt vor mir.

Ich mute Ayse zu, auf den nächsten freien Termin, der mehrere Wochen Wartezeit bedeutet, zu warten. Ich biete ihr an, dass sie mich jederzeit in meinen üblichen Telefonzeiten kontaktieren kann. Es stellt sich aber bald heraus, dass Ayse emotional nicht verstehen kann, warum sie auf einen freien Termin bei mir warten muss. Sie entwickelt die Fantasie, dass ich sie ablehnen würde, weil ich ihr einen Termin gegeben habe, den sie nicht erwarten kann.

Analytisch formuliert bedeutet das, dass die Mutterübertragung schon begonnen hat. Für Ayse gibt es nur eine ›total gute Mutter‹ oder eine ablehnende. Facetten dazwischen sind nur rudimentär entwickelt, d. h., sie schwankt in ihrer Fantasie zwischen einer ›voll süßen‹ (Ayse später), weil verstehend, und ›normalen, wie Erwachsene sind‹ (= betrügerisch, wegschiebend ...) Einordnung rasch hin und her. Ayse kann sich in dieser Spannung nur schwer zurechtfinden. Sie reagiert darauf mit der ihr vertrauten Form von Abwehr: Sie ›schlägert‹ vermehrt und ›vergisst alles Gelernte‹.

Der Lehrer spricht sie auf ihre Verfassung an und Ayse erzählt ihm, dass ich sie wegschieben wolle. Die Antwort des Lehrers, dass er sich das nicht vorstellen könne, lässt sie weiter misstrauisch sein. Gleichzeitig aber kann in ihr auch eine Hoffnung aufkeimen, dass ihr Lehrer mit seiner Sicht vielleicht doch Recht hat. Mutig ruft sie erst beim Jugendamt an. Sie will eine weitere Meinung hören, denn – Monate später zu mir – ›ich habe ihre Telefonnummer von der (zuständigen Betreuerin)‹ und ›der hätte ich Bescheid gegeben‹. Ich: ›Geschlagen?‹ Ayse verlegend grinsend: ›Naja schon, wenn's 'ne gemeine Kuh ist, dann ist das doch gerecht. Aber die Frau H. ist total okay.‹

So gestärkt ruft sie bei mir an. Sie fragt vordergründig an, wie sie meine Praxis und dann mich finden kann. Ich erkläre ihr den Weg. Ich erkläre erneut, warum es nicht früher mit einem Termin klappt, als ich eine Angst von ihr spüren kann. Ich rede noch etwas länger mit ihr, um eine Brücke zwischen uns bauen zu können. Wie beim ersten Mal kommt während des Telefonats eine wechselseitige Sympathie auf. Eine Verbindung, die sich im Verlauf der Zusammenarbeit als tragend erweist.

Erstgespräch

Zum Erstgespräch kann sie ihre Mutter überreden, mitzukommen, weil sie sich überfordert fühlt. Später erzählt sie mir, dass sie nach dem zweiten Telefonat der Mut wieder verlassen habe. Ich sei bei jedem Gespräch so freundlich zu ihr gewesen, und sie habe sich deshalb in die Angst hineingesteigert, dass ich sie bestimmt nicht mögen würde, wenn ich sähe, wie sie aussieht.

Und wen sehe ich? Eine hübsche, sehr kleine und kräftig untersetzte Person, äußerlich die Zweitausgabe ihrer Mutter, schleicht neben der Mutter in meine Richtung. Sie ist gekleidet wie die etwas jugendlichere Ausgabe ihrer Mutter. Flüchtig betrachtet könnte sie auch fast als eine Dreißigjährige gelten. Die Stimme, die ich schon kenne, und alles, was ich von Ayse bisher gehört habe, passen irgendwie mit diesem Anblick »wie im Doppelpack« nicht zusammen. Doch dann gibt es einen signifikanten Unterschied zwischen den beiden, als Ayse mich mit großen dunklen und sehr traurigen Augen anschaut und leicht frech grinst. Ihr Blick hellt sich auf, ihr Kopf hebt sich – und jetzt passt mein Telefoneindruck mit dem Erscheinungsbild besser zusammen.

Beobachtete Symptomatik

Für mich interessant ist in dem kommenden Gespräch, wie die Mutter Ayse über Gestik und Mimik und fast ohne Worte signalisiert, wie sie sich mir gegenüber zu benehmen hat. Ich habe den Eindruck, dass ich gleich miterzogen werden soll. Die Mutter will vorgeben: Es soll zwischen uns eine klare Machtverteilung geben. D.h., die Mutter will bestimmen, dass ich hier die Macht habe, und dass ich Ayse zu sagen habe, was ›richtig deutsch‹ ist. Mit ihrem ganzen Wortschatz und gestischen Unterstreichungen sagt sie mir, dass ich Ayse bestrafen, ihr nicht zu viel durchgehen lassen, sie auch schlagen solle, denn Ayse brauche das. Sie hat dabei ihre Tochter an den Haaren gepackt, schüttelt sie und deutet Ohrfeigen an, während sie auf mich einredet. Ayse könne auch für mich putzen, denn sie sei jung, aber faul … Wenn ich das alles garantieren würde, dann würde sie mir die Tochter überlassen und sich zurückziehen. Mit einer ausholenden Geste gibt die Mutter noch eine Beurteilung über mich ab: ›gute Frau‹.

Ayse sitzt dabei und wirkt wie

ein eingeschnürtes Bündel Wut.

Erfragte Symptomatik

In die nächste Sitzung kommt Ayse alleine und ich erfahre:

Ihre schulischen Leistungen hätten so extrem nachgelassen, da sie oft nicht mehr höre, was von ihr verlangt werde. Sie mache oft die Hausaufgaben nicht, da sie zu Hause weder einen Platz dafür habe, noch sie ungestört erledigen, geschweige denn irgendetwas üben könne. Sie versuche, sie nach oder vor dem Unterricht in der Schule zu erledigen. Sie würde gerne den qualifizierten Hauptschulabschluss schaffen. Sie träume davon, Kinderpflegerin zu werden. Im Nachhilfeunterricht passe sie nicht richtig auf, was in ihr ein schlechtes Gefühl hinterlasse.

In der Schule sei sie sehr oft in Schlägereien verwickelt, obwohl sie es eigentlich nicht möchte. Sie könne sich nicht helfen. Wenn jemand sie oder andere vermeintlich oder tatsächlich beschimpfe, schlage sie automatisch zu. Sie würde auch gerne ihre Mutter schlagen, wenn diese sie als ›Schande und Nutte‹ bezeichne, traue sich aber nicht. Sie prügele sich oft mit ihrem elf Jahre älteren Bruder, der sie ›total aufrege‹.

Ayse habe seit Längerem Ein- und Durchschlafschwierigkeiten, fühle sich schnell gestört. Sie habe Angst vor ihren Schlafstörungen, würde am liebsten überhaupt nicht schlafen müssen. Sie gehe unausgeruht und ohne Frühstück zur Schule, wo sie vor Unterrichtsbeginn noch ihre Schulaufgaben mache.

Ayse schlafe in einem breiten Bett unter einer Decke mit der Mutter, habe keinerlei eigenen Bereich. Sie genieße die Nähe der Mutter, wenn ihr kalt sei. Dann kuschele sie sich an. Sie wende sich ab, wenn sie Kummer habe, da sie der Mutter nichts anvertrauen könne. Die Mutter könne nie mit Verständnis reagieren, ›habe keinen Respekt‹ und ›erzähle alles herum‹. Am Wochenende wolle sie gerne ausschlafen, doch ›da stört die Mutter mich mit Spielchen, will mich aufheitern‹. Das mache Ayse aggressiv.

Ayse habe einen deutschen Klassenkameraden, zu dem sie so etwas wie Freundschaft empfinden würde. Er sei nie gemein und helfe ihr. Sie würde ihn nie außerhalb der Schule treffen, obwohl sie gerne einmal ›eine deutsche Wohnung sehen würde‹. Die ›deutschen‹ Mädchen in der Klasse seien ›alle doof‹. Ihre Freunde seien türkisch wie sie. Sie wolle deswegen auch einen türkischen Freund. Den würde die Mutter aber niemals erlauben. Sie sei oft verliebt, erst simse sie mit den Jungs, doch dann würden ›die immer Schluss machen‹. Sie erfahre dann, dass sie sich andere Mädchen ›nehmen‹. Das sei bestimmt deshalb, weil sie dick und hässlich sei.

Vor zwei Jahren sei sie mit der Mutter in der Türkei gewesen, da habe sie sich in einen Jungen verliebt, der ihr auch später geschrieben habe. Der Bruder der Mutter habe ihr dann aber den Kontakt verboten und den Jungen bedroht. Die Mutter sage, dass die deutschen Jungen nur Sex wollten. Deshalb schaue sie diese nicht an. Sie sei froh darüber, ›gute Freundinnen‹ zu haben, doch die wenigsten würden der Mutter gefallen.

›Ich will richtig leben, eine gelernte Arbeit und einen guten Ehemann, der nicht schlägt.‹

Vorgeschichte

Der Vater ist wegen Drogenhandel und anderer Delikte in die Türkei abgeschoben worden, als Ayse zwischen zwei und drei Jahre alt war. Die Eltern waren nach der traditionellen Heirat als Gastarbeiter nach Deutschland gekommen. Die Mutter war noch keine 16 Jahre und der Vater ca. zwanzig Jahre alt.

Die Mutter habe drei Abtreibungen durchgemacht, zu denen der Vater sie gezwungen habe. Zwei Abtreibungen fanden zwischen dem Bruder und Ayse statt, eine nach ihr. Die Großeltern suchten wenige Monate nach der Scheidung auch den zweiten Ehemann aus. Dieser schlug die fünfjährige Ayse »krankenhausreif«. Die Mutter hatte die Misshandlungen an Ayse nicht bemerkt. Ayse konnte es der Mutter aus Angst nicht sagen, da der Stiefvater drohte, sie umzubringen. Nachdem das Krankenhaus das Jugendamt eingeschaltet hatte, ließ sie sich scheiden. Die Mutter wolle seitdem ›nichts mehr von Männern wissen‹.

Die Mutter ging nur unregelmäßig zur Schule. Sie findet, dass Ayse sehr gute Chancen habe, einen ordentlichen Beruf zu lernen, dass Ayse aber faul und dumm sei und alles ›versauen‹ würde. Die Mutter arbeitet als Putzhilfe in einem Krankenhaus und möchte später wieder – im Gegensatz zu Ayse – in die Türkei zurück. Sie hat sich dort schon eine Wohnung fürs Alter gekauft. Sie spricht kaum Deutsch.

Es hat ein Missbrauch der fünfjährigen Ayse durch den sechzehnjährigen Bruder stattgefunden, den die Mutter durch gewaltsames Öffnen der Badezimmertür zwar unterbrochen, aber nur mit der Bemerkung: ›Was macht denn ihr da‹ kommentiert habe. Der Bruder ist nicht deswegen in ein Heim gekommen, sondern weil er die Mutter zusammengeschlagen hat und dabei beobachtet wurde. Ayse hat die erste Klasse der Grundschule wiederholt, da sie mit der gesamten Familiensituation überfordert war. Die Mutter wehre sich bis heute nicht gegen die Unverschämtheiten des Bruders. Sie hoffe nur, dass er sie bald verlasse. Sie fordere Ayse auf, ›sich einzuschleimen‹, um nicht so viel Prügel zu bekommen. Der Bruder ist arbeitslos.

Psychodynamik

In ihrer Suche nach Halt gebenden Liebesobjekten hat Ayse in ihrem bisherigen Leben starke Enttäuschungen erfahren. Vater, Stiefvater und Bruder (Ersatzvater) erweisen sich jeweils – wegen massiver missbräuchlicher Verwendungen von Ayse – als ungeeignet. Es blieb ihr bisher die Mutter erhalten. Ayse fühlt sich zwar von der Mutter nicht angemessen angenommen und verstanden, aber sie erlebt sie als die bisher einzige zuverlässige Bezugsperson in ihrem Leben, die Ayse nicht ausschließlich selbstobjekthaft verwendet. Sie betrachtete sie lange Zeit nur in Relation zu den Vätern.

Ayse verachtet bewusst die ungebildete und unstrukturierte Mutter. Sie ekelt sich zunehmend vor deren latent sexuell verführender Art und gerät nun in den ihr unbewussten und ausweglosen Konflikt, auch dieses Liebesobjekt zu verlieren, wenn sie sich wegen der Übergriffe gegen die Mutter entscheiden würde.

Sie erlebt die Mutter ambivalent als Verfolgerin und ersehnte Hüterin ihres Selbst. Sie hat unbewusst Angst vor Selbst- und/oder Fremdvernichtung, die sie egal, wie sie sich entscheidet, bedroht. Hier siedle ich ihren schulischen Leistungsabfall an.

Ayse versucht, diese Bedrohung unbewusst zu umgehen, indem sie sich ständig verliebt. Eine frühe Heirat würde sie zwar ihrer Vorstellung nach von der Mutter befreien, aber sie wäre den Männern – vielleicht ähnlich wie die Mutter – ausgeliefert. Das Los der Mutter würde sich wiederholen. Diese Vorstellungen mobilisieren in ihr Angst vor Vernichtung, der sie mit Wut begegnet. Sie verwechselt dabei reifere mit frühkindlichen Beziehungswünschen. Ayse kann noch nicht differenzieren zwischen Verwahrung gegen unangemessenes Verhalten und der Aufgabe eines Liebesobjektes. Sie fühlt sich weder familiär (türkisch) eingebettet, noch wirklich aufgenommen in dem sozialen Netz ihrer Umgebung (deutsch). Eine immense Traurigkeit über ihr Ungeborgensein in dieser Welt versucht sie, über Wut auszuhalten. Sie leidet an chronischer Insomnie in Folge ihrer psychischen Erkrankung.

Sie erfährt zwar immer wieder soziale Unterstützung gegen die familiäre Ungeborgenheit, aber letztlich fehlen ihr zuverlässige soziale Werte, an denen sie sich orientieren, und Beziehungen, an denen sie reifen kann. Sie zeigt depressive Stimmung, Angst, nicht zurechtzukommen, kann nicht vorausplanen und möchte mit der gegenwärtigen Situation zwar nicht fortfahren, hat aber bisher keine ausreichenden psychischen Kräfte entwickeln können, die Einschränkungen bei der Bewältigung der täglichen Routine zu verändern. Diese Störungen des Sozialverhaltens führen bei Ayse zu aggressiven Ausbrüchen.

Sie vermittelt mir den Eindruck, dass die Mutter sich selber in einer ungesunden psychischen Verfassung befindet. Inwieweit Elternarbeit möglich wird, möchte ich davon abhängig machen, ob ich mich ohne Ayse als Übersetzerin verständigen kann.

Diagnose

ICD 10 F34.1 neurotische, depressive Persönlichkeitsstörung verbunden mit F.51.0 nichtorganische Insomnie und F81.9 nicht näher bezeichnete Entwicklungsstörungen schulischer Fertigkeiten.

Behandlungsplan und -ablauf
Ich arbeite mit Ayse in einer analytischen Langzeittherapie im Sitzen über 4 $\frac{1}{2}$ Jahre und mit 195 Sitzungen sowie über große Strecken mit zwei Wochenstunden.

Ayse konnte Fähigkeiten entwickeln, den Anforderungen des Alltags strukturierter zu begegnen und damit leistungsfähiger zu werden. Um eine tragfähige Arbeitsbeziehung zwischen Ayse und mir aufzubauen, ist es notwendig gewesen, dass ihr ihre sexuell getönten Beziehungsangebote, übertragen auf mich, bewusstwurden. Die Auflösung der Spaltung in böse Mutter und gute Therapeutin dauerte unverhältnismäßig lange, da ich ihr real immer wieder stützend behilflich sein musste (s. Verlauf). Insgesamt ist möglich geworden, dass sich ihre depressive Disposition in eine psychisch gesündere umwandeln konnte, wodurch Ayse sich Abgrenzungsfähigkeiten erarbeiten und mehr Lebenslust und Beziehungsbereitschaft entwickeln konnte. Während sich die kognitive Lernstörung sehr bald verringern konnte, dauerte es lange, die soziale und emotionale Lernstörung aufzulösen.

10.2.2 Wichtige Sequenzen aus dem Therapieverlauf

Anfangsphase
Ayse ist auffallend blass und ihr Blick ist traurig, wenn sie nicht Kontakt aufnimmt. Sie bekommt je nach Stimmungslage Schatten unter den Augen, die verschwinden, wenn sie sich verstanden fühlt. Ihre Sprache ist klar und ihre Wortwahl ist ihrem Milieu, aber nicht ihrer Intelligenz und ihren Differenzierungsmöglichkeiten angepasst. Sie wirkt schulisch eher unter- und emotional und sozial überfordert. Es stellt sich rasch heraus, dass sie viele unbeantwortete Fragen hat. Einfach ist es mit Wissensfragen. Ayse testet mich aus, erst zaghaft und dann immer forscher stellt sie ihre Warum-Fragen, die ich ihr so gut wie möglich beantworte. Sie kann nicht genug bekommen. Ich bringe ihr bei, wie sie im Internet recherchieren kann. Sie berichtet mir dann freudig, was sie alles entdeckt hat. Wesentlich schwieriger gestalten sich für sie die Auseinandersetzungen mit ihren Empfindungen und Gefühlen. Anfangs erwartet sie immer Schimpfen, Abwertungen und Schläge. Sie schaut mich dann an, als fehle etwas, und wann ich endlich loslegen würde.

Sie beginnt ein Thema gerne mit allgemeinen Verhaltensregeln, die mit vermeintlicher Empörung gegen die Verstöße der anderen angereichert werden. Es wirkt auf mich, dass Wut, Verachtung und Ärger die ihr erlaubten Affekte sind. Die Aufspaltung in gute Ayse und böse Umwelt fällt sehr leicht zusammen. Ayse wirkt insgesamt im Antrieb gehemmt, neigt zur Selbstverachtung und schämt sich bis hin zur Verleugnung für ihre gute Wahrnehmungsfähigkeit. Sie kann diese nicht konstruktiv einsetzen, ahnt aber, dass man es könne. Sie verbindet es mit ›richtig deutsch‹. Sie steht in ambivalenter Haltung vor ihrem unbewussten Integrationswunsch: Zwischen ›Ich will richtig leben‹ (gelernte Arbeit, guter, nicht-schlagender Ehemann …) und der Angst, nicht würdig zu sein, dazuzugehören (›Die Mutter sagt, ich sei eine Hure‹ und: ›Wer mag mich denn da noch?‹). Ayse will das Leben »machen« und wird mutlos, wenn ihr etwas nicht »machbar« scheint. Sie wirbt über latent sexuelle Angebote um Verständnis bei mir.

Ayse kommt in die Stunde mit der Äußerung: ›Alle Lehrer sind Arschlöcher.‹ Ich frage nach und sie berichtet: Im Landschulheim beklagen mehrere Mädchen, dass sie ›begrapscht‹ worden seien. Ayse beobachtet, wie sich ein Aushilfslehrer immer wieder merkwürdig nah bei einem Spaziergang an ihre Freundin gedrückt habe. Sie stellt ihn zur Rede und der Mann leugnet. Sie zerstört daraufhin alle Dekorationen für ein kleines Fest, schreit bei der Lehrer-Schüler-Versammlung herum und will abhauen. Bei ihrem Bericht fällt mir ein höhnisches Lächeln auf, wenn sie von den hilflosen Empörungen der Mitschülerinnen berichtet. Ich spreche es an. Zunächst möchte sie mit abfälligen Bemerkungen über die Klassenkameradinnen meine Beobachtung beiseiteschieben. Ich lasse es nicht zu und Ayse klagt, dass sie nicht hätte mitweinen können, obwohl sie es gerne getan hätte. Die Brücke zur Szene im Badezimmer mit dem Bruder ließ sich dann leicht schlagen. Zunächst meint sie noch, dass sie sich nicht mehr so genau erinnern könne, doch dann wurde sie mutiger. Sie ist dann sichtlich erleichtert über meine Verknüpfung der beiden Ereignisse und mein Verständnis für ihre Affekte Wut, Enttäuschung und Scham. In einer späteren Sitzung kann sie weinen und noch später ihre Verzweiflung darüber benennen, wem sie denn überhaupt vertrauen könne.

Sie berichtet nun zunehmend von ihren Ekelgefühlen, wenn die Mutter ziemlich massiv kuscheln wolle. Sie fragt mich, warum ihre Mutter sie immer wieder als Nutte bezeichne. Sie will wissen, wo denn der Unterschied liege zwischen den Annäherungen der Mutter und den Jungs, ›denen ich zu viel grapschen und Zungenküsse auch nicht erlaube. Warum soll ich das denn bei der Mutter?‹ Empörung und Verwirrung lösen sich in rascher Folge ab. Sie fragt mich, ob ich Kinder habe, ob die mit mir im Bett kuscheln, und ob ich diese schlage. Ich verstehe dies als Suche nach Grenzen zwischen Ayse und mir. Ich: ›Du möchtest wissen, was zwischen dir und mir möglich ist und was nicht.‹ Ayse strahlt mich an: ›Sie verstehen mich, aber beleidigen mich nicht.‹ Und: ›Studiert man das oder sind deutsche Mütter anders?‹ Ich: ›Du möchtest auch geachtet werden, und das ist ein türkischer wie ein deutscher Wunsch.‹ Sie weint, nickt und sagt leise: ›Es gefällt mir so gut, dass sie mich eine deutsche Türkin genannt haben.‹ Später: ›Ich könnte richtig Türkisch schreiben lernen.‹ Und: ›Können

Sie auch andere Sprachen?‹ Ich: ›Ja, aber nicht Türkisch.‹ Ayse schüchtern und werbend: ›Ich kann Ihnen dann helfen, wenn sie was wissen wollen.‹

Phase 2

Für Ayse werde ich schnell zur einfühlsamen Bezugsperson. Ich bin für sie ›voll süß‹, aber schrecklich umständlich, da ich immer so ›vorsichtig‹ sei. Ihrer Meinung nach langt es, dass sie sich in mich verliebt habe. Sie will ›sich mir hingeben, denn dann kann nichts mehr passieren.‹ Sie ist traurig darüber, dass ich sie nicht in mein Privatleben schauen lasse, muss mit ihrer Neugier fertig werden. Ich: ›Ich schlage nicht, kuschle aber auch nicht. Ist das das Umständliche?‹ Ayse nickt und weint.

Wir beginnen ein Spiel. Ayse fragt mich z. B., wie groß meine Küche denn wirklich sei (etwas Einsicht vom Vorgarten ist möglich). Ich lasse sie fantasieren, und, wie zu erwarten, sieht sie sich an meinem Küchentisch sitzend, essend und *ohne* andere. Ich: ›Das genau haben wir hier. Es ist hier nicht mein Küchentisch, es gibt nicht Teigtaschen zu essen, dafür etwas Anderes. Etwas zum Nachdenken, manchmal harte Nüsse.‹ Ayse lacht: ›Und viele neue Fragen.‹ Ich: ›Und wir sind ungestört.‹ Ayse: ›Ja, Sie hören nicht auf die Klingel und das Telefon. Sie sind nur für mich da.‹ Ich: ›Und für mich.‹ Ayse stutzt: ›Das merke ich gar nicht, Sie sind immer gut drauf.‹ Sie überlegt: ›Sie erzählen mir so wenig‹, unterbricht und meint dann: ›Stimmt nicht, ich kriege schon was mit.‹ Ich nicke und Ayse grinst. Ich: ›Ist das komisch, wenn es so um Dich geht?‹ Ayse: ›Manchmal schon.‹

Später: ›Es ist doch nicht schlimm, dass Sie mir nicht sagen, was Sie so machen. Sie sagen ja, es geht um mich.‹ Ich nicke und sage: ›Es ist doch gut, dass Du neugierig bist, sonst bekommst Du ja nichts mit.‹ Ayse: ›Ich weiß schon, wenn es zu viel wird, da verändert sich ihr Gesicht.‹ Sie nickt und meint: ›Es ist toll, dass ich so fragen kann.‹ *Folgen:*

Ayse kann zunächst in der Nachhilfe und dann auch wieder im Unterricht zuhören.

Da sieht sie mich mit meinem Mann, den sie ganz kritisch anschaut. Mein Mann macht mich auf Ayse aufmerksam und ich winke ihr zu. Ayse freut sich, stürzt aber nicht herbei, was mehr ihrem Wesen entsprechen würde, sondern beäugt weiter meinen Mann. Einige Wochen später klingelt sie an der Privathaustür und mein Mann öffnet. Er wechselt mit ihr ein paar freundliche Worte, nachdem ihm klar geworden ist, wer sie ist. Ayse behauptet, dass, wenn überhaupt, sie die Klingel verwechselt habe. Sie selber erwähnt diesen Vorfall zunächst nicht, bis sie ihm wieder begegnet. Kaum nach Stundenbeginn fängt sie an zu weinen, kann sich kaum beruhigen, bis endlich aus ihr herausbricht: ›Warum kann ich nicht ganz zu Ihnen kommen. Ihr Mann ist voll süß und sooo lieb zu mir, der mag mich auch, das merke ich.‹ Und: ›Ihr Haus ist so groß. Ich mache alles, was Sie sagen. Ich räume meine Sachen auf, putze und komme auch bestimmt nie zu spät.‹ und ›Dann werde ich richtig deutsch.‹ Ich: ›Und du bringst mir Teigtaschen und Türkisch bei, dann gehen wir auf die Hochzeiten und tanzen.‹ Ayse stutzt. Es dauert, doch dann lacht und lacht sie und meint: ›Die Deutschtürkin, die soll ich richtig sein!‹ Ich: ›Halb ist zu wenig.‹

Folgen: Entspannter fängt Ayse an, nach neuen Lösungswegen bei Konflikten zu suchen. So wie ich mit ihr, versucht sie, mit ineinander verstrickten Klassenkameraden zu reden. Sie übt sich im Zuhören. Letzteres hat dann Auswirkungen auf ihre Schulleistungen. Es ist zu erkennen, dass Ayse wieder

mehr vom Schulstoff mitbekommt.

Phase 3

Die Mutter bittet um ein Gespräch mit Ayse als Übersetzerin. Die Mutter möchte mich zunächst als Verbündete gegen das »missratene Kind«. Dann prüft sie, ob sie nicht an Stelle von Ayse kommen kann, ihr gehe es auch schlecht. Sie hat gemerkt, dass hier etwas anderes möglich ist, und gibt mir daraufhin die Bedeutung einer »guten« deutschen Behörde. Sie vertraut mir erneut das Wohl ihrer Tochter an. Sie sagt, dass sie kontrolliert habe, dass ich gut zu ihr und ihrer Tochter sei. Am Ende des Gesprächs will sie mich umarmen und bietet mir noch ihre Dienste als Zugehfrau an. Sie lässt oft Grüße ausrichten und wäre zu weiteren Gesprächen bereit. Ayse will das aber nicht. Meines Erachtens hat die Mutter vor etwas Angst, das sie mir mitteilen möchte, und gleichzeitig hat sie Angst vor mir als »Deutscher Behörde«.

Folgen: Ayses Sätze verändern sich dergestalt, dass sie weniger mit Wut und Empörung über die anderen beginnt, sondern von den Unterschieden spricht (›wir Türken‹ oder ›bei uns in der Türkei‹). Sie erzählt viel von der Mutter, als wäre sie deren Stellvertreterin. Sie erarbeitet sich den Unterschied zwischen »böse auf sie sein« und äußeren Grenzen im Umgang zwischen uns. Sie beklagt sich, dass ich sie nie besuche. Meiner Aufforderung, wenn ich mir nicht real anschaue, was ihr wichtig sei, dann könne sie mir es doch erzählen, kommt sie gerne nach. Sie kauft sich einen Fotoapparat und beginnt mit viel Spaß, Situationen und Eindrücke festzuhalten, zu zeigen und zu besprechen. Es ist fast so, als gäbe sie mir Unterricht:

Wie leben türkische Mädchen in Deutschland.

Mentale Zustände bekommen einen Platz und die symbiotische Verklammerung zwischen Ayse und der Mutter wird deutlich.

Abgrenzung kann zwischen ›deutsch und türkisch‹,
aber noch nicht zwischen ›türkisch und türkisch‹ erlebbar werden.

Ayse fällt auf, dass sie in der Schule ›wir Türken‹ und zu Hause ›wir Deutschen‹ betont. Wir erarbeiten, dass sie jeweils nur das für sich beansprucht, was sie meint, was der andere übriglässt. Sie denkt darüber nach, dass dann für sie zu wenig übrigbleibe und sie sich bedroht fühle. Sie erkennt, dass sie sich automatisch in die Konflikte von anderen einmischt.

Folgen: Ayse schlägert nicht mehr und hilft auch nicht mehr ungefragt. Sie versucht herauszufinden, was zu ihr oder zu den anderen gehört. Sie klagt über die Enge im Bett mit der Mutter und ihre Schlafstörungen. Sie realisiert, dass sie keinen Platz in der gesamten Wohnung hat und was das für sie bedeutet.

Sensibilisierung für Selbst-Zustände bahnt sich an.

Ayse merkt, dass sie weder fließend Deutsch noch Türkisch sprechen kann und will das ändern. Sie beklagt sich, dass die Stunden mit mir so schnell verflögen, traut sich, zu fragen. Ihre Fragen werden nun oft Wissensfragen eines Kindergartenkindes. Voller Staunen steht sie vor meiner Bereitschaft, ihre Fragen zu beantworten, und der Tatsache, dass ich sie mit ihren Fragen immer ernst nehme. Sie zeigt ihre Unterversorgung mit mütterlichen Begegnungen. Sie holt nach über kognitive Neugierde und genießt meine Grenze zu ihr. *Folgen:*

Sie interessiert sich für die Schule und
bekommt einen Platz in einer Förderklasse.

Phase 4

Es kommt zu einem Zwischenfall. Der Bruder schlägt Ayse zusammen. Sie schleppt sich zu mir, ich bringe sie ins Krankenhaus. Ayse will den Bruder anzeigen, der behandelnde Arzt rät dazu. Ich rufe die Mutter an, dass sie ins Krankenhaus kommt.

Die Mutter jammert vor mir, dass sie den Konflikt, zwischen zwei Kindern zu stehen, nicht lösen könne. Ich zeige ihr auf, dass das zwar schwierig für eine Mutter sei, aber für Ayse unerträglich. ›Du retten Ayse‹ – trennende Geste – ›ganze Familie‹. Ich nicke und drohe mit dem Finger: ›Weder Sie noch ihr Sohn schlagen Ayse.‹ Da gesteht die Mutter, dass sie selber unter der Gewalttätigkeit des Bruders zu leiden habe und bittet um Hilfe. Sie fühlt sich einerseits durch mich gestärkt, will nun selber auch Polizeischutz, und andererseits erlebt sie mich wieder als Behörde, vor der sie etwas verdecken muss. Der Bruder, gewarnt von einem Verwandten, taucht unter. Das Thema Gewalt in der Familie wird nun von Ayse vielschichtig in die Stunden gebracht.

Folgen: Sie zieht aus dem Schlafzimmer aus, besteht auf Alleinsein bei der Intimpflege und will sich nicht mehr über Selbstverleugnung retten. Die Mutter will sich die »Frechheiten« von Ayse nicht mehr gefallen lassen, es kommt zu Handgreiflichkeiten, bei denen Ayse nicht zurückschlägt, aber die Mutter festhält und Zurückschlagen androht.

In der Schule sagt sie nun auch mehr, was sie weiß. Sie bekommt eine Lehrstelle am Ende eines Praktikums. Dies und ein für diese Umstände passables Abschlusszeugnis machen Ayse sehr viel Mut für den Ablösungsprozess, was die Mutter mit Stolz erfüllt, aber auch zunehmend als Bedrohung erlebt.

Phase 5

Eine Arbeitskollegin versucht, Ayse mit ihrem Sohn zu verkuppeln. Ayse kann die Situation im Gegensatz zur Mutter nicht durchschauen. Sie fühlt sich geschmeichelt. Die Mutter bittet ihren Bruder in der Türkei um Hilfe. Dieser droht: ›entweder ein hohes Brautgeld oder Gewalt‹ (Ayse), worauf sich der junge Mann sofort zurückzieht. Der Onkel schlägt nun Zwangsverheiratung vor und bietet sich als Vermittler an. Die Mutter lehnt nach einem Gespräch mit mir ab. Sie benutzt meine Begründung, dass Ayse nach der Lehre ›mehr wert ist‹. Sie will nicht, dass der Bruder das ›Geld für ihre Arbeit bekommt‹. Ich ermahne Ayse zur größtmöglichen Vorsicht, denn ich verstehe die Versicherung der Mutter nicht dahingehend, dass sie gegen Zwangsheirat ist, wenn sie Ayse vor einem ›schlechten Mann beschützen wolle‹.

Ayse will die Suche ›nach einem geeigneten Mann selber regeln‹. Sie verliebt sich in einen Mann, der eine Verlobte in der Türkei hat und dies Ayse verschweigt. Das erste sexuelle Zusammensein mit ihm ist für Ayse ein brutales Erlebnis, was sie aber vor sich selber verleugnen muss. Der Mann wendet sich mit einer Lügengeschichte von ihr ab. Sie reagiert darauf mit Neutralisierung, d.h., sie kopuliert (›bin ja jetzt eh eine Hure‹) in kurzen Zeitabständen mit verschiedenen Männern. Ich bin nicht sicher, ob sie dafür Geld nimmt.

Sie nimmt die Pille nicht regelmäßig. Als ich ihr sage, dass sie zwar die Vorderseite der Freiheit genießen, aber noch nicht die Verantwortung für sich tragen möchte, ist sie sehr betroffen. Wir können nun beginnen, das Thema Verwendung zu bearbeiten.

Folgen: Ayse will keinen intensiven Kontakt zu dieser Art Männer. Sie merkt, dass türkische Männer nur eindeutige, einseitige Angebote machen und dass sie sich mit deutschen Männern nicht auskennt. Die Fragen:

›*Wer bin ich und was will ich vom Leben und von einem Mann?*‹

beschäftigen sie sehr. Ayse sucht den Kontakt zu gleichaltrigen Frauen in ähnlichen Situationen. Sie klagt, dass sich die deutschen Mädchen nicht für türkische Mädchen, geschweige denn für deren Notsituationen interessierten.

Phase 6

Die Mutter traut sich zwar nicht mehr, Ayse physisch zu schlagen, wohl aber noch immer psychisch. Dies geschieht aus unbewusster Eifersucht der Mutter. Da die Mutter den Ablösungsprozess von Ayse mit bewusst vorgetragenen kulturellen Gründen und mit all ihren zur Verfügung stehenden Mitteln zu verhindern sucht, kämpft Ayse einen härteren Kampf als z. B. deutsche Gleichaltrige, wenn sie emotional ähnlich verstrickt sind.

Ayse steht dabei noch immer in dem Konflikt zwischen ›eigenständiger Deutschtürkin‹ und ›gehorsamer Tochter‹. Sie neigt dabei nach wie vor dazu, sich einerseits durch Abwertungen von der Mutter zu unterscheiden, ihr mit

Missachtung zu begegnen oder sich Freiraum durch Lügen oder Ausnutzung der mütterlichen Unkenntnis (abnehmende Tendenz) zu verschaffen.

Die unausgesprochene Drohung zwischen den beiden, dass Ayse wegen ihres ›Ungehorsams‹ doch noch einer Zwangsheirat zugeführt werden soll, lässt Ayse erkennen, dass sie die Mutter nicht mehr provozieren sollte. Sie ist nun gewarnt, weigert sich, in die Türkei zu fahren, und versucht, die Mutter nicht zu unbedachten Schritten zu verleiten, wenn sie ahnt, dass etwas in der Luft liegt. Ayse spürt, dass die ambivalente Haltung der Mutter (zweimal zwangsverheiratet, Verlassenheitsängste) und die offensichtliche Geldgier ihres Onkels in der Türkei zurzeit Schlimmeres verhindern und nicht ihre Überheblichkeit:

›Mir kann nichts passieren, ich bekomme demnächst einen deutschen Pass.‹

Phase 7

Ayse durchläuft eine Lehre als Verkäuferin, in der sie Anerkennung findet. Sie ist tüchtig und immer freundlich. Sie hat aber noch Schwierigkeiten mit freundschaftlichen Kontakten zu ihren deutschen Kolleginnen. Sie durchschaut nicht, dass diese eifersüchtig und neidisch sind, wenn Kunden nur von ihr bedient werden wollen. Ayse merkt noch nicht, wenn sie ihre Schüchternheit deutschen Männern gegenüber verdecken will durch zu lockeres, flirtendes Verhalten den Kunden gegenüber. Sie ringt um den Unterschied zwischen »freundlich« zu sein, aber keine sexuellen Verwendungsangebote zu machen. Die Mutter beobachtet und kontrolliert. Sie hat eine Bekannte in Ayses Betrieb, die dort als Putzhilfe arbeitet und deswegen der Mutter berichten kann. Es dauert, bis Ayse realisiert, dass

Schutz bei den Erwachsenen von innen und nicht von außen kommt.

Ayse hängt sich an eine Freundin, die mit ihr eine Wohnung suchen will. Die beiden stufen alle Gleichaltrigen, die sich verheiraten lassen, als Verräterinnen ein. Sie schwelgen in der Vorstellung einer eigenen Wohnung. Da verlobt sich die Freundin. Sie bricht den Kontakt zur »schlechten Ayse« ab. Diese sucht nun wieder Kontakt zu ihrem alten Freundeskreis.

Eine Cousine von Ayse entgeht einer Zwangsheirat durch Flucht wenige Stunden vor ihrem Hochzeitsfest. Sie heiratet einen von der Familie abgelehnten Mann. Sie wird in der Familie des Mannes gefangen gehalten, ihre Eltern lehnen jegliche Hilfe ab; die schwangere Cousine suizidiert sich. Ayses Mutter bittet um ein Gespräch.

Die Mutter ist über ihre Verzweiflung hochambivalent. Sie hält die Spannung nicht aus, will eine Lösung. Sie fragt mich, ob ich nicht einen guten Mann für Ayse hätte. Ich drohe der Mutter, erzähle von dem Gesetz, dass in Deutschland Zwangsheirat per Strafe verboten ist. Auch wenn sie Ayse in der Türkei zwangsverheiraten wolle, würde sie hier belangt wegen Beihilfe zur Freiheitsberaubung. Die Mutter informiert sich, zeigt sich scheinbar empört über ihre

Brüder: über den einen Bruder, der sich nur bereichern wolle, und über den anderen Bruder, der aus gekränktem Stolz seine Tochter in den Tod treibe. Sie selber will Ayse aber weiter dazu zwingen, dass sie einem Kandidaten zustimmt, den die Mutter aussucht, denn dann sei es keine Zwangsheirat.

Ayse erhält einen Anruf von ihrer Stiefmutter aus der Türkei. Ihr leiblicher Vater, inzwischen gut integriert, liege im Sterben und wolle Ayse sehen. Ayse prüft, ob es auch keine Falle ist. Sie meldet die Reise beim türkischen Konsulat und der Schutzstelle für türkische junge Frauen an. Die Mutter ist eifersüchtig, warnt; Ayse fliegt. Sie kommt zurück als Halbwaise, aber mit einem netten Stiefbruder und einer sich schützend vor Ayse stellenden Stiefmutter. Sie ist glücklich darüber, eine Familie gefunden zu haben.

Phase 8

Ayse wird sehr unvorsichtig. Sie knutscht vor ihrer Arbeitsstelle in aller Öffentlichkeit heftig mit einem deutschen Kunden. Auf mein ›Da riskierst Du aber viel‹ antwortet sie mir: ›Sie haben meiner Mutter gesagt, dass sie wegen Beihilfe der Freiheitsberaubung belangt würde. Was soll mir denn passieren!‹ Ich: ›Ja, die Mutter und deren Helfer würden bestraft werden, wenn es ihnen nachzuweisen ist, aber Du müsstest das alles durchleiden.‹ Nun versteht sie es.

Wir können das Thema beginnen, dass auch sie die Beziehungen zu Männern missbraucht, wenn sie nur ihre Mutter bestrafen will. Ayse erkennt, dass das nichts mit ihrer Sehnsucht nach einer liebevollen Beziehung zu tun hat. Sie erkennt, dass sie viel liebevoller zu Frauen als zu Männern sein kann. Sie besucht die Stiefmutter und den Stiefbruder und entdeckt, dass meine Behauptung stimmt, dass nicht die Türken schlecht und die Deutschen gut im Umgang miteinander sind, sondern, dass es Menschen gibt, die verwenden, und welche, die nicht verwenden wollen. Sie kann nun offen damit hadern, wo sie denn dazugehören will. Sie findet, dass sie schlechte Voraussetzungen hat, es zu schaffen. Sie entdeckt, dass sie ihre Freizeit ›mit Angebern‹ verbringt.

Ich merke, dass etwas nicht stimmt. Ayse will und kann etwas nicht sagen in den Stunden. Ihre Themen kreisen um Ehrlichkeit. Da gesteht sie mir, dass sie aus der Trinkgeldschale Geld für Zigaretten entwendet, wenn sie keins mehr hat. Sie nehme ihren Anteil. Ich sage ihr, dass das Vertrauensbruch gegenüber den Kolleginnen sei. Sie kontert, dass das zwischen der Mutter und ihr schon immer üblich gewesen sei. Ich erkläre ihr, dass Schlagen zwischen ihnen auch üblich gewesen sei. Ayse lässt es. Sie berichtet nun, dass sie einer alten Nachbarin, für die sie einkauft, auch Geld gestohlen habe. Sie habe ihr zu wenig Wechselgeld zurückgegeben. Ich mache ihr Mut, dass sie sich mit der Nachbarin ausspricht. Die Nachbarin erklärt ihr, dass sie das wisse, und sie rechnen zusammen, um welche Summe es sich handelt, denn die alte Dame hat die Zettel der »heimlich geborgten Summen« aufgehoben. Ayse zahlt alles auf einmal zurück, obwohl sie eine Ratenzahlung angeboten bekommen hat. Sie ist voller Scham, aber inzwischen auch eine starke Raucherin.

Sie entwendet – ›borgt‹ – einige Tage später Geld für eine Packung Zigaretten aus der Getränkekasse, da sie nun kein Geld mehr hat. Am nächsten Tag will sie es zurückbringen, denn dann ist Gehaltstag. Sie weiß nicht, dass sie videoüberwacht wird. Bevor sie die Zigaretten einkaufen kann, wird sie zur Rede gestellt, angezeigt und fristlos entlassen. Ich vermittle einen Anwalt für Strafrecht.

Sie bekommt über einen Onkel eine neue Lehrstelle bei einem ›guten türkischen Mann‹, der gar keine Erlaubnis zur Lehrlingsausbildung hat. Ayse hat Angst vor der Familie, als ich sie darauf aufmerksam mache, dass ihren Schilderungen nach etwas nicht in Ordnung ist. Sie gibt mir eine Schweigepflichtsentbindung und ich wende mich an die Innung mit gutem Erfolg. Sie darf die Ausbildung fortsetzen, bekommt durch die Betreuungsstelle für Lehrlinge an der Innung eine Lehrstelle in einem türkischen Fachbetrieb.

Im Gerichtsverfahren wird klargestellt, dass Videoüberwachung in den Aufenthaltsräumen durch die Firma nicht statthaft, die Kündigung somit unwirksam ist. Ayse wird zu 16 Tagessätzen verurteilt. Sie darf sie an den Berufsschultagen nach dem Unterricht absitzen und bekommt Gruppengespräche.

Ihr neuer Lehrherr ist korrekt, freundlich und leitet gut an. Ich erfahre, dass es sie verwundert, dass sie im neuen Betrieb ›keiner begrapscht, wo das doch üblich‹ sei. Kurz schwankt sie, ob sie vielleicht als Diebin nicht begrapscht würde.

Sie erfährt nun nach und nach, dass all ihre ›Freunde‹ vorbestraft sind. Sie erkennt, dass sie auf deren Prahlereien hereingefallen ist. Dann z. B., wenn diese behaupteten, dass sie sich fürs Wochenende Sportautos »ausgeliehen hätten« oder dass sie als »bewährte Fahrer für Autoüberführungen« angeheuert worden seien. Die Mutter hatte zwar immer gewarnt, aber Ayse hatte kein Vertrauen in die Aussagen der Mutter.

Am Ende der Therapie meint Ayse: ›Sie haben immer gewusst, was mit mir los ist und mich trotzdem immer gemocht.‹ Und: ›Ich musste auch alles mitmachen, bis ich schlauer werden konnte.‹ Die Lern- und spätere Arbeitsstörung sind behoben. Ayse absolviert eine gute Prüfung und wird übernommen.

10.2.3 Zusammenfassung des Verlaufs

- Ayse sucht Unterscheidung über kognitives Erfassen von falschem und richtigem Verhalten. Sie teilt auf: türkisch = Erfahrung und deutsch = richtige Vorstellung.

- Wut wurde über Gewaltausbrüche der anderen erfahren und soll nun darüber kontrolliert werden, dass Ayse schneller als die anderen ist. Eine Macht-Ohnmacht-Schaukel beherrscht das Gefühlsleben.
- Die Wahrnehmung ihrer Bedürftigkeit durch mich macht Ayse Mut, sich selber auch wahrzunehmen, und sie entdeckt neue Gefühlsbereiche.
- Sehnsucht nach familiärer Geborgenheit und Hoffnung auf Annahme lassen sie wieder offener werden. Ayse muss im Zurückweisen nicht schneller als alle anderen sein, mit der Folge, dass sie wieder Schulstoff aufnehmen kann.
- Die Selbstbesetzung als Deutschtürkin bahnt sich an und Ayse lebt entspannter, entwickelt klarer eigene Wünsche und Bedürfnisse.
- Sex und Gewalt sind immer noch miteinander verbunden. Die Gefahr der Zwangsverheiratung als legalisierter Mischform von Sex und Gewalt wird Thema.
- Freiheit = deutsch und Freiheitsberaubung = türkisch ist die primitive Schlussfolgerung.
- Sich zu wehren, zu provozieren, ist etwas anderes, als sich abzugrenzen und zu verwahren.
- Sich heimlich nehmen, was man nicht offen bekommt – wenn gehorsam zu sein bzw. sein zu müssen, nicht mehr greifen, werden die Eigenverantwortung und die damit verbundene Bürde sowie Freiheit transparenter.
- Die Eingliederung in ein fremdes System wird gefestigt und die Aussicht auf Integration in ein anderes Gesellschafts- und Arbeitssystem macht Mut. Verwirrung, Hoffnungslosigkeit und Unlebendigsein nehmen ab und die Selbstbesetzung schreitet voran.
- Die Lern- und Arbeitsstörung konnte überwunden werden.

10.2.4 Falldiskussion

Am Ende der Exploration ergibt sich für mich das Bild von Selbstüberforderung bei der Patientin. Es ist zu sehen, wie schnell aus Angst vor Ablehnung von außen eine innere Ablehnung entsteht. Dies geschieht bei der Patientin natürlich hier nicht zum ersten Mal, sondern ist Ausdruck eines langjährig trainierten Verhaltensmusters. Es ist leicht vorstellbar, was passiert, wenn man als Gegenüber auf die scheinbar forsche Art der Patientin hereinfällt, sie als pubertär, indifferent und faul abwertend in die dazugehörige Schublade presst. Zum Glück der Patientin traf sie auf einen aufmerksamen und sich einsetzenden Lehrer. Er merkte über das verzerrte und überzeichnete Phänobild einer »typisch renitenten Jugendlichen«, dass die Patientin eine Problematik aufweist, die über das übliche Maß des anstehenden Reifungsschrittes in der Pubertät hinausgeht. Er verweist die Patientin ans Jugendamt. Auch hier hat sie wieder Glück. Sie trifft auf eine kompetente Fachkraft, die sich Zeit nimmt und sich Mühe gibt, die

Patientin angemessen zu versorgen. Hätte man der Patientin nur eine Adressenliste von Therapeuten gegeben, dann hätte sie wohl kaum die Schwellenangst, eine psychotherapeutische Praxis aufzusuchen, überwinden können. Hier aber bewährt sich ein bestimmtes Vorgehen:

In mehreren Gesprächen erarbeitet die Mitarbeiterin des Jugendamtes kompetent die Übernahme durch mich. Sie bereitet die Patientin empathisch vor, knüpft vorab den Kontakt zu mir, ist im Hintergrund bereit, helfend einzuspringen, wenn es notwendig wird. Auch ich arbeite (nicht nur in diesem Fall) etwas unorthodox. Ich lasse mir schon zu Beginn der Arbeit von der Patientin eine Schweigepflichtsentbindung geben und nehme Kontakt mit der Schule und mit dem Jugendamt auf. Wenn die intrapsychische Vernetzung nicht ausreichend oder nur bruchstückhaft vorhanden ist, ist es umso wichtiger, dass eine äußere Vernetzung entstehen kann.

Wenn Menschen keine Worte für Gefühle haben, kann dies als Ausdruck einer kindlichen Traumatisierung und einer frühen Beziehungsstörung eingewertet werden. Dabei gilt es, weitere Fragen abzuklären:

- Liegt es an der fehlenden Sprachkenntnis, z. B. bei Immigranten?
- Liegen nur einfache Schwierigkeiten vor, Emotionen verbal auszudrücken, da die Differenzierungsmöglichkeiten noch nicht eingeübt sind?
- Liegen Defizite in der Wahrnehmung des Erlebens vor?
- Mangelt es an der Konzeptualisierung von Emotionen usw.?

In diesem Kontext möchte ich auf die Arbeit von Mariella Schopper hinweisen:

> »Die meisten Erkrankungen treten erst nach längerem Auslandsaufenthalt auf (Krupinnsky 1967). Ab 1980 wurde als maßgeblicher pathogenetischer Faktor Kulturschock, Kulturwechsel und Kulturwandel angesehen (Binder und Simoes 1978). Nach Garza-Guerros korreliert das Ausmaß des ›kulturellen Unterschieds‹ mit der Wahrscheinlichkeit von Anpassungsschwierigkeiten (Garza-Guerros 1974).«[99]

Während die Patientin als Jugendliche gute Unterstützung erfährt, verändert sich das Bild für die Adoleszente. Die Patientin lernt in einem mittelständischen Betrieb, der überwiegend ausländische Arbeitnehmer beschäftigt. Bei der Frage, weshalb er in den unteren Bereichen fast ausschließlich Immigranten beschäftigt und die 2. Generation von Immigranten ausbildet, fällt die Struktur des Betriebes unangenehm auf. Es ist leicht zu erkennen, dass dieser Betrieb die schwache Integration in die deutsche Arbeitswelt für seine betriebswirtschaftlichen Interessen ausnutzt. Er nutzt diese Mitmenschen als billige Arbeitskräfte aus.

99 Dissertation über das Thema »Kontrollierte Interventionsstudie zur Ausprägung somatoformer Syndrome bei wenig integrierten Migrantinnen vor und nach einem intensiven Deutschsprachkurs« von Mariella Schopper (2010), Institut für Medizinische Psychologie der Ludwig-Maximilians-Universität München.

Meine Patientin z. B. konnte mit vielen Punkten ihres Arbeitsvertrages nicht klar umgehen. Sie hatte keinen Rückhalt in ihrer Mutter, um z. B. Fragen nach Arbeitszeiten und Einsatz eines Lehrlings zu klären. Alle Unsicherheiten wurden nicht als Nachfragen behandelt, sondern als Renitenz geahndet.

Meine Patientin konnte erst im Unterschied zu ihrer zweiten Lehrstelle erfassen, was in dem unhinterfragten ›guten deutschen‹ Betrieb nicht in Ordnung war. Zum Beispiel wurde die Übernahme nach der Lehre in Aussicht gestellt, aber nicht vorgenommen. Aus den Erzählungen der Patientin konnte ich entnehmen, dass sie weitgehend alleine mit einem zweiten Lehrling die Filiale betreuen musste, auch während der bekannten Stoßzeiten. Sie erledigten dann die Arbeit nach Gutdünken, wurden dafür nicht gelobt, wohl aber gerügt, wenn sie etwas nicht erkennen konnten. Diese Tatsachen interpretierte die Patientin lange als eigenes Versagen. Einer der ›Grabscher‹ war der Lehrlingsbetreuer. Meine Patientin zeigte sich davon sehr irritiert. Bei dem Zwischenfall mit der Geldentwendung gewann ich den Eindruck, dass meine Patientin nicht fristlos entlassen worden wäre, wenn sie früher etwas »freundlicher« zu dem Lehrlingsbetreuer gewesen wäre.

11 Krankheitsausbruch als Folge einer misslingenden Integration

Ich zeige mit der nun folgenden Falldarstellung auf, wie eine sozial schwache Position in Verbindung mit einer schweren seelischen Erkrankung den Betroffenen vom sogenannten Ersten Arbeitsmarkt drängt. Vorab zum besseren Verständnis die kompakte Definition einer fehlenden emotionalen Bedeutungsfunktion nach P. Henningsen und G. Rudolf:

11.1 Fehlende emotionale Bedeutungsfunktion

> »Als Grundlage für diese Entwicklung sehen wir eine frühe Beziehungsstörung, die dazu führte, dass eine für das körperliche Selbstverständnis nötige emotionale Bedeutungsfunktion nicht errichtet werden konnte. Darüber hinaus muss angenommen werden, dass die Erfahrungen der frühen Struktur des Erlebens und Verhaltens des Nicht-miteinander-Seins, des Nichtgehalten-Werdens als eine vor allem körperliche Erfahrung im Leibgedächtnis gespeichert bleibt, ohne psychisch verarbeitet zu werden (›unmentalized experience‹).
>
> Das Konzept der Alexithymie, das historisch im Kontext der psychosomatischen Beschwerden entwickelt wurde, beschreibt genau diese Phänomene:
>
> - Schwierigkeit, eigene Gefühle zu identifizieren und zu differenzieren.
> - Schwierigkeit, zwischen Gefühlen und Körpersensationen zu unterscheiden.

- Schwierigkeit, positive Emotionen zu erleben (Anhedonie).
- Schwierigkeit, Traurigkeit anders als Leere, Überdruss, Schmerz wahrzunehmen.
- Schwierigkeit, Angst anders als Spannung, Unruhe wahrzunehmen.
- Schwierigkeit, sich in die Gefühle anderer empathisch einzufühlen.
- Schwierigkeit, Zugang zu Fantasien, Träumen, Idealitäten und Zukunftsentwürfen zu finden.
- Schwierigkeit, sich in Übergangswelten zu begeben und mit Übergangsobjekten zu beschäftigen.
- Notwendigkeit, innere Leere durch Handlung auszufüllen.
- Notwendigkeit, sich im hohen Maße sozial konform zu verhalten.
- Notwendigkeit, Sprache möglichst konkret und handlungsnah einzusetzen.

Die Alexithymie konnte als Folge kindlicher Traumatisierung und früher Beziehungsstörung verstanden werden; sie besitzt eine Nähe zum unsicher vermeidenden Bindungsstil.
Wenn wir versuchen, die Dynamik des alexithymischen Verhaltens zu verstehen, gelingt das besonders gut, wenn wir die Funktion der *Emotionalität* in den Mittelpunkt stellen. Ihre Funktion ist es, Bedeutungen herzustellen und auf dem Wege über diese emotionalen Bedeutungen Teilaspekte miteinander zu verknüpfen und sie zu integrieren. Beispiel dafür sind:
- ich und mein Körper (den ich als Objekt habe)
- ich und mein Körper (der ich als Leib bin)
- ich und meine Bedürfnisse (die mich bedrängen)
- ich und meine Wahrnehmungen (die mir die Welt zeigen)
- ich und meine Konflikte (die mir zu schaffen machen)
- ich und meine Beziehungen (die ich mit anderen lebe).«[100]

Um das Wesen einer psychotischen Erkrankung näherzubringen, habe ich auf die Definitionen der Psychose von M. Müller-Spahn und S. Mentzos verwiesen.[101] Ergänzend möchte ich an dieser Stelle die internationale Klassifikation hinzufügen, damit die folgenden Falldarstellungen in ihrer Schwere in Bezug auf Lern- und Arbeitsstörungen transparenter werden können.

11.2 ICD F 20 Schizophrenie

»Die schizophrenen Störungen sind im allgemeinen durch grundlegende und charakteristische Störungen von Denken und Wahrnehmung sowie inadäquate oder verflachte Affektivität gekennzeichnet. Die Klarheit des Bewusstseins und die intellektuellen Fähigkeiten sind in der Regel nicht beeinträchtigt. Im Laufe der Zeit können sich jedoch gewisse kognitive Defizite entwickeln. Die Störung beeinträchtigt die Grundfunktionen, die dem normalen Menschen ein Gefühl von Individualität, Ein-

100 Henningsen, P. u. Rudolf. G. (2013), S. 214.
101 Siehe S. 70.

zigartigkeit und Entscheidungsfreiheit geben. Die Betroffenen glauben oft, dass ihre innersten Gedanken, Gefühle und Handlungen anderen bekannt sind oder, daß andere daran teilhaben. Ein Erklärungswahn kann entstehen, mit dem Inhalt, daß natürliche oder übernatürliche Kräfte tätig sind, welche die Gedanken und Handlungen des betreffenden Individuums in oft bizarrer Weise beeinflussen. Die Betroffenen können sich so als Schlüsselfigur allen Geschehens erleben. Besonders akustische Halluzinationen sind häufig und können das Verhalten oder die Gedanken kommentieren. Die Wahrnehmung ist oft auf andere Weise gestört: Farben oder Geräusche können ungewöhnlich lebhaft oder in ihrer Qualität verändert wahrgenommen werden. Unbedeutende Eigenschaften alltäglicher Dinge können wichtiger sein als das ganze Objekt oder die Gesamtsituation. Zu Beginn ist auch Ratlosigkeit häufig und führt oft zu der Überzeugung, dass alltägliche Situationen eine besondere, meist unheimliche Bedeutung besitzen, die sich einzig auf die betroffene Person bezieht.
Bei der charakteristischen schizophrenen Denkstörung werden nebensächliche und unwichtige Züge eines Gesamtkonzepts, die bei normaler psychischer Aktivität eine geringe Rolle spielen, in den Vordergrund gerückt und an Stelle wichtiger und situations-entsprechender Elemente verwendet. So wird das Denken vage, schief und verschwommen, und der sprachliche Ausdruck wird gelegentlich unverständlich. Brüche und Einschiebungen in den Gedankenfluss sind häufig, Gedanken scheinen wie von einer äußeren Stelle entzogen.
Die Stimmung ist charakteristischerweise flach, kapriziös oder unangemessen. Ambivalenz und Antriebsstörung können als Trägheit, Negativismus oder Stupor erscheinen. Katatonie kann vorhanden sein.
Die Störung kann akut mit schwerwiegend gestörtem Verhalten beginnen oder schleichend mit allmählicher Entwicklung seltsamer Gedanken und Verhaltensweisen. Der Verlauf zeigt gleichfalls große Unterschiede und ist keineswegs unvermeidlich chronisch oder sich verschlechternd. Bei einem Teil der Fälle, der in verschiedenen Kulturen und Bevölkerungen variiert, kommt es zur vollständigen oder fast vollständigen Heilung. Die beiden Geschlechter sind etwa gleich häufig betroffen, aber der Beginn liegt bei den Frauen tendenziell später.«[102]

Zudem sei auf die für die kommenden Fälle besonders wichtigen Symptome hingewiesen:

»›Negative‹ Symptome wie auffällige Apathie, Sprachverarmung, verflachte oder inadäquate Affekte, zumeist mit sozialem Rückzug und verminderter sozialer Leistungsfähigkeit. Diese Symptome dürfen nicht durch eine Depression oder eine neuroleptische Medikation verursacht sein. Eine eindeutige und durchgängige Veränderung bestimmter umfassender Aspekte des Verhaltens der betreffenden Person, die sich in Ziellosigkeit, Trägheit, einer in sich selbst verlorenen Haltung und sozialem Rückzug manifestiert.«[103]

102 Dilling, H., Mombour, W. u. Schmidt M. H. (Hrsg.) (1999): Internationale Klassifikation psychischer Störungen, 3. Auflage, Hans Huber , S. 103–105.
103 Ebd.

11.3 VASILIS T.

11.3.1 Vorgefundenes Zustandsbild

Vasilis leidet an dem Zustand einer langjährigen Erstarrung, verbunden mit einer manifest gewordenen Psychose aus dem schizophrenen Formenkreis. Er leugnet konstant, negative Gefühle zu empfinden. So beharrt er darauf, dass er sich negative Gefühle, z. B. seinen Eltern gegenüber, nicht vorstellen könne. Er kann deshalb seine Schwester, die sich heftig gegen den Vater auflehne, überhaupt nicht begreifen. Er will die Kräche der beiden nicht so hautnah miterleben müssen. Er weigert sich dabei vehement, offenliegende Konflikte zu sehen.

Während seine ebenso psychisch erkrankte Mutter sich ihm in diesem Leid nahe fühlt, leiden sein Vater und seine jüngere Schwester in ihrer jeweiligen, aktiven Lebensart offen unter dem kaum erträglichen Gewicht der Erkrankung der Lethargie von Vasilis und einer schweren Depression der Mutter.

In der Psychose von Vasilis dagegen stellt sich folgende Situation dar: Vasilis greift seinen Vater an, äußert, dass er ihn umbringen wolle. Er findet alles sinnlos und möchte sich töten. In einem psychotischen Schub will er die elterliche Wohnung, die im zweiten Stock liegt, verlassen, indem er den scheinbar kürzesten Weg nimmt. Er schwingt sich über das Balkongeländer. Die Folgen davon sind mehrere schwere Knochenbrüche, die er sich später nicht mehr erklären kann. Er würde seine Tat gerne verleugnen, deshalb stellt er sie – lange Zeit – als lächerliche Besorgnis seiner Umwelt dar.

Vorgefundener unlösbarer Zustand

Vasilis ist zutiefst erschrocken über die Kräfte, die in ihm schlummern, und über deren Folgen, wie er sie im psychotischen Schub erlebt hat. Er gerät erneut in den Zustand seelischer Lähmung:

Sein erwachter Wunsch nach Befreiung erfordert eine für ihn zu ungeheuerliche Kraftanstrengung. Er müsste in diesem Zustand die Realität verlassen, um über ein psychotisches Erleben erneut an seine verbotenen Wünsche und Gefühle heranzukommen. In seinem Fall würde dies aber bedeuten, sich in das Risiko der Fremd- und Selbstgefährdung zu begeben. Dies macht ihm gesunderweise zu viel Angst. Er gerät deshalb in einen für ihn unlösbaren Zustand.

Zusammenfassend kann man sagen, dass Vasilis Wunsch nach Befreiung aus einer psychisch tiefgreifenden und als unbewusst lebensbedrohlich erlebten Umklammerung durch seine Eltern hochambivalent besetzt ist. Folglich zieht er unbewusst einen für ihn erträglicheren Zustand vor: Er kehrt in die Lethargie zurück. Hier kann er sich psychisch gesehen im Vertrauten aufhalten. Er strebt nun noch stärker eine Lebensform an, in der er ganz still bleiben kann. Er will nicht mehr der Verführung erliegen, Dinge zu tun und zu sagen, die er nicht beherrschen kann.

Gleichzeitig bedrängt ihn der unterschwellige Wunsch, genau das Gefürchtete zu tun, da er sich – wie aufgezeigt – in einem hochambivalenten Zustand befindet. Er hat in seinem psychotischen Schub einen kurzen Moment auch erfahren können, was Druckentlastung bringen kann, wenn er partiell für sich handelt. Es waren die Folgen, die zu zerstörerisch waren, und nicht die Aussicht auf Entlastung von scheinbar unlösbaren Konflikten. Real und im übertragenen Sinn ist der kürzeste Weg nach draußen, wenn er ungefährlich sein soll, nicht ein Weg über das Balkongeländer, sondern über die Treppe. Hier kann man gut das konkretistische Denken von Vasilis erkennen.

Da ihm dabei niemand wegweisend zur Seite steht, taucht er tief in die Lethargie ein. Bewusst erlebt Vasilis zunächst nur eine grenzenlose Müdigkeit, die ihn nicht aufstehen lässt. Er und seine Familie machen für diesen Zustand ausschließlich das Medikament verantwortlich, das einen neuen psychotischen Schub verhindern soll (Fragen nach Wirkweise und Höhe der Dosis werden nicht gestellt). In dieser Lebensform wird er von seiner Mutter unterstützt. ›Ruhig und gemütlich‹ sei es, wenn er tagsüber mit der Mutter alleine in der Wohnung sei. Die Mutter verstehe ihn ohne Worte.

Die Mutter vermeidet seit Jahren, das Haus zu verlassen. Alle Aktivitäten erledigt der Vater. Die Familie begründet den Zustand der Mutter mit Sprachschwierigkeiten. ›Gutes Frau, kocht jedes Tag‹, lautet der Kommentar des Vaters. In den Erstgesprächen ist für Außenstehende deutlich spürbar, dass der Vater keinerlei weiteres Interesse an der Mutter signalisiert. Er redet über sie wie über einen Gegenstand, z. B., als sei sie nicht anwesend. Die Mutter leidet an einer schweren Form von Depression. Sie wirkt dabei starr, wie unbeteiligt, und vermittelt mir, dass sie großes Heimweh nach der Vergangenheit hat. Der Vater und die Schwester verbringen möglichst viel Zeit außerhalb der Wohnung, da zu Hause ›die Luft zum Ersticken ist‹, wie die Schwester meint.

Als Vasilis von einer Klinik an mich überwiesen wird, ist er 29 Jahre alt, arbeits- und berufslos. Er wird abwechselnd gebeutelt von psychotischen Schüben oder einer ihn und seine Umgebung quälenden Lethargie. Er pendelt zwischen längeren Klinikaufenthalten und zu Hause. Faktisch steht er nur von seinem Schlafsofa im Wohnzimmer der Familie auf, um elementare Bedürfnisse zu befriedigen.

Psychischer Befund der Klinik:

»[…] Herr T. wirkt in seinem Konzentrations- und Aufmerksamkeitsvermögen herabgesetzt. Seine Bewegungen sind verlangsamt, er ist extrem blass und missgelaunt. Er zeigt keinerlei Krankheitseinsicht und ist in seinem Kritik- und Urteilsvermögen deutlich eingeschränkt. Er signalisiert, dass er vordergründig zu allem ja sagen wird.«

Erstkontakt

Das psychiatrische Team denkt an eine analytische Familientherapie und wendet sich an mich. Die Übergabe ist durch das Team gut vorbereitet. Es sind schon einige Gespräche mit der Familie T. geführt worden, in denen ihr die Problematik aus Kliniksicht nähergebracht worden ist. Ich werde angekündigt und nehme von da an regelmäßig an fünf weiteren Sitzungen teil. Wir vereinbaren dann, dass wir uns alle zusammen, d.h. Familie T., behandelnder Arzt, Abteilungsarzt und gleichzeitig Psychoanalytiker, Psychologin, Bezugsperson aus dem Pflegepersonal und ich, zu mehreren Gesprächen treffen werden. In einem weichen Übergang leite zunehmend ich die Sitzungen, während sich der bis dahin leitende Abteilungsarzt zurücknimmt.

Die Tatsache, dass der Vater nun zunehmend mehr mit einer Frau konfrontiert wird, die ihm etwas zu sagen hat, macht ihn unsicher und nervös. Sehr bald fallen ambivalente Bemerkungen wie: ›Du arbeiten wie Mann‹ oder: ›Wie meinen, Herr Weidemann.‹

Familienkonstellation

Am Anfang kommen alle regelmäßig zusammen (stationär und später ambulant). Ich kann den familiär zugelassenen und den vermiedenen Konfliktstoff leicht erkennen. Die Sitzungen zeigen den Versuch der Eltern, eine konservative Familienhierarchie zu leben, wie sie in Griechenland weitverbreitet ist. Dies scheint aber nicht so exakt entsprechend den Vorstellungen und der verdeckten Dominanz der Mutter zu funktionieren:

- Der Vater in der Funktion als Familienoberhaupt regelt »alles nach«. Er versucht in Anwesenheit von Fremden zu scherzen und zu reden, als säßen wir am Familienesstisch. Er beäugt mich skeptisch, wendet sich zunächst vorwiegend an die Männer in dieser Runde. Es macht ihn nervös, dass er nichts zum Anbieten hat. Er schlägt vor, zum nächsten Mal solle seine Frau selbst gebackenen Kuchen mitbringen. Er streift dabei alle anwesenden Frauen mit einem leicht misslichen Blick. Seine Tochter setzt sich mit einem sichtlichen Ruck gerader hin und wirkt verstimmt.
- Die Mutter spricht fast kein Deutsch, sitzt starr und stumm da. Anders ihre Mimik: Zunächst kontrolliert sie mit finsterem Blick und Gewitterwolken auf der Stirn die Aktionen ihres Mannes. Manches ist ihr dabei versteckt peinlich. In leichten mimischen Veränderungen signalisiert sie, dass sie alles besser wisse. Beim Kuchen nickt sie wesentlich entspannter ihre Zustimmung.
- Die jüngere Schwester wirkt genervt, will dazwischenreden und verkneift es sich. Sie rutscht diskret unruhig herum. Sie vertritt offensichtlich jeweils die Opposition – und alle sind es so gewohnt.
- Vasilis sitzt still dabei, als sei nur seine äußere Hülle anwesend. Nur einmal merke ich, dass er etwas murmelt. Im Verlauf der Gespräche wirkt er auf-

merksamer, erwidert aber direkte Fragen an ihn nicht. Der Vater antwortet immer sofort an seiner Stelle. Als dies thematisiert wird, wirkt Vasilis irgendwie zufriedener.

Lebensgeschichtliche Entwicklung

Vasilis ist der einzige Sohn einer Gastarbeiterfamilie. Er hat zwei ältere und eine jüngere Schwester. Seine älteren Schwestern sind bei der Großmutter geblieben. Sie haben studiert und leben auch weiterhin mit ihren Familien in Griechenland.

Vasilis kommt im Alter von drei Jahren mit seinen Eltern nach Deutschland. Seine Schulzeit bis zum Abitur verläuft unauffällig. Er besucht die griechische Schule. Vasilis spricht nicht besonders gut Deutsch. Er nuschelt, meist in sich gekehrt, fast nicht zu verstehende Sätze in einer indifferenten Sprache. Dieses Verhalten steht im krassen Gegensatz zu dem seiner jüngeren Schwester. Diese ist in Deutschland geboren, studiert ein naturwissenschaftliches Fach und wirkt integriert.

Vasilis ist für sechs Semester in einem naturwissenschaftlichen Fach in Griechenland immatrikuliert. Er fühlt sich auch dort nicht integriert Er schiebt das auf seine schlechten griechischen Sprachkenntnisse, auf sein ›Deutschsein‹. Er wird schwer depressiv. Zurück in Deutschland macht er eine Umschulung zum EDV-Kaufmann. Nach einer kurzen Arbeitszeit verliert er seine Stelle. Zunächst hilft er noch dem Vater bei der Arbeit in einer Putzkolonne, zieht sich dann aber immer mehr in sich zurück bis zum Ausbruch der Psychose.

Familiärer Hintergrund

Von seiner Kindheit berichtet Vasilis nur selten etwas. Er hat in Erinnerung behalten, dass sein Vater immer Bravsein gefordert habe. Er habe viel geschlagen. Die Eltern hätten oft gestritten oder die Mutter sei ganz stumm geblieben. Die Mutter sei immer freundlich zu Vasilis gewesen. Sie habe sich aber bei der Willkür des Vaters nicht wirklich schützend vor die Kinder stellen können. Der Vater war als Kind aus Bulgarien nach Griechenland gekommen. Er ist Hirte geworden und Analphabet geblieben. Er laviert sich tapfer und mit Charme durchs Leben, wenn es um Bildung geht, und kompensiert alle vermeintlichen Mängel mit Fleiß. Er steht in großer Konkurrenz zu einem Vetter, der eine ähnliche Lebenssituation hat. Beide Männer haben gleich viele Kinder, die alle eine gute Schulbildung bekommen. Beide Familien besitzen in Griechenland ein ähnlich großes Haus.

Vasilis gilt zunächst als Hoffnungsträger der väterlichen Wünsche. Der Vater malt ihm eine Traumwelt aus. Er glaubt fest daran, wollte schon immer diese Traumwelt realisieren – und will es noch. Er geht dabei tief in die Seele seines Sohnes eindringend vor. Er lockt, schlägt, bestimmt. Er ist selber bereit, viele Opfer für seine Träume zu bringen. In seinem Bewusstsein setzt er sich total für seine Kinder ein, damit diese eines Tages – reich und gebildet – angenehm leben können. Unbewusst versucht er, sein eigenes männliches Selbstbild auf den Sohn zu übertragen. Er soll seinen Größenphantasien entsprechen. Der männliche Nachfolger soll der Retter sein, und wenn das gelingt, dann will er als Vater der Diener dazu sein.

Die jüngere Schwester versucht – unbewusst –, genau dem Traumbild des Vaters zu entsprechen. Sie bekommt dafür aber nur Anerkennung vom Vater, wenn sie sich in ihren Leistungen von ihren Cousinen unterscheidet, d. h., besser ist als diese. Gleichzeitig versucht er, sie massiv zu begrenzen, indem er sie zu absolutem Gehorsam zwingen will. Dies gelingt jedoch zunehmend nicht. Vater und Tochter ringen um ihre jeweilige Stellung. Die Kräche zwischen ihnen stehen kurz vor der Eskalation.

Vasilis versucht in Identifikation mit der Mutter, dem Vater unbewusst auszuweichen. Er verweigert sich zunehmend. Wenn er schon auf sich verzichten muss, dann so, dass auch der Vater nichts von ihm hat. Vasilis hat das Lebensskript der Mutter übernommen. Er wirkt so, als ob er in Identifikation mit der Mutter auch ähnlich erstarren müsste.

Psychodynamik

Vasilis ist durch den Auftrag seiner Eltern verstrickt in ein

Dilemma:

Er soll die totale Eingliederung in Deutschland schaffen
und gleichzeitig ein voller Grieche bleiben.

Dieses Dilemma ist für ihn nicht zu lösen, da er diesem Auftrag lange Zeit kein eigenes Erleben entgegensetzen kann. Vasilis, der unbewusst bis vorbewusst das bessere Selbst seiner Eltern sein soll, wird angehalten, sich den Wünschen und Ängsten der Eltern anzupassen. Der Vater versucht dies mit Schlägen zu erreichen. Die Mutter gibt strenge Regeln vor. Gleichzeitig signalisiert sie Hilflosigkeit, wovor Vasilis als guter Sohn sie bewahren soll.

Die Eltern, die vom besseren Leben träumten, sich aufmachten, ihr Leben zu verändern, delegieren und projizieren ihre nicht erfüllbaren Wünsche und Ängste an und auf die Kinder. Sie unterstützen bewusst und verhindern unbewusst.

Die **Mutter** möchte ihre Angst vor Fremdem und Neuem regulieren, indem sie die damit verbundenen Probleme verleugnet und so lebt, als sei sie in ihrem Dorf in Griechenland. Sie verwandelt die Sehnsucht nach ihrer Heimat, indem sie sich, konkretistisch denkend, in Deutschland eine griechische Enklave schafft. Sie vermeidet den Schmerz über das reale Getrenntsein und Anderssein in der Fremde. Sie opfert dafür logischerweise alle Situationen, in denen sie realisieren müsste, dass ihr konkretistischer Versuch, ohne Trennungen auskommen zu können, fraglich wird. Sie ist selber psychisch manifest und schwer erkrankt.

Oberflächlich zeigt sie sich unterwürfig wie *ohnmächtig* und unterschwellig abwertend und missachtend. So begegnet sie der Umwelt und besonders dem Vater. Sie signalisiert dabei, dass Männer alles regulieren können müssten, aber in ihren Augen versagen, wenn sie es anders versuchen, als sie es sich vorstellen kann.

Ihrer Vorstellung nach braucht Vasilis eine ›tüchtige griechische Ehefrau‹, die stützt und regelt. Sie will den Sohn vor ihrer eigenen Zerrissenheit retten, indem er mit ›der neuen Welt‹ nur in der Arbeitssphäre Kontakt haben soll. Vasilis soll – ähnlich wie sie selber – auf die ihr vermittelten, nicht hinterfragten, und von ihr weitergegebenen Wertvorstellungen vertrauen. So wird einleuchtend und nachvollziehbar, dass jegliche Veränderung bei ihren Kindern diese Mutter tief bedroht, solange sie Lebensvariationen als Lebensbedrohung interpretiert.

Vasilis hat durch seine Mutter bisher nicht erfahren können, dass sie ihm eigene Lebenskräfte zutraut, mit denen er sich physisch und psychisch selber versorgen kann. Sie vermittelt ihm strenge bis starre Regeln, die ihn noch heute streckenweise davor bewahren, dass er im Chaos versinkt, aber andererseits verhindern, dass er eigene Entscheidungen finden kann. So ist er zunächst zwanghaft depressiv wie die Mutter. Unter dieser anhaltenden Erstarrung kann sich seine Psychose entwickeln. Es ist nachzuvollziehen, dass hier eine generalisierte Lernhemmung eine natürliche Folge ist.

Der **Vater** hat als bulgarischer Emigrant erlebt, wie seine Herkunftsfamilie in Griechenland sich nicht integrieren konnte. Er begegnet der Wesensart der Mutter hochambivalent. Er braucht und bewundert bewusst die ›reine griechische Haltung‹ seiner Frau und boykottiert sie gleichzeitig, indem er abwertend, ausweichend und unterdrückend zu verstehen gibt, dass man sich im Leben nicht auf Tradition und Wertvorstellungen verlassen könne.

Hinzu kommt, dass er die Depression seiner Frau missbraucht, um sich selber zu stabilisieren. Er fühlt in dem Maß seine Männlichkeit gestärkt, wie die Mutter sich in der veränderten Lebensweise nicht zurechtfindet. In seiner Art mit dem Leben in Deutschland zurechtzukommen, signalisiert er ja auch tatsächlich eine Stärke, an der die Ehefrau Halt findet. Der Vater signalisiert Vasilis unbewusst, dass eine gelungene Integration nicht möglich und deshalb nicht erstrebenswert sei. Bewusst fordert er die Integration seiner Kinder, indem er sie wie einen Besitz aufteilen möchte. Hier ist ein Lösungsversuch seines

Ambivalenzkonfliktes:

zwei Kinder für Griechenland und zwei für Deutschland

zu erkennen. Diese Aufspaltungen zeigen sich hier als machbar. Im Rahmen einer Migrationsproblematik sind sie eine angenehme Möglichkeit, Konflikten und Problemen ausweichen zu können.

Vasilis begegnet seinem Vater und dessen Lebenseinstellung ambivalent. Er findet in seinem Vater kein ihn unterstützendes, sondern ein von der Mutter abgewertetes Gegenüber. Er lehnt deshalb unbewusst die Identifikation mit dem Vater ab. Bewusst leidet er unter dem Gefühl, nicht so männlich/griechisch sein zu können, wie der Vater es fordert. Ein Identitätskonflikt ist die Folge.

Es geht nicht nur um die Frage: Griechisch oder eher Deutsch?, sondern auch darum, ob Vasilis, der sich eher über seine Mutter definiert, seine abgewertete Vaterseite integrieren kann, um sich aus der symbiotischen Verschränkung mit seiner Mutter zu lösen. Solange er diesen Schritt nicht wagen kann, kann er sich nur partiell als Mann definieren. Sein Identitätskonflikt kann nicht gelöst werden, es sei denn, er nimmt den ersten Teil des elterlichen Auftrags an und stabilisiert sich als deutscher Mann. Das Konfliktpotenzial erscheint ihm übermächtig; in logischer Folge zieht er sich in seine Lethargie zurück.

In der Psychose zeigt er seinen hilflosen Versuch, aus dem beschriebenen Dilemma auszusteigen. Er will sich ohne Schutz und mit brachialer Gewalt aus dem Dilemma befreien. Aufgewachsen in dem Milieu von Ambivalenz, Spaltungen, Verleugnungen und mit der Folge einer innerpsychisch gebliebenen Hilflosigkeit, ist Vasilis den rigiden Anforderungen inter- und intrapsychisch ausgeliefert, sodass er keinen Ausweg aus dem Dilemma außerhalb der Psychose finden konnte. Vasilis sucht weiterhin Halt in der Familie, welche die

Doppelspaltung:
gut = innerhalb der Familie, gut = kognitiv klug

und

böse = außerhalb der Familie,
böse = die meisten Gefühle und Empfindungen

aufrechtzuerhalten versucht. Dies wird zwar durch eigene Erfahrungen von Vasilis widerlegt, aber kann noch nicht ausreichend verarbeitet und integriert werden. In diesem Spannungsfeld kann er sich nicht psychisch gesund entwickeln.

Gewohnt, sich ganz den Wünschen und Ängsten der Eltern unterzuordnen, gerät er in seiner depressiven Haltung in einen solch starken Konflikt, dass er die Realität nicht mehr aushalten kann und deswegen den Ausweg in die Psychose sucht. In seinem Psychosebild herrscht Krieg und er will den männlichen Teil umbringen; d.h., er lebt die unbewussten Wünsche der Mutter. In seiner Spaltung zwischen Wahn- und Realwelt erkennt man leicht, wie er versucht, einerseits den Vater zu beseitigen und sich ihm andererseits unterzuordnen. Er will sich des Vaters in dem Maß entledigen, wie der Vater ihn in seinem primären Daseinswunsch nicht wahrgenommen, ihm durch Schläge eigene Impulse, Wünsche und Ängste ausgetrieben hat. Er fühlt sich von den Anforderungen eines Erwachsenenlebens – ähnlich wie vom Vater – überrollt und reagiert regressiv. Er erstarrt ähnlich wie die Mutter.

Seine progressive Seite ist nur in Phantasien und Vorstellungen verankert, weit von der Realisierung entfernt, sodass Vasilis den ersten, kleinen Schritt in eine Veränderung depressiv verachtet. In der Realität unterwirft er sich dem Vater, dessen Handlungsstrategien darin bestehen, die Flucht nach vorn anzutreten oder irgendwie zu handeln. Vasilis versagt mit seiner Vermeidungsstrategie aber in den Augen des Vaters ständig.

Diese Vermeidungsstrategien sind gleichwohl auch zu verstehen als ein unbewusster Beweis seiner Autonomiewünsche. Er behält diese jedoch – wie die Mutter – im Verborgenen. Die Ich-Grenzen zur Mutter sind kaum bis gar nicht vorhanden. Er steht in ihrem Dienst – als der versagende Mann, der dem Vater die Illusionen aufzeigt. Sie hält dieses System durch maßloses Verwöhnen aufrecht, wie ich es im Behandlungsverlauf darstelle. Er ist in der Entwicklung eines konsistenten Ichs sehr gestört, sodass er sein wahres Selbst ins Unbewusste abspaltet. Dies kann man an der weitgehend generalisierten Lernstörung erkennen. Er kommt so nicht in die Lage, Wünsche und Ängste, die unterschiedlichen oder gegensätzlichen Charakter aufweisen, zu erleben. Er kann einen eigenen inneren Konflikt nicht bewusst erleben, um ihn bewältigen zu lernen. Primitive Abwehrmechanismen wie Ambivalenzspaltung und projektive, teils fragmentierte Identifizierungen sind zu sehen, verbunden mit einer generalisierten Lern- und Arbeitsstörung.

Diagnose

Paranoid-halluzinatorische Psychose (ICD – 10 F 20.0)

Behandlungsplan und -verlauf

Setting: eine Sitzung pro Woche alleine oder nach Bedarf mit der Familie.

Dauer der Behandlung: $2\frac{1}{2}$ Jahre mit insgesamt 100 Sitzungen.

Ein Ziel der Behandlung ist es, auf Dauer eine Eingliederung in das Berufsleben zu ermöglichen. Bei Vasilis ist zu erwarten, dass eine Psychotherapie als eine Rehabilitationsmaßnahme dazu führt, dass er im Verhalten ein einigermaßen gesichertes Erwachsenenleben führen kann, d.h., arbeitsfähig werden und auf Dauer bleiben kann – auch wenn eine psychische Instabilität sein Leben prägt und ihm voraussichtlich noch lange zu schaffen machen wird. Die volle Eingliederung ins Arbeitsleben ist ein großer Wunsch von Vasilis, an dessen Realisierung er zu arbeiten bereit ist. Das Erarbeiten des Zusammenhangs zwischen seinem

Grundkonflikt:
zwischen Delegation oder Übernahme der Verantwortung
für die eigene Befindlichkeit zu schwanken

und

seiner derzeit noch nicht möglichen Integration in ein Berufsleben

und den daraus resultierenden *Folgen*, ist ein erstes *Zwischenziel.*

11.3.2 Wichtige Sequenzen aus dem Therapieverlauf

Zu Beginn bewährt sich, wenn kleine Konflikte in Anwesenheit wichtiger Bezugspersonen entstehen und damit sichtbar und behandelbar werden:

1. Familienphase
Zu den ersten zehn Sitzungen in meiner Praxis kommt die ganze Familie. Sie bauen auch hier wieder ihre »griechisch konservative Familienhierarchie« auf. Die Mutter beobachtet mich weiterhin genau. Sie antwortet ausführlich auf meine Fragen, die von der Tochter übersetzt werden sollen. Die Übersetzungen fallen sichtlich zu knapp aus. Ich spreche dies gebärdenreich an mit der Folge:
- Der Vater will alles von der Mutter Gesagte weiterhin übergehen.
- Die Mutter spürt, was los ist, und lächelt mich ganz warmherzig an.
- Die Schwester ist sichtlich angespannt; den Tränen nahe rationalisiert sie und drängt auf ›Therapie für alle‹.
- Vasilis wirkt, als fühle er sich nicht richtig zugehörig, leicht kontrollierend zu seiner Schwester, gedrückt zum Vater und relativ zugewandt zur Mutter. Er signalisiert dabei, dass er mit der Familiendynamik überfordert ist.
- Die Mutter lässt anfragen, warum ich keine Decke auf meinem Tisch hätte. Es gebe in Griechenland wunderschöne, bestickte Decken. Ich bestätige das und lasse übersetzen, dass wir hier nicht an einem Wohnzimmertisch sitzen würden, sondern dass das mein Sprechzimmer sei. Ich nicke zustimmend auf ihr ›wie Doktor‹.

Die Schwester von Vasilis, die bisher als Übersetzerin fungiert hat, will sich bei mir entschuldigen. Ich erkläre ihr, dass ich mich mit der Mutter auch über Gesten und mit einfachen Worten verständigen kann. Ich bedanke mich für ihre Übersetzungshilfe und erkläre der Mutter mit Gesten, dass ich nach Möglichkeit mit ihr direkt reden will. Die Mutter versteht und die Schwester zieht sich leicht beleidigt zurück.

Vasilis aber merkt auf. Es macht ihm offensichtlich Mut, auch zu reden, als er entdeckt hat, dass ich seine Mutter/ihn annehme und dass wir da anfangen, wo etwas möglich ist.

Bewusste Aufmerksamkeit wird zugelassen.

Die Eltern sind noch immer sehr stolz auf die schulischen Leistungen ihrer Kinder. Der Vater tut darüber hinaus so, als ob er verstünde, was seine ›Kinder‹ beruflich machen. Er redet ständig dazwischen. Er klagt, dass die Tochter sich beruflich nichts sagen lasse, dass dies nicht gehe, da sie ja die Eltern seien. ›Arbeit ist Arbeit, ich wissen, du Tochter, du hören.‹ Dies ärgert die Schwester offen und Vasilis verdeckt.

Ärger wird nicht mehr nur delegiert, sondern wird spürbar.

Ich sage dem Vater, dass ich ihn als sehr sorgend erlebe, aber so stark sorgend, als wären seine Kinder noch klein. Als der Vater begreift, was ich ihm sagen will, ist er zunächst verärgert, wird aber dann sehr nachdenklich: ›Erwachsen ist erwachsen, Du meinen, Frau Weidemann.‹ Ich: ›Ja.‹ – Pause – Vater: ›Frage, haben Du Kinder?‹ Ich: ›Ja, sie sind erwachsen.‹ Der Vater: ›Familie?‹ Ich: ›Ja, aber selbstständig gelebt haben sie schon vorher.‹ Der Vater: ›Ah, Söhne.‹ Ich: ›Nein, ich habe Töchter wie (ich mache dazu eine Geste zur Schwester, damit die Mutter versteht).‹ Die Mutter nickt verständnisvoll: ›Schwer‹. Ich schüttele den Kopf: ›Nicht schwer, es ist gut so.‹ Der Vater: ›Ah, jetzt gut, verheiratet, Mann von Tochter wie Sohn.‹

Konfliktdynamische Inhalte werden deutlicher.

1. Phase Einzelsitzung

Als ich Vasilis aufzeige, dass die vordergründige Bequemlichkeit, mit dem Auto gefahren zu werden und deswegen Familienstunden vorzuziehen, oft sehr lästig in den Stunden für ihn wird, verändert er das Setting. Er kommt dann mehrere Sitzungen ganz alleine. Nach einer Weile kann er je nach der Brisanz seiner Themen mit oder ohne Familie kommen. Wir machen es jeweils aus.

2. Familienphase

Die Mutter kann offen sagen, dass sie nichts versteht vom dem, was ihre Kinder in der Schule, später im Studium und jetzt im Beruf machen. Sie lässt übersetzen, dass ich keine Sorgen mehr hätte, weil meine Töchter verheiratet seien. Ihre Sorgen seien andere, nämlich, warum die jüngste Tochter noch keinen Mann gefunden habe und wie lange Vasilis noch krank bleibe. Sie sorgt sich, dass er nicht genug esse. Er solle doch auch eine gute Frau finden, damit er versorgt würde. Die drei anderen winken verärgert ab.

In den kommenden Sitzungen greift der Vater exakt immer wieder die Punkte der Mutter auf. Seiner Vorstellung nach sei es nun meine Aufgabe, diese Punkte für die »Kinder« zu arrangieren, denn ich sei Deutsche, würde mich auskennen – und dies verstehe er unter Therapie.

Schutz und Identitätssicherung
über die strenge Zugehörigkeit zu einer Gruppe.

2. Phase Einzelsitzung

Vasilis soll im Rahmen seiner Rehabilitationsmaßnahmen ein Praktikum machen. Er wehrt sich und ihm will nichts einfallen, was er machen könnte. Daraufhin wird für ihn entschieden, und er wird einer Gruppe zugeteilt, die für Dienstleistungen im Service, z. B. in der Gastronomie, tätig werden soll. Er soll Brotzeiten herrichten und scheitert jämmerlich. Als ein griechischer Mann könne er z. B. keine Butterbrezn bereitstellen für die Pausen der Büroangestellten. Dies sei für ihn nicht denkbar.

Er startet dann doch noch einen Versuch über die Identifikation mit der Mutter. Nun scheitert er mit seiner Gründlichkeit an der erforderlichen Schnelligkeit beim mittäglichen Ansturm. Er boykottiert über ›kann ich nicht‹, ›begreif ich nicht‹ und muss die Praktikumsstelle vorzeitig verlassen. Vasilis reagiert darauf ambivalent. Seine Mutter sagt dazu, dass es für Vasilis eine Zumutung gewesen sei, und der Vater versteht nicht, warum sein Sohn so kompliziert sei. Er habe schon viele Dinge getan, die nicht so ganz zu ihm gepasst hätten. Vasilis fühlt sich unverstanden und zieht sich tief in sich zurück.

Nachdenken über die eigene Identitätsfindung

3. Familienphase

Der Vater zeigt seine ambivalente Haltung mir gegenüber umso offener, je vertrauter die Situation wird. Er ist sehr unsicher darüber, wie er mich als Frau einschätzen kann. Ich lebe in seinen Augen ›nicht ordentlich für eine Frau‹, ich würde arbeiten wie ein Mann. ›In Griechenland, eine Frau einem Mann nicht sagt, was tun. Hier anders, sag was tun, ich tue, zahle, Vasilis gesund.«

Die Mutter bittet eindringlich um Übersetzung, redet auf den Vater ein, schaut mich an, als müsste man mich schubsen wie einen störrischen Esel. Ich erfahre nun: Zu Weihnachten lädt mich die Familie zum Essen ein. Ich bedanke mich herzlich für die Einladung und wir können zum ersten Mal offen über eine Enttäuschung sprechen. Sie fühlen sich einerseits irgendwie von mir verstanden und andererseits bin ich so verletzend ungastlich. So ›komisch deutsch‹, meint der Vater.

Die Mutter findet eine gute Lösung. Sie backt einen runden Kuchen, bringt ein Segment mit. Ich stelle es auf den Tisch und deute die Gesamtgröße des Kuchens an und sage: ›Ein Kuchen für uns alle, ein kleiner Teil für mich und ein großer Teil für die Familie.‹

Meine Grenzen und meine Eindeutigkeit werden getestet,
ein sicherer Halt gesucht.

Die Schwester wollte ursprünglich nur mitkommen als Übersetzerin. Mir fällt auf, dass die Mutter offensichtlich differenziert und ausführlich Griechisch spricht im Gegensatz zum Vater. Es herrscht immer eine aggressive Stimmung, wenn sie um Übersetzung bittet und bei mir durch dünne Worte ankommen soll. Ich spreche es an, und wir sind beim Thema Rivalität zwischen Mutter und Tochter. Sie haben einen zähen Kampf miteinander, jede beklagt sich bitter, dass die jeweils andere sie nicht akzeptieren könne. Der Vater erzählt, dass er deswegen viel ausgehe, am Bahnhof Landsleute treffe und Vasilis mit Kopfhörern Musik höre.

Die hochambivalent gestaltete Delegation der Eltern an die nächste Generation, eine neue Identität aufzubauen, wird deutlich. Während die Schwester sich gegen das Verworrene im Auftrag wehrt, kann Vasilis sich nicht helfen. Er ist noch verstrickter als seine Schwester. Er hält die Spannung nicht aus und flieht wie der Vater. Sie fliehen nicht gemeinsam, sondern gespalten: der Vater nach außen und Vasilis in die psychedelische Illusion nach innen.

Folgen: Vasilis wird in den Familienstunden lebhafter. Je mehr er miterleben kann, dass alte und unterschwellige Konflikte ohne Bedrohung angesprochen werden können, desto mutiger wird er, eigenen Ärger auszusprechen. Er mag nicht von der Mutter die Äpfel ungefragt geschält bekommen, vom Vater ständig Vorschriften hören, z. B. ob er die Breze essen muss oder nicht. Die Geschwister sind sich einig. Die Eltern schieben sich die überversorgende Art wechselweise zu. Ich kommentiere dies damit, dass dies die Art sei, wie sie sich ihr Eltern-Sein vorstellen. Doch nun seien ›alle Kinder groß‹. Vater: ›Du sagen, ich machen zu viel.‹ Ich: ›Ja.‹

In der nächsten Sitzung lässt die Mutter anfragen, ob sie ohne Kinder nach Griechenland fahren könnten. Wir wägen gemeinsam ab. Die Eltern verbringen den Sommer in ihrem griechischen Haus.

Vasilis und seine Schwester kommen nun zu zweit, sie zanken und kommandieren einander, als wäre der jeweils andere ein »dummes Kind«. Die Schwester begreift ihre Wut und Vasilis seine Angst vor Frauen. Sie erkennen beide, wie sie unbewusst den Kampf der Eltern übernommen haben. Sie beginnen, sich besser im Alltag zu respektieren und zu verstehen.

Vasilis beansprucht nun klar seine Einzelsitzungen. Seine Schwester überlegt, eine eigene Therapie zu machen.

Autonomiewünsche werden wahrgenommen, ansatzweise vertreten, Trennungen noch als bedrohlich, aber erstrebenswert eingestuft.

Bei dem Thema, warum sie sich daheim immer anschreien, geht es um äußere und innere Enge. Überversorgung ist offenes und sexuelle Übergriffigkeit verdecktes Thema. Vasilis hasst daheim diese Situationen, er flieht in die Musik über Kopfhörer. Die Wohnung ist extrem klein für vier Erwachsene. Die Geschwister müssen sich ein Zimmer teilen. Zunächst erklärt Vasilis seine Schwester für hysterisch, als sie ihren Wunsch nach einer Intimsphäre ausspricht. Sie hat gerade ihr Examen bestanden, ist auf Stellensuche und träumt von der eigenen Wohnung, die die Eltern ihr strikt untersagen. Sie traut sich z. B. nicht, sich in einer anderen Stadt zu bewerben.

Folgen: Vasilis, der sich bisher vehement gesperrt hat, zu Hause auszuziehen, überlegt erst lange und bewirbt sich schließlich – aber noch sehr ambivalent – um einen Platz in einer therapeutischen Wohngemeinschaft. Ich bedaure, dass er von seiner Betreuungsstelle zu sehr dazu gedrängt wird, versuche zu vermitteln, erreiche aber nichts. Vasilis fühlt sich in seiner beginnenden Lust, Entscheidungen für sich selber zu treffen, gestört. Ich kann absehen, dass seine ›ja, aber‹-Äußerungen überwiegen werden.

4. Familienphase

Die Mutter ist offen empört darüber, wie in Deutschland die Familien durch die Behörden auseinandergerissen würden. Heiraten sei etwas anderes, denn dann würde ihr Sohn von einer guten Frau versorgt. Vasilis solle nur die Eltern ›eine gute Frau besorgen lassen‹. Vasilis tröstet sie damit, dass er ja auch nicht ausziehen wolle, sondern nur solle. Er wirkt zum ersten Mal richtig klar, als er den Eltern sehr deutlich sagt, dass er sich eine Frau selber suchen werde. Erst wolle er arbeiten und dann sehe er weiter.

Die Schwester insistiert wegen des eigenen Zimmers. Sie beschreibt, wie eng die Geschwister in einem Raum zumindest die Nächte nebeneinander verbringen müssten. Der Vater fragt mich, ob ich meine, dass die Kinder für ihre derzeitige Schlafsituation nicht schon zu erwachsen seien. Auf mein Nicken hin wird die Mutter unwillig und lässt übersetzen, dass in Griechenland jeder ein schönes Zimmer habe. Ich mit Gesten: ›In Griechenland erwachsen und in Deutschland wie kleine Kinder‹ und ›elf Monate Deutschland und ein Monat Griechenland‹. Nun versteht mich die Mutter und zeigt in einer Geste, wenn Vasilis in einem WG-Zimmer wohne, könne die Tochter vielleicht ohne Migräne sein.

3. Phase Einzelsitzung

Vasilis, der zwischenzeitlich ein Zimmer in einer therapeutischen WG zugeteilt bekommen hat, dieses aber nicht nutzt und deswegen Ärger hat, fängt allmählich an, über die Wünsche seiner Schwester nachzudenken. In den Sitzungen kreisen seine Gedanken immer weniger ablehnend um das eigene Zimmer. Die Vorstellung, ein eigenes Zimmer zu haben, gefällt ihm gut, nur die Vorstellung, nicht immer in der Nähe der Mutter sein zu können, lässt in ihm Panik aufkommen. Als ich zusammenfasse, dass die mehrmonatige Trennung von der Mutter für ihn durchaus angenehme Seiten gehabt habe und ich deswegen annehme, dass es sich hier um etwas anderes handle, wird er sehr nachdenklich.

Vasilis hat wegen des Ärgers mit der WG angefangen, morgens nach dem Aufstehen zur Mutter zu fahren, dort bis kurz vor Mitternacht zu bleiben. Er rumpele dann in der WG-Küche so laut herum, bis die anderen bemerkten, dass er anwesend sei. Er ergeht sich in Andeutungen zu irgendwelchen Jobs. Mir erzählt er, dass er sein ›gemütliches‹ Sofaleben weiterhin genießen würde.

Als er sehr abwertend über die Schwester im Kontext ihrer ersten Stelle spricht, führe ich sehr behutsam an, ob nicht vielleicht andere Gefühle auch noch eine Rolle spielen könnten. Vasilis stutzt, fragt nach, und seine Eifersucht und bald auch seine Trauer darüber, dass er beruflich nicht weiterkomme, können nun thematisiert werden. Wir beginnen nun ein kleines Hilfsprogramm. Vasilis versucht, zeitlich frühere Termine bei mir wahrzunehmen, d. h., er fährt abends früher in sein WG-Zimmer, um morgens früher aufstehen zu können. Als dies gelingt, bringe ich ihm noch einmal die Idee näher, in eine Tagesklinik zu gehen. Er kann sich eigenständig anmelden und bekommt auch bald einen Platz. Auch die daraufhin mögliche Verringerung seines Neuroleptikums macht ihn sehr stolz.

Das zunehmende Gelingen, sich mehr in der WG aufzuhalten und zu bemerken, dass man ihn durchaus schätzt, geben ihm Lebensmut zurück. Er merkt nun auch, dass seine Mutter seine Wünsche nach Autonomie einfach boykottieren kann. Er denkt darüber nach, dass seine Mutter seine Schwester wegen ihrer Diskobesuche unmoralisch nenne und ihn einen guten Sohn, weil er so häuslich sei. Therapiesituation:

Schritte in Richtung Autonomie werden sichtbar, es zeichnet sich ab, dass nun auch die bequemen Seiten der Abhängigkeit auf Dauer hinterfragt werden können.

5. Familienphase

Die vorhandenen und noch nicht vorhandenen Schwiegerkinder werden Thema. Die Mutter sieht die WG wie eine Schwiegertochter, die nichts taugt, böse ist, weil sie ihr den Sohn/ Partnerersatz entzieht. Da sie aber gleichzeitig ihren Sohn liebt, bemüht sie sich auch, ihn freizugeben. Die nächstältere Schwester kommt aus Griechenland mit ihren Kindern. Sie möchte sich von ihrem Mann trennen, da dieser von seiner Mutter abhängig sei.

Abhängigkeiten kontra Autonomie, die Vorstellung, Heirat sei automatisch Autonomie, sind Schwerpunktthemen geworden.

Die Eltern wollen lernen, anders zu helfen, finden es schwer, sich nicht einzumischen. Die jüngere Schwester streitet nun mit allen, sie wirkt auf mich präpsychotisch. Die Mutter weint, bittet, mich die Schwester in Einzeltherapie zu nehmen, ist verzweifelt darüber, dass ich es nicht tue. Die Schwester stabilisiert sich darüber, dass ich ihre Autonomiewünsche höher einschätze als die Bedrohung durch die Ambivalenz. Sie beschließt, weiterhin zu Hause zu wohnen, bis sie sich kräftiger fühlt. Vasilis kontrolliert nun offen ähnlich wie die Mutter. Er ist noch nicht fähig, etwas von der Verzweiflung, in der die Schwester lebt, auch bei sich angemessen wiederzufinden.

Weitergreifende Autonomiebestrebungen werden als bedrohlich erlebt, Partnerschaftswünsche sind unbekannt, aus der kindlichen Versorgung soll man in elterliche Fürsorge umsteigen.

4. Phase Einzelsitzung
Vasilis möchte nun fast ausschließlich alleine kommen. Er kann seine Sitzungen zunehmend alleine besser nutzen. Ihm reicht ansteigend die metaphysische Anwesenheit der Familie themenbedingt aus. Ihm ist seine Ambivalenz gegenüber der elterlichen Versorgung ein wichtiges Thema. Er hofft und befürchtet gleichzeitig, dass sein Neffe und seine Nichte lange bleiben, da seine Eltern ihre Aufmerksamkeit auf sie gelenkt haben. Er kann sich noch nicht vorstellen, seine Situation von seinem Standort aus zu bestimmen. Er findet es so leer und einsam bei sich, lehnt Kontakte in der WG weitgehend ab, fängt aber an, ein Zimmer für sich alleine zu genießen. Er wehrt sich gegen die Einrichtungsvorstellungen der Mutter.

Das konkretistische Denken (s. auch Punkt 12.1) nimmt ab.

6. Familienphase
Die Mutter versucht ernsthaft, ihre Kinder als Erwachsene zu sehen. Die mittlere Schwester kehrt zu ihrem Mann zurück. Nach deren Abreise und einige Monate nach der Rückkehr der Mutter aus Griechenland trauen sich die Geschwister zum ersten Mal und gemeinsam in die Küche. Diese ist bis jetzt das streng tabuisierte Reich der Mutter gewesen. Nur die verheirateten Schwestern durften sich bisher selbstständig in der Küche aufhalten. Die Geschwister backen Crêpes, wie Vasilis es auf der Station im Kochkurs gelernt hat. Zunächst will die Mutter korrigieren, wird zurückgewiesen und ist offen beleidigt. Der Vater, der sich erst auf die Crêpes gefreut hat, flüchtet. Die Mutter lehnt ab, zu probieren, und bekommt bald darauf einen Migräneanfall. Die Geschwister lassen sich nicht mehr abhalten und bleiben bei ihrer neuen Entdeckung.

In der Stunde spricht die Mutter gestenreich empört und wie angeekelt und, von der Schwester übersetzt, zu mir: ›So etwas Komisches kann man nicht essen.‹ Ich gebe dem ganzen abwertenden Geschimpfe eine Wendung, sodass im weiteren Verlauf die Mutter übersetzen lässt, dass sie vielleicht doch eifersüchtig sei. Sie beschreibt mit eindeutigen Gesten, wie wenig sie selber bisher ausprobieren durfte. Sie deutet mit Achselzucken auf sich: ›gut‹, schüttelt den Kopf, zeigt zur Decke, wiederholt: ›gut‹. Die Schwester weint ein bisschen, Vasilis weiß nicht so recht, wie er der Mutter helfen kann, auch der Vater schaut betroffen. Ich würde die Mutter am liebsten in den Arm nehmen und sage es ihr, worauf sie zu weinen anfängt.

Die Mutter, die bisher eindeutig bindend war, versucht,
Autonomiewünsche bei sich und anderen wahrzunehmen.
Sie erlebt sie noch als bedrohlich und begegnet ihnen ambivalent.
Sie stellt sie sich noch verknüpft mit Beziehungsausschluss vor
und erfährt in der jüngsten Realität das Gegenteil.

5. Phase Einzelsitzung

Wir entwickeln gemeinsam das Bild vom jungen, eingesperrten und versteckten Elefanten, der sensibel wahrnimmt, aber alles verstecken muss, bis der Eklat droht. Zwar möchte Vasilis eigene Wünsche klarer erleben und sie auch äußern können, doch braucht er extrem lange, sodass andere ihm immer zuvorkommen. Er will deshalb nun überwiegend Einzelsitzungen, da er in denen leichter zurechtkommen kann. Er ist dabei – gemessen an seiner Befindlichkeit – munterer und konfliktbereiter als in den Familiensitzungen. Er findet in der Folge mehr Anschluss in der WG.

7. Familienphase

Die Eltern drängen auf eine Stunde, Vasilis will sie nur noch sehr zögerlich dabeihaben. Nach einem vorgeschobenen Erkundigen meiner Meinung zum Zustand von Vasilis – ob es wohl gesund sei, dass er sich so zurückziehe, nun oft Ratschläge und Essen ablehne – spricht die Mutter selber zu mir. Ihre Gebärden sagen mir, dass sie sehr einsam und so traurig sei. Sie versteht inzwischen meine gebärdenreichen Worte und antwortet: ›Alle Kinder weg, keine Arbeit, keine Freunde, Zukunftsangst.‹ Der Vater protestiert, sie könne mit ihm und auch alleine etwas unternehmen. Die Mutter deutet auf ihren Kopf, Vater wütend: ›Bei mir tut dir immer Dein Kopf weh.‹ Ich: ›Möchte und möchte nicht.‹ Vater: ›Nix mehr gute Frau mit …‹ Vasilis hört mit gesenktem Kopf zu. Der Vater spricht nun davon, dass er sich gleichzeitig versorgt und abgelehnt fühle.

Die Unterschiede und Konflikte werden deutlicher und damit bearbeitbar.
Die Trennung in verschiedene Bereiche wird eine Notwendigkeit.
Vasilis möchte die Konflikte der Eltern intuitiv
nicht als und wie seine eigenen bearbeiten.

6. Phase Einzelsitzung

Vasilis konzentriert sich auf seine Probleme, will die Stunden bei mir nur noch für sich. Er berichtet nun zunehmend von Konflikten, die er mit anderen hat, und von seiner Ambivalenz, ob er sich für andere Mitmenschen interessieren will oder nicht.

Er benennt seine Schwierigkeiten und will mir anschließend beweisen, dass es besser sei, kindlich indifferent zu bleiben und keine Konflikte zu sehen. Er will mich austesten, wann ich ihm nun endlich sage, wie er zu funktionieren habe. Er versucht, mir nach Bedarf vermeintliche Erfolge oder Misserfolge zu erzählen, indem er den Vater in dessen großtuerischer Art imitiert. Wenn er merkt, dass ich mich nicht darauf einlasse, erzählt er mir, wie die anderen ihn bestimmen wollen würden, wie er es umgehe und wie leichtgläubig der Vater sei. Zu eigenen Gefühlen ist er dergestalt ambivalent, dass er sie nur dann fühlen »darf«, wenn sie auch in den Kontakt »dürfen«.

Er kämpft einen äußerlich freundlichen, ruhigen und innerlich harten Kampf darum, ob er für sich wirklich existieren will oder ob ich die Verantwortung, die er mir so vielschichtig übertragen möchte, nicht doch übernehme. Seine ambivalente Haltung zum Leben hat nun in der Therapie Platz.

Folgen: Eine Entscheidung ist vor Kurzem gefallen: Eine Bekannte hat sich suizidiert und Vasilis fand dies so schlimm, dass er um einen Extratermin bat. Er kann klar formulieren, dass er ›es sich nicht antun‹ wolle. Seine Haltung dem Leben gegenüber ist seitdem eindeutig bejahend.

Vasilis versucht, vor mir den Vater abzuwerten. Dieser könne nicht Auto fahren, missachte ständig Verkehrsregeln und fahre aggressiv. Ich meine dazu, ob er vielleicht Auto fahre, wie er früher Schafe gehütet habe. Vasilis stutzt, schaut mich verblüfft an, denkt nach und fängt an zu lachen. Es ist ein ihn befreiendes, langanhaltendes Lachen. Wie ich nur auf eine solche Idee kommen könne. Er meint, die väterliche Art, Schafe zu treiben, entspreche genau seiner Fahrweise. Wir können dann über Vasilis langjährige Angst vor dem Vater im Auto sprechen, nachdem ich eingeworfen habe, dass die anderen Autofahrer keine Schafe seien und dass es deswegen gefährlich sei.

Das bewusste Erleben, dass Vasilis wohl auch immer unbewusst die Angst des Vaters gespürt und sie ausschließlich für die eigene gehalten hat, bringt Vasilis einen wesentlichen Schritt vorwärts. Die Weiche in ein psychisch stabileres Erleben gerät in Sichtweite:

Mitgefühl und eigenes Gefühl sind im Erleben gleich und bedürfen einer Ausdifferenzierung. Konkretistisches Denken wird nachvollziehbar. Die Möglichkeit, mit Symbolen umzugehen, kann sich entwickeln – und damit ein besseres Verständnis für Konflikte.

Vasilis wird im Rahmen seiner Reha-Maßnahme an eine Praktikumsstelle vermittelt, bei der er im Gegensatz zum Vorjahr von Anfang an klarer sehen kann, dass er nicht gut zurechtkommt und dass er sich ausgenutzt fühlt. Als er nicht übernommen wird, versucht er sich zunächst durch Verleugnen nach draußen zu schützen. Er schwindelt wie der Vater. Ich bin die einzige Person, der er sich anvertraut. Ich kann mit ihm die Kränkung dergestalt herausarbeiten, dass er nun auch zur Wahrheit steht.

Folgen: Als es dann keine alternative Stelle für ihn gibt, wird er depressiv. Er geht erstmalig von sich aus zum Nervenarzt und sucht nach Lösungen, um nicht nur bei seiner Mutter Unterschlupf zu suchen. Sein Kommentar: ›Die steckt mich nur an‹. Er will sich selber ›austricksen‹, stellt sich den Wecker, sucht Termine und geht nun erneut und freiwillig in die Tagesklinik. Er sucht gleichzeitig und eigenständig nach einer Stelle.

Er beginnt, die Verantwortung für sich zu übernehmen.

Fazit: Vasilis zeigt seine hinzugewonnene Stabilität in der Krise. Nach einer für ihn schlimmen beruflichen Kränkung dekompensierte er nicht in die Psychose, sondern er wird mittelgradig depressiv, zeigt weiterhin Gefühle und versucht, sich dabei eigenständig zu helfen. Er zeigt, dass er arbeitsfähig bleiben kann. Dennoch ist die Gefahr der Chronifizierung weiterhin gegeben, wenn nicht ausreichende therapeutische Hilfe geboten wird, da die therapeutische Unterstützung noch nicht genug gesichert ist.

Endphase Einzelsitzung bei mir

Vasilis bekommt eine Stelle im Computerbereich. Er fühlt sich angenommen, traut sich, seine fachliche Kompetenz zu zeigen, und ist nicht mehr ganz so schüchtern im zwischenmenschlichen Bereich. Spannungen und Probleme auch in seiner WG sind für ihn erkennbar und aushaltbarer geworden. Doch ist er derzeit noch überfordert, sich klar im Kontakt zu einer anderen Person zu unterscheiden. Er erschrickt noch vor der Vielschichtigkeit des menschlichen Lebens. Ein weiteres Therapieziel:

Spannungen aushalten können.

Vasilis hat gelernt, sich in den Stunden bei mir klarer und lebhaft einzubringen. Sein Denken hat sich stark verändert, er muss sich nicht mehr in konkretistische Beweise verstricken. Er hat aber noch viel Angst und zeigt sich misstrauisch außerhalb der therapeutischen Situation. Er reagiert zwar nicht mehr psychotisch, aber zwanghaft depressiv auf ihn überlastende Situationen.

Da die von seiner Kasse bei mir genehmigten Stunden zur Neige gehen, bringe ich ihm näher, sich bei einem Erwachsenenanalytiker um einen Therapieplatz zu bemühen. Ich stelle zudem in Aussicht, ihm bei der Vermittlung behilflich zu sein. Vasilis will zunächst nicht. Er findet, dass er schon sehr gesund geworden sei, dass er nicht wechseln, sondern noch bei mir bleiben wolle. Er verdiene jetzt und könne sich eine Therapie selber finanzieren.

Ich sehe die Gefahr der Chronifizierung dadurch gegeben, dass die Therapie bei mir aus kassentechnischen Gründen abgeschlossen werden muss und nicht wegen gut fortgeschrittener Stabilisierung. Mir ist wichtig, dass in den Reststunden die Ablösung von mir erfolgen kann. Vasilis wird einsichtig, nachdem ich ihm nähergebracht habe, dass er sich von mir nicht ablösen wolle – so wie vor gar nicht langer Zeit von der Mutter. Er sucht eigenständig einen Erwachsenenanalytiker und ich bereite die Übergabe vor.

Die Umstellungsphase beginnt. Als er versucht, zwischen dem neuen Therapeuten und mir zu pendeln, anstatt sich von mir zu trennen, übersetze ich es ihm. Vasilis kann sich nun endlich verabschieden. Als er mich nach dem Verlauf eines Jahres zu Weihnachten anruft, klingt er munter und erzählt, dass ihm seine Arbeitsstelle weiterhin gut gefalle und dass er inzwischen gerne zu seinem neuen Therapeuten gehe. Als ich antworte, dass ich es mir auch so vorgestellt habe, lacht er und meint: ›Ja, ja, es tut gut, sich mit einem Mann auch verstehen zu können.‹

11.3.3 Zusammenfassung des Verlaufs

- Die hochambivalent gestaltete Delegation der Eltern an die nächste Generation führt zur Flucht in die Psychose. Gefühl der Geborgenheit noch bei Eltern verankert.
- Autonomiewünsche werden zunehmend wahrgenommen, ansatzweise vertreten, Trennungen noch als bedrohlich, aber als erstrebenswert eingestuft.
- Konflikt zwischen Abhängigkeit und Autonomiewünschen kann offen werden.
- Mitgefühl und eigenes Gefühl zeigen sich noch im Erleben als nicht ausdifferenziert.
- Konkretistisches Denken nimmt ab und reziprok die Möglichkeit, zu symbolisieren, zu.
- Eigenverantwortung und eigener Einsatz werden erstrebenswerte Ziele.
- Der Weg zur Integration wird gangbar und angegangen. Fremdbestimmung nimmt ab, wodurch Selbstfindung und Selbstbesetzung sich einspuren können, was deutliche Auswirkungen auf die Integration in die Arbeitswelt hat.

11.3.4 Falldiskussion

Diskussion der Vorgeschichte
Der Patient besucht von Anfang an eine eng an sein altes Heimatland angelehnte private Institution. Er befindet sich in einem sozial stabilen Netzwerk, das in sich geschlossen gut funktioniert. Kindergarten und Schule vermitteln ihm weitgehend ähnliche Werte wie das Elternhaus, und zwar vor allem das Gefühl von Zugehörigkeit. Er gerät nicht in einen Loyalitätskonflikt, der virulent zu werden droht. Sie sind in diesem Kontext alle betroffen von der Aus- bzw. Einwandererproblematik, d. h., der Patient kann mit den anderen alles »als ganz normal« erleben. Es ist hinreichend bekannt, dass es Kindern und Jugendlichen von einwandernden Gastarbeitern entweder unmöglich bis meist nur sehr schwer möglich ist, Kontakte zu einheimischen Gleichaltrigen zu knüpfen, die außerhalb der gemeinsam besuchten Institutionen stattfinden müssen. Deswegen erscheint zunächst plausibel, dass der Patient in dem Heimatland seiner Eltern auch mit einem Studium zurechtkommen könnte. Er ist über die Aufenthalte der Familie vertraut mit dem Leben dort, versteht und spricht die Sprache. Er meint, dass dies ausreiche, um den älteren Schwestern nachzueifern. Im Vorfeld wird allerdings nicht bedacht, dass seine älteren Schwestern sich dort ihrer Ausbil-

dung stellen, wo sie sozial und emotional integriert sind. Er meint wie seine Eltern zunächst, dass seine kognitive Intelligenz und seine Geburt ausreichten, um erfolgreich studieren zu können. Wichtige soziale und emotionale Reifeschritte, die ihm das ermöglichen könnten, sind bei ihm noch nicht vollzogen worden. Dies ist zu diesem Zeitpunkt weder ihm noch seinen Eltern bewusst.

Eine qualitativ hochwertige Ausbildung erfolgversprechend zu absolvieren, kann bei diesen signifikanten Mängeln logischerweise nicht gelingen. Der Patient verzweifelt an seiner weitreichenden Unselbstständigkeit, fühlt sich dem Studentenleben inner- und außerhalb der Universität keinesfalls gewachsen. Er fühlt sich schwach in der ihm zu fremden Universitätswelt, hält den Druck durch die vielschichtigen Forderungen nicht aus und erkrankt. Man erkennt hier leicht, dass der Ansturm sozialer und emotionaler Anforderungen als zu massiv erlebt werden muss. Die kognitive Herausforderung hätte er wahrscheinlich erfolgreich bestehen können bei seiner Begabung.

Obwohl er nahe Verwandte im alten Heimatland hat, die sich um ihn kümmern und bereit sind, ihm bei der Integration zu helfen, reicht es nicht aus, seine Versagensängste soweit in den Griff zu bekommen, dass er, weit entfernt von den Eltern, konfrontiert mit der studentischen Realität und seinem Außenseiterdasein – hier ist er erneut der Fremde –, fertig werden kann. Er zieht sich nun unbewusst in eine tiefe Regression und in eine weitreichende Lethargie zurück, kann sich nicht mehr helfen und kehrt zurück nach Deutschland. Wieder in seinem Elternhaus und medikamentös gestützt, sieht es zunächst so aus, dass er einigermaßen zurechtkommen könnte. Er wählt eine Ausbildung, die ihn nicht so sehr fordert, damit aber auch langweilt. So gerät er erneut in einen Konflikt, den er nicht bewältigen kann, und es kommt zu der anfangs geschilderten Symptomatik.

Auch in diesem Fall zeigt sich, wie fruchtbar gut funktionierende Vernetzungen sind. Ohne die Aufmerksamkeit und Einsatzbereitschaft des psychiatrischen Teams wäre der Patient der Chronifizierung seiner Erkrankung zum Opfer gefallen. Diese Gefahr ist auch deshalb groß gewesen, da sich der Patient auf Station unauffällig und unmotiviert gegenüber Therapien gezeigt hat. Er hat es dem aufmerksamen Blick der behandelnden Psychologin zu verdanken, dass sie sich mehr für ihn eingesetzt hat, als sie es im Rahmen ihrer Arbeit hätte tun müssen. Sie ergreift die Initiative, nachdem sie seine Eltern kennengelernt hat.

Diskussion der Auflösung einer Arbeitsstörung über das therapeutische Geschehen

Wenn die Ablösung vom Elternhaus ins Erwachsenenleben so signifikant gestört ist wie im vorliegenden Fall, hat sich als sehr hilfreich gezeigt, die Familie in das therapeutische Geschehen einzubinden. In der Regel ängstigt die Vorstellung, sich ohne Eltern bewähren zu müssen, so stark, dass die Aufnahme von neuen Erfahrungen blockiert ist. Es ist leicht nachvollziehbar, dass Schutz und Identitätssicherung über die strenge Zugehörigkeit zu einer Gruppe hilfreich sind. Ich habe trotz Nachfragen nicht in Erfahrung bringen können, welche tiefergehenden Motivationen für ein Studium in dem alten Heimatland sprechen.

Der Patient hat im Rahmen seiner stationären Langzeitbehandlung erfahren können, dass er sich nicht gewaltsam von seiner Familie trennen muss, wie er es in seinem anfangs beschriebenen Psychosebild zeigt. Der scheinbar kürzeste Weg brachte ihm somatisches Leiden und eine langwierige Behandlung. Er beginnt auf Station zu lernen, dass seine beiden Welten – inner- und außerhalb der Familie – eine Verbindung in ihm haben, die vom Stationsteam respektiert wird. Es soll den Patienten stabilisieren, dass seine Angehörigen zu ihm kommen und dass es um ihn geht. Gleichzeit kann man aber in den Familiensitzungen erkennen, dass es nicht primär um ihn geht. Als ehemaliger Hoffnungsträger, als einziger Sohn und als langjähriges Sorgenkind wegen seiner unbewusst von den Eltern gestützten Abhängigkeit ist er nun in einem Ambivalenzkonflikt. Er hat unbewusst Angst davor, dass er nach psychischer Gesundung wieder in die unerträgliche Rolle des überzogenen Hoffnungsträgers zurückkehren muss. Der unbewusste Gewinn aus seiner Arbeitsstörung überwiegt somit zu diesem Zeitpunkt. Wenn der Patient stagniert – sich ganz still verhält –, dann muss er nicht in die Erwachsenenwelt, die ihn zu diesem Zeitpunkt noch überfordert. Sich so zu verhalten, fällt ihm auch dadurch leicht, dass er ein Vorbild in der Mutter und ein für ihn zu diesem Zeitpunkt negatives Vorbild in der Schwester und im Vater hat. Letztere signalisieren ihm, dass man keine Ruhe bekommt, wenn man Anforderungen genügt. Er erlebt das Gegenteil, dass ständig neue Anforderungen hinzukommen, die ihm restlos zu viel erscheinen. Er sieht, wie seine älteren Schwestern Beruf und Familie managen und damit immer stark gefordert sind. Er ahnt, dass seine jüngere Schwester es den Eltern bei aller Anstrengung nie wird recht machen können, weil die Forderungen unrealistischer Natur und damit zu hoch sind. Sie soll am besten jetzt schon gleichzeitig neben dem Studium eine ›gute Ehefrau und Mutter‹ sein und dies ganz entsprechend an den Vorstellungen der Eltern, d.h., sie soll bewusst tüchtig und unbewusst abhängig sein. Der Patient »rettet sich« über Rückzug, »schaut an den Konflikten vorbei« und generalisiert auf diese Weise seine Arbeitsstörung.

In den Familiensitzungen ist es dem Patienten nicht so leicht möglich, sich über »Musik hören, das Zimmer verlassen« davonzuschleichen. Als er die Spannungen besser aushalten und mehr zuhören kann, realisiert er, wie hoch der Preis seiner Lethargie ist. Er bemerkt sein Fremdbestimmtsein inner- und außerhalb der Familie. Dies wird ihm zunehmend unangenehm. Er beginnt, sich näher an die Selbstbestimmung heranzutasten. Die Ahnung, dass sich ein eigener Einsatz lohnt, kann sich in ihm ausbreiten. Es ist ihm offensichtlich angenehm, dass er durch mich erleben kann, wie man sich von seinen Eltern nicht bestimmen lassen muss und dabei dennoch nicht in Streit gerät. Er kann miterleben, wie ich die Ansinnen der Eltern benenne und meine eigene Sicht dem gegenüberstelle. Dies ermutigt ihn, offener im Kontakt mit seinen Wünschen und Bedürfnissen sein zu wollen und sie auch in Beziehungen aussprechen zu können. Sein Sprachverhalten verändert sich in diesem Kontext entsprechend mit. Er ist von nun an verstehbar, da er nicht mehr in halben Sätzen nach innen spricht. Er realisiert sich und sein Gegenüber mehr und mehr als zwei Personen, die sich miteinander verständigen müssen, da sie nicht symbiotisch miteinander verbunden sind.

Der Patient ist vom Vater gewohnt, dass dieser Fremdbestimmung durch die Mutter mit vielfältig begründetem Sich-Entfernen vermeidet, während sich die jüngere Schwester verzweifelt über ihre letztlich hilflosen Ausbrüche erfolglos wehrt. Er realisiert, dass der Vater in seiner jeweiligen Arbeit nur extrem weisungsabhängig arbeiten, faktisch nur Muskelkraft anbieten kann, da er differenziertere Anweisungen in einer Fremdsprache nicht wirklich versteht. Der Patient ist nun zu Verknüpfungen bereit und beginnt, seine Lebenshaltung mit seiner Lebenssituation bewusster zu korrelieren.

Die Tatsache, dass auch er ohne eigenen Einsatz in der Arbeitswelt nur untergeordnete Tätigkeiten ausführen kann, wenn er jegliches Risiko vermeiden möchte, setzt eine Entwicklung in Gang. Er realisiert, dass Ausbildung alleine nicht ausreicht, um weniger fremdbestimmt arbeiten zu können. Natürlicherweise braucht er dazu seine Ressourcen wie psychische Kraft, Mut, Selbstbewusstsein, einsetzende Aussöhnung mit den Eltern usw. Zu diesem Zeitpunkt aber stehen seine Ressourcen noch nicht zur Verfügung, da sie noch gelähmt in den familiären Verstrickungen und Verwirrungen festgehalten sind. Es ergibt sich daraus, dass der Patient Unterstützung und Zeit für die Bewusstwerdung seiner emotionalen Lage benötigt, um frei für die Bewältigung des Erwachsenendaseins zu werden.

Hier ist anzumerken, dass die gut gemeinte Idee der therapeutischen Wohngemeinschaft ihn zu dem Zeitpunkt noch überfordert, als er den Platz erhält. Er kann ihn erst für sich beanspruchen, als er bereit ist, einen Platz in dieser Welt haben und ausfüllen zu wollen. Dass es sich hierbei um einen Prozess und nicht nur um eine wohlgemeinte Bekundung handelt, kann man deutlich im Verlauf der Therapie erkennen. Die Vermittlung an einen Praktikumsplatz, an dem es um Gewinnoptimierung über billige Arbeitskräfte und nicht um Eingliederungshilfen ins Arbeitsleben geht, wozu der Arbeitgeber sich offiziell verpflichtet hat, erweist sich genauso als eine Überforderung. Erst als er ausreichend gekräftigt ist, kann er den Übergang in die Arbeitswelt schaffen. Dieser Übergang gelingt nicht nur, sondern erweist sich auch als eine stabile Brücke. Der Patient kann seitdem arbeiten und ist als Fachkraft anerkannt.

Zusammenfassend kann man sagen, dass ein Wunsch noch keine Entscheidung ist, dass sehr viele Schritte auf der Grundlage von Einsatzbereitschaft und

Können erforderlich sind, um einigermaßen kompetent und zufrieden den Bereich des Arbeitslebens auszufüllen – eines Bereiches, der bekanntlich ein sehr wesentlicher in unserem Leben ist, unsere Kraft und viel Lebenszeit beansprucht. Der Patient hat einen Weg dorthin finden können. Er hat sich ansiedeln können in einem Fachgebiet, wo er als Fachmann Anerkennung findet und wo die Tatsache, dass er der Sohn von Zuwanderern ist, keine Rolle spielt.

12 Krankheitsausbruch als Folge von generalisierter psychischer Überforderung

Während der Patient des voraus geschilderten Falles schließlich eine Anstellung in der IT-Branche bekam und halten konnte, zeige ich im kommenden Fall auf, wie ein seelisch schwer erkrankter Mann über seine krankheitsbedingte Langsamkeit und Gründlichkeit eine Nische im Arbeitsmarkt mit Hilfe der Therapie finden konnte und halten kann. Ich schildere darüber hinaus, welche Folgen in einer Familie auftreten können, wenn ein Elternteil derart schwer erkrankt ist, und zeige auf, welche Folgen dies für das Lern- und Arbeitsverhalten der übrigen Familienmitglieder mit sich bringt.

12.1 Das konkretistische Denken

Wenn Gedanken und Worte nicht als Symbole, sondern nur als konkret erlebt werden, dann kann man auch durch Denken und Aussprechen konkrete Dinge schaffen und sie eins zu eins in die Realität übernehmen und danach handeln. So entsteht das konkretistische Denken, das wir bei kleineren Kindern ständig erleben. Das Münchner Komikerduo Karl Valentin und Liesl Karlstadt erfreut sich noch immer großer Beliebtheit, denn sie haben das konkretistische Denken vielfältig in ihre Sketche eingebaut. So werden irrsinnige Formulierungen für viele Menschen erträglich und als Humor verstanden. Hier ein Beispiel:

> »Bene: Ja, i hab jetzt grad an Traum gehabt, an ganz exotischen Traum. Mit hat nämlich träumt, i bin a Antn (Ente) gwesn und bin in an Weiher umanand geschwommen. Und wia i so umanand schwimm, seh i am Rand dr an ganz langen, gelben Wurm, der war mindestens so gelb. I bin glei auf ihn hingschwommen, und grad wia i an Schnabel aufreißn wui und wui den Wurm fressn, im selben Moment hast du mich aufgweckt.
>
> Michl: Das ist aber schad. Wenn ich da eine Ahnung ghabt hätt, dann hätt ich dir den Wurm zuerst fressen lassen, aber das kann ich doch nicht schmecken, daß du um sechs noch träumst.
>
> Bene: Ja, und i kann doch ned zu dir sagn: Weck mi ned auf, weil i träum!

Michl: Nun ja, es ist ja gleich. Ein schöner Traum war's doch, ned.

Bene: Ja, für a Antn scho.

Michl: Ja, für a Antn, aber du bist koa Antn!

Bene: Ja, aber im Traum war i a Antn, für solchane Träume bist no z'jung.«[104]

Wie wir aus den Biographien der beiden wissen, ist Elisabeth Wellano alias Liesl Karlstadt an dem in seiner Denkweise extrem konkretistischen Karl Valentin privat verzweifelt, weshalb sie z. B. auch einen Selbstmordversuch unternommen hat.[105] Sie konnte sich nicht abgrenzen, während Valentin die Grenze zwischen Bühne und Alltag wahrscheinlich nicht so klar lebte, wie viele Beispiele zeigen. Es ist bekannt, dass man im Kontakt mit ihm nie wusste, ob er es nicht tatsächlich auch so erlebte, wie er es aussprach.[106] »Der hilfsbereite Valentin« bspw. bietet einem Bekannten, der ihm erklärt, dass er seinen Hausschlüssel vergessen habe, seinen eigenen an mit den Worten: »Nehmen's meine, i geh heut so net hoam.« Wir wissen, dass Psychosepatienten das Symboldenken schwerfällt bis unmöglich ist und sie selbstunsichere Angehörige in tiefe Verzweiflung bringen können, wenn sie konkretistisch beharrlich etwas verweigern, was sinnvoll und notwendig ist. Hierzu noch Valentins berühmtester Spruch:

»Mögen hätt' ich schon wollen, aber dürfen habe ich mich nicht getraut.«[107]

Eine psychoanalytische Definition des konkretistischen Denkens gibt M. Müller-Spahn:

> »Diese Gleichsetzung zwischen dem ursprünglichen Objekt und dem Symbol der inneren und äußeren Welt, bildet die Grundlage für das so genannte konkretistische Denken, das bei Psychosen zu beobachten ist. Somit ist die Nicht-Unterscheidung zwischen der symbolisierten Sache und dem Symbol Teil der Beziehungsstörung zwischen dem Ich und dem Objekt. Die symbolische Gleichsetzung führt somit dazu, dass das Symbol-Substitut empfunden wird, als *sei es* das ursprüngliche Objekt.«[108]

Alanen unterscheidet die juvenile Psychose von den übrigen:

> »Die Psychose eines Adoleszenten, bei der es um den Versuch, sich von seiner Familie zu trennen, oder um altersangemessene heterosexuelle Beziehungen geht, kann man sicherlich ebenfalls als gescheiterten Versuch sehen, einen Entwicklungsschritt zu vollziehen. Nur wenige junge Menschen haben genügend persönliche Ressourcen – wie man es von Sullivav (1924) sagt, der wohl seine eigene Adoleszenzkrise als einen entwicklungsbezogenen Sieg erlebte. Es ist öfter so, dass Problemlösungen auf einem

104 Karl Valentin als Schildwache Bene und Liesl Karlstadt als Trommlerbub Michl in »Die Raubritter von München«, 1924ff.

105 Wikipedia-Eintrag über Liesl Karlstadt.

106 Valentin, Bertl (1971): Du bleibst da, und zwar sofort. Mein Vater Karl Valentin, Piper.

107 Karl Valentin Zitatendatenbank.

108 Müller-Spahn, M. (2005), S. 19.

psychotischen Niveau zu einer regressiven Repräsentanzenwelt führen. Selbst nach Abklingen der Psychose gibt es starke Verlustgefühle, die weiterhin die Selbstachtung einschränken. Diese Dinge können sich jedoch günstiger gestalten, wenn der Patient zu diesem Zeitpunkt psychotherapeutische Unterstützung für seine Entwicklung erhält.«[109]

12.2 CHRISTIAN A.

12.2.1 Vorgefundenes Zustandsbild

Herr A. ist 34 Jahre alt, als er während eines stationären Aufenthalts in der Psychiatrie an mich überwiesen wird. Er leidet seit seinem zwanzigsten Lebensjahr manifest an einer psychotischen Erkrankung, mehr oder weniger virulent. Diese behindert oder lähmt ihn in allen Lebensbereichen.

Bisheriger Krankheitsverlauf
Seine erste Psychose ist – drogeninduziert nach massivem Cannabis-Abusus – mit paranoiden-halluzinatorischen Inhalten aufgetreten. Er lebte zunächst bei seinen Eltern, nicht belastungs- und arbeitsfähig. Er hat keinen Schulabschluss, da er krankheitsbedingt durch Abiturprüfungen gefallen ist. Er nahm an den Prüfungen solange teil, bis die Psychose manifest wurde und er stationär aufgenommen werden musste. Er schämte sich anschließend so sehr, dass er Angebote ausschlug, sein Abitur nachzuholen. Als er sich gesundheitlich wieder dazu im Stande fühlte, war er vom Schulstoff zu weit entfernt, als dass er sich einer Prüfungswiederholung hätte unterziehen können.

Nach dem Eintritt in die Glaubensgemeinschaft Jehovas nahm er weder Drogen, Alkohol noch Nikotin zu sich. Durch Vermittlung von Glaubensbrüdern und -schwestern lernte er seine spätere Frau kennen. Er sorgte mit für den Lebensunterhalt als ungelernter Arbeiter, soweit seine Erkrankung es zuließ.

Obwohl inzwischen 14 Jahre vergangen sind, Herr A. eine eigene Familie hat und mit Gelegenheitsarbeiten zum Unterhalt seiner Familie beitragen kann, leidet er immer noch stark unter seinem Versagen. Er empfindet viel Scham darüber, dass er seit den Abiturprüfungen mit dem Leistungs- und Arbeitsbereich nicht zurechtkommt. Er lebt somit im ständigen Gedankenkreisen um dieses Thema, was er vor seiner Umwelt verborgen hält.

Er leugnet mehr oder weniger seine psychische Schwererkrankung, da sie mit dem Gedankengut seiner Glaubensgemeinschaft nur schwer vereinbar ist. Psychisch stumm quält er sich. Er meint, dass er ›es ganz für sich tragen muss‹, da er an seiner Situation allein schuldig sei. Er ist überzeugt, dass er kein richtiger

109 Alanen, Y. (2001), S. 125.

Mann sei. Die Anerkennung durch seine Frau wischt er weg, indem er behauptet, dass sie ihn anlüge. Es kommt immer wieder zu psychotischen Schüben, die länger anhalten und sich heftiger auswirken, da Herr A. aus Glaubensgründen eine medikamentöse Behandlung ablehnt.

Er fühlt sich seitdem in zwei Personen gespalten.

Aktuelle Krise

Phänobild der letzten Psychose:

Vor der letzten Einweisung

hat er seine Frau tätlich angegriffen.
Er behauptet dabei, dass sie einen anderen Mann habe,
der ihr alles bieten könne, was sie sich nur wünsche.

Spontanangaben

- Bei seinem Aufenthalt in einer beziehungsanalytisch arbeitenden Langzeitstation beginnt er zögernd, über sich zu sprechen. Zunächst verniedlicht und verkleinert er jeden Konfliktbereich, der durch die Gespräche sichtbar wird. ›Alles ist in Ordnung, wenn die Menschen den Gesetzen Jehovas folgen würden‹ – und er wolle sie befolgen. Er entschuldigt alles und alle außer sich selbst. Er bezeichnet sich als ›sündigen Mensch‹, der noch viel dafür tun müsse, um den Geboten Jehovas gerecht zu werden.
- Allmählich räumt er Konflikte mit der Ehefrau ein. Sie ›will in allen Bereichen zu viel‹. Sie verstehe ihn nicht. Er wolle deshalb besonders von seiner jüngsten, vierjährigen Tochter getröstet werden, weil diese noch ganz unschuldig sei. Sie solle mit ihm kuscheln, wenn ihn seine Gedanken verfolgen, und ihn ablenken mit ihrer altersgemäßen Wissbegier.
- Er droht Prügel an, wenn sich die Kleine weigert und sich aus Angst vor ihm im Garten oder in der Umgebung versteckt, denn das erste Gebot sei der Gehorsam.
- Im Verlauf des Klinikaufenthaltes wird Herr A. auffällig, indem er
  verweigert, in die angeordnete Arbeitstherapie zu gehen.

Das Team seiner Station, das mit einem gut funktionierenden Bezugspersonensystem arbeitet, versucht ihn in seiner Weigerung zu verstehen. Sein Bezugspfleger, seine zuständige Psychologin und der behandelnde Arzt suchen das Gespräch mit ihm. Sie wollen ihm helfen, den tieferen Grund seiner Weigerung zu verstehen. Herr A. argumentiert zerfahren und oberflächlich im Gegensatz zu seiner sonstigen Art. Zusammengefasst bleibt er bei der lapidaren Aussage: ›Da will ich nicht hin.‹ Dies wird aber mit einer Kraft vorgetragen, die für Herrn A. außergewöhnlich ist.

Die Art, wie das Team Herrn A. mit seinem Unwillen ernst nimmt, bewirkt, dass er von sich aus wieder an der Arbeitstherapie teilnimmt. Er wirkt dabei in den folgenden Tagen jedoch sehr verändert. Im Gegensatz zu vorher wird er zunehmend unterschwellig gegen die Anweisungen der Therapeuten renitent, bis die Situation eskaliert.

Der sonst immer sehr ruhige und höfliche Herr A. greift eine Therapeutin tätlich an, nachdem sie eine von ihm nicht befolgte Anweisung wiederholt hat. Er hat sie in den Tagen davor auch hinter ihrem Rücken nachgeäfft, was die Mitpatienten erheitert und Herrn A. bestätigt. Nun will er sie aus dem Raum schubsen. Er schreit sie an, dass sie unfähig sei, dass sie nach Hause gehen und für ihre Kinder sorgen solle. Das Team denkt zunächst an ein Übertragungsgeschehen, bei dem Herr A. die Therapeutin mit seiner Frau gleichsetzt. Frau A. ist immer wieder allein verdienend, wenn die Krankheit von Herrn A. ansteigend wird, sodass sie sich wenig um die Kinder kümmern kann.

Wegen der Brisanz schaltet sich nun auch der Abteilungsarzt ein. Herr A. öffnet sich ihm gegenüber erstaunlich schnell. Es bricht aus ihm sein Leid heraus mit dem Ergebnis, dass sich

das Team um Ausbildungsmaßnahmen für Herrn A. bemüht.

In der Folge nimmt Herr A. gut kooperierend an seinen Therapien teil. Ich werde eingeschaltet als analytische Paar- und Familientherapeutin, die mit ihm und seiner Familie nach dem stationären Aufenthalt weiterarbeiten soll. Es ist noch der schwache Verdacht abzuklären, dass sich Herr A. im psychotischen Schub seinen Töchtern sexuell nähern könnte, da er diesbezüglich immer wieder sehr verworrene Angaben macht.

12.2.2 Lebensgeschichtlicher Hintergrund

Vorgeschichte der Mutter von Herrn A.

Die Mutter der Mutter sei im KZ gewesen, da sie denunziert worden sei. Dort sei sie von einem Offizier geschwängert worden und ohne Begründung plötzlich freigekommen. Er habe ihr Rettung und Ehe versprochen. Nach dem Krieg sei er aber verschollen geblieben. Die Mutter sei von ihrer Mutter weggegeben worden und in einer Familie auf dem Land aufgewachsen. Später sei sie zu ihrer Mutter gezogen. Diese sei lebenslustig gewesen und habe wechselnde Partner gehabt. Ein Freund des Erzeugers habe der Großmutter und der Mutter in der Anfangszeit nach dem Krieg geholfen. Die Großmutter habe dann später auch einen Partner gehabt, den die Mutter immer als Stiefvater erlebt habe.

In erster Ehe war die Mutter mit einem Mann verheiratet, der untreu gewesen und auch sonst nicht gut mit ihr umgegangen sei. Er sei heute noch sehr selbstgefällig. Aus dieser Ehe stammt eine Tochter. Die Mutter habe sich getrennt, was sie später immer wieder bereut habe. Wenn sie mit ihm zusammentrifft, sei sie sehr verändert, flirte und sei aufgedreht.

Die Mutter träume von einer guten Familie, bei der alles ›in Ordnung sei‹. Dieses Ziel verfolge sie hartnäckig. Sie habe besonders Herrn A. viel ›schlagen müssen‹, weil dieser so viel ›Schmarrn‹ gemacht habe, für den sie verantwortlich gemacht worden sei.

Die Mutter legt viel Wert auf Kleidung, neigt zu Überkorrektheit und leidet wohl auch deshalb an Migräne. Neue und unbekannte Dinge lehnt sie ab. Sie kann nur schlecht verreisen und verkraftet selbst kurze Trennungen nicht. Mit der griechischen Herkunft ihres zweiten Mannes setzt sie sich nicht auseinander. Sie bestimmt, ›was deutsch ist‹, und er versucht, danach zu leben.

Die Mutter erwartet auch von ihren erwachsenen Kindern absoluten Gehorsam und schämt sich für die Erkrankung ihres Sohnes. Sie gibt an, dass sie mit der Problematik ihrer Herkunft, dem Tod ihres ersten Sohnes und der Erkrankung ihres zweiten Sohnes nicht fertig werden könne.

Sie ist enttäuscht, dass sich ihr Bild von der ›guten Familie‹ nicht verifizieren ließ. So leide sie darunter, dass ihre erwachsenen Kinder Probleme untereinander haben, mache ihre Schwiegerkinder dafür verantwortlich. Sie vermittle betont versöhnlich und schüre dabei (meines Erachtens nach unbewusst) die unausgesprochenen Konflikte.

Vorgeschichte des Vaters von Herrn A.

Der Vater, ein gelernter Schneider, kam als griechischer Gastarbeiter nach Deutschland. Er hat seinen Familiennamen ändern lassen, da die Mutter meinte, als Ausländer habe er weniger Arbeitschancen. Er hat jahrzehntelang als LKW-Fahrer in derselben Firma gearbeitet. Er war häufig für mehrere Tage unterwegs. Er hat seine Herkunftsfamilie nicht oft besuchen können. Obwohl er Heimweh hatte, ›ging das nicht, da seine Frau es nicht wollte‹. Er kommt aus einem kleinen Bergdorf, in dem seine Geschwister noch immer leben. Als er einen Cousin in Australien besucht hat, erwog die Mutter ernsthaft die Scheidung. Sie sah es als absoluten Verrat an. Trotzdem besuchte er später andere Verwandte in Amerika. An das mütterliche Verbot, seinen Kindern auf keinen Fall Griechisch beizubringen, hielt er sich. Er schlug seinen Sohn mehr im Auftrag der Mutter und öfter, als ihm lieb war.

Der Vater gestand seinen Kindern vor wenigen Jahren, dass er eine außereheliche Tochter in seinem Heimatort habe, die davon aber nichts wisse.

Vorgeschichte von Herrn A.

Herr A. ist in einer stark symbiotisch verstrickten Familie aufgewachsen. Er ist das dritte von vier Kindern. Er hat eine Halbschwester aus der ersten Ehe seiner Mutter. Die Halbschwester ist sechs Jahre älter und hat immer noch einen starken Einfluss auf Herrn A. Der ältere Bruder starb eineinhalb Jahre vor der Geburt von Herrn A. Herr A. bekam den gleichen Vornamen wie sein verstorbener Bruder. Die Mutter vergleiche ihre beiden Söhne ständig miteinander. Sie sehe Herrn A. immer noch als ›Ersatzkind‹.

Herr A. rivalisiert mit seiner vier Jahre jüngeren Schwester. Es wirkt so, als ob sich alle drei Geschwister immer noch nicht von der Herkunftsfamilie gelöst haben. Alle drei haben deswegen Probleme in ihren Partnerschaften. Darüber hinaus streiten die jeweiligen Partner, als wären sie an Geschwister statt.

Die Eltern leiden unter dem Klima in der Familie. Das Chaos ist festgefahren, da Konflikte in dieser Familie nicht offen angesprochen werden dürfen.

Herr A. beschreibt sein Elternhaus als ordentlich und streng. Es habe oft Schläge gegeben. Als er ein kleiner Junge war, habe die Mutter meistens geschlagen, später habe der Vater mehr geschlagen und oft im Auftrag der Mutter. Herr A. habe es sich mit seiner Mutter bis in sein 15. Lebensjahr ›gern im Bett gemütlich gemacht‹ mit Schokolade und Kuscheln.

12.2.3 Erster Eindruck

Herr A. hat das Aussehen eines hübschen, aber übergewichtigen Jugendlichen. Er kann sich nur sehr schwer konzentrieren. Er redet verlangsamt und nur mit mir, als wären die anderen nicht anwesend. Er hat Schwierigkeiten, sich zu erinnern, sodass Frau A. für ihn automatisch denkt, erinnert, handelt. Er gibt sich mir gegenüber offen und zugewandt, wobei eine liebenswerte Scheu mitschwingt. Seine Gedanken sind mit Hilfe der Gesetze der Zeugen Jehovas geordnet oder verstummt.

Seine Stimmung ist – ohne Einnahme von Psychopharmaka – wie verschleiert, der Antrieb vermindert, die Aggressivität gegen ihn selbst gerichtet: ›Ich muss anders sein.‹ Er hat keinen seelischen Binnenraum. Er hat nur wenige eigene Bedürfnisse außer denen, unauffällig zu sein, nicht anecken zu wollen und sich Triebbefriedigungen im oralen und angedeutet im infantilen sexuellen Bereich folgenlos zu gestatten.

12.3 FAMILIE A.

12.3.1 Häusliche Situation

Äußere häusliche Situation

Herr A. wohnt mit seiner Frau und drei Töchtern in sehr beengten Verhältnissen auf dem Land in einer kleinen Drei-Zimmer-Wohnung:

Das Ehepaar hat zwei gemeinsame Töchter:

1. die siebenjährige Ruth
2. die fünfjährige Naomi.

Frau A. hat aus ihrer ersten Ehe zwei Kinder:
1. den einundzwanzig Jahre alten M., der sich gerne bei der Familie und besonders bei Herrn A. aufhält. Er übernachtet dann auch noch mit in der Wohnung.
2. die elfjährige Vera.

Sie leben schon seit Jahren in dieser viel zu kleinen, aber besonders preiswerten Sozialwohnung, da Frau A. wegen der häuslichen Unsicherheit nur begrenzt arbeiten kann.

Belastung der Familie
Die Belastung für die Familie ist besonders groß, wenn die Erkrankung bei Herrn A. zunimmt, aber noch nicht ausreichend stark für einen stationären Aufenthalt ist. Herr A. ist dann völlig ohne Krankheitseinsicht. Er verweigert jegliche Tabletteneinnahme, verfolgt seine Frau mit wahnhafter Eifersucht, tätigt unsinnige Geschäfte. Er kauft z. B. ein neues Auto, obwohl die wirtschaftlichen Verhältnisse das in keiner Weise zulassen. Er kann dann weder die noch sehr jungen Kinder beaufsichtigen, noch seine Aufgaben als Hausmann erfüllen.

Die Eltern von Herrn A., die nicht am selben Ort wohnen, übernehmen dann zwar Betreuungsdienste, aber nur für die ›eigenen Enkelkinder‹. Meist holen sie nur schnell die beiden Mädchen für einige Stunden zu sich und fordern ihre Schwiegertochter auf, sie am Abend wieder abzuholen. Konkret bedeutet dies für Frau A. zusätzliche eineinhalb Stunden Autofahrt, Vorwürfe und unzufriedene Kinder bei der Rückfahrt. Die Stieftochter von Herrn A. ist dann entweder un- oder ›irgendwie‹ betreut, da sich die Familie bisher nicht in die dörfliche Gemeinschaft hat integrieren können.

Die noch weiter entfernten Eltern von Frau A. lehnen jede Hilfestellung ab. Beide Elternpaare geben Frau A. die volle Schuld an der Misere. Nur die frühere Schwiegermutter hält zu Frau A. Sie kann Vera allerdings auch im Notfall nicht abholen, weil dies durch Herrn A. »aktiv« verhindert wird. Sie hilft insofern mit, dass Vera sporadisch Wochenenden bei ihrer Großmutter verbringen kann. Vera kann nicht zu ihrem leiblichen Vater, da dieser selber psychisch sehr krank ist.

Zu dieser Belastung kommen als Folge stark angespannte wirtschaftliche Verhältnisse hinzu. Frau A. ist mit einer Zweidrittel-Stelle Hauptverdienerin. Total überlastet und beschuldigt, fühlt sie sich von allen verlassen, einschließlich von den behandelnden Ärzten und den Sozialeinrichtungen. Sie kämpft zäh. Mit ansteigender Verbitterung und Härte geht sie gegen die immer enger werdende Spirale an bis zum drohenden somatischen Zusammenbruch. Die jeweilige

Einweisung von Herrn A. wird dann unbewusst von Frau A. und zunehmend auch von den Kindern provoziert und als Befreiung erlebt.

Die Kernfamilie zeigt sich einig darin, dass die Krankheit von Herrn A. einzige Ursache für Schwierigkeiten in der Familie sei. Er soll deswegen oft und lange in der Klinik sein. Hoffnung auf andauernde Verbesserung der Erkrankung von Herrn A. haben die Familienmitglieder ebenso wenig wie Hoffnung auf angenehmere Lebensformen.

Reaktionen auf diese Belastungen:

- Vera hat erhebliche Lernschwierigkeiten.
- Ruth hat andeutungsweise Lernschwierigkeiten.
- Naomi fällt im Kindergarten auf als ungestüm und zunehmend unangenehm.
- Frau A. leidet unter Migräneanfällen.

12.3.2 Familienanamnese

Vorgeschichte der Kernfamilie

Das Ehepaar A. hat sich in seiner Glaubensgemeinschaft kennengelernt. Frau A., intelligent und ehrgeizig, befand sich in Ausbildung zur Hauswirtschaftslehrerin. Erst kürzlich geschieden, lebte sie mit M. und Vera in ärmlichen Verhältnissen. M. litt an Leukämie, Vera war wenige Monate alt. Frau A. fühlte sich mit der Situation überfordert und ihr gefiel besonders gut, wie nett Herr A. mit den Kindern umging. Herrn A. gefiel die tapfere Art von Frau A.

Besonders Frau A. gibt an, dass die Anfangsbegegnungen für sie eine ›Katastrophe gewesen seien‹. Sie heiraten trotzdem nach kurzer Bekanntschaft, ›um Ärger zu umgehen, da sie von der Gemeinde geschnitten wurden‹. Da die Glaubensgemeinschaft Scheidung und Wiederverheiratung ablehnt, wurde das Ehepaar zur Strafe fast zwei Jahre ausgeschlossen. Diese Tatsache löste in Herrn A. einen großen Ambivalenzkonflikt mit psychotischen Schüben aus und in Frau A. Verbitterung.

Frau A. sieht die Strafe als Unrecht an, da sie ihre erste Ehe wegen der ›Verrücktheit des ersten Mannes‹ als Irrtum definiert und außerdem empört darüber ist, dass andere Glaubensgemeinschaftsmitglieder ›die beiden zusammengebracht hätten‹. Während Herr A. versucht, strenggläubig zu sein, sucht Frau A. eher Abstand von extrem strengen Auslegungen. Sie geben an, dass dies ein großer Streitpunkt in der Familie sei.

Wichtigstes Erziehungsziel ist beiden eine strenggläubige Erziehung. Frau A. hält sich an die Regeln ihrer Glaubensgemeinschaft, die Züchtigung des Kindes durch das Familienoberhaupt als angemessen fordert. Herr A., der selber viele Schläge nach Aufforderung durch seine Mutter vom Vater bekommen hat, hat große Konflikte zwischen seinen Gefühlen und den Vorschriften durch seine

Frau und durch die Sekte. Er entzieht sich durch Passivität und Nichtwahrnehmung, um die Kinder nicht schlagen zu müssen. Dies benennt Frau A. mit Herrn A. stark verletzenden Abwertungen, wogegen er sich nicht verwahren kann.

Erster Eindruck von den übrigen Familienmitgliedern

Frau A. ist physisch völlig erschöpft. Sie »trägt« die Verantwortung für alle und drückt dies somatisch mit Bandscheibenproblemen im oberen Wirbelsäulenbereich und Kopfschmerzen aus. Sie steht im Dienste ihrer Vorstellungen und damit von ihr unbemerkt im Dienste aller Familienmitglieder. Sie bestimmt und führt aus, was ihrer Meinung nach im Augenblick erforderlich ist ohne Selbst- und Fremdwahrnehmung und damit auch ohne Wahrnehmung von Grenzen und Zusammenhängen

Sie reagiert verärgert, wenn der »Teil, der außerhalb von ihr ist«, nicht angemessen schnell und in ihrem Sinn reagiert. Sie fühlt sich dann bedroht, klagt an; ihre eigene bedrohliche Seite ist ihr unbewusst. Sie sieht sich als eine Vertreterin eines guten Systems (Gesetze Jehovas) und hat auch nicht genügend seelischen Binnenraum für sich zur Verfügung, um auf Konflikte angemessen reagieren zu können.

Vera, ein hübsches, etwas rundliches Mädchen, wirkt versteift und verkrampft. Sie wirkt im Vergleich zu ihren Schwestern verlangsamt, umständlich und weniger intelligent. Sie rivalisiert ständig mit Naomi, möchte die Jüngste sein und redet dann fast in Babysprache. Sie regrediert bei Spannungen zum Kleinkind, nässt und kotet ein. Beim Malen ist sie unfähig, ein eigenes Bild zu malen, da sie ständig nur schaut, was besonders Naomi schon darstellen kann. Sie weint dann und wirkt sehr mutlos. Wenn sie sich dann enttäuscht z. B. hinter den Stuhl der Mutter verkriecht, versucht sie im Anschluss daran, sich weiblich kokett und überlegen zu zeigen.

Ruth hat eine Transparenz, die sich durch ihre äußere Zartheit und Kleinheit noch verstärkt. Wortgewandt, klug, aber auch verletzend spricht sie über die anderen, zu sich selber ist sie wie stumm. Sie zeigt deutlich ihre eigene Verletzbarkeit, zeigt in ihrem Verstummen zu sich selber ihre Angst davor. Beim Malen ist sie differenziert im Ausdruck und ihr Spiel wirkt am reifsten und am sichersten. Sie bestimmt dann klar, was die anderen tun sollen.

Naomi, ein kräftiges und hübsches Mädchen, gibt sich altklug, wenn sie nicht die Jüngste sein möchte, oder versucht, als Allerkleinste die Schwestern auszuspielen. Sie signalisiert Angst davor, Opfer der anderen zu werden. Deswegen kann sie nicht abwartend und prüfend sein. Sie tritt die Flucht nach vorn an, zeigt sich distanzlos und grob, kann außer beim Malen auch nicht altersgemäß ein Spiel durchhalten. Sie droht allen – schon beim geringsten Anlass – Prügel an.

Vorgeschichte von Frau A.
37 Jahre alt, ist sie die mittlere von drei Kindern. Sie hat eine ältere Schwester und einen jüngeren Bruder. Sie hat sich zu Hause immer abgelehnt gefühlt, besonders von der emotional spröden Mutter (Kettenraucherin, später Alkoholikerin). Sie war deswegen gerne in der Familie des Freundes, hat 17-jährig wegen der Schwangerschaft mit dem Sohn M. geheiratet. Die Ehe wurde bald nach der Geburt von Vera wegen der Persönlichkeitsstörung des Mannes geschieden. Der Kontakt zur ersten Schwiegermutter ist heute noch besonders gut. Vera ist oft bei ihr.

Die nächste Generation
M. lebt als Kind zunächst auch in der Familie. Er habe sich im massiven Konflikt zwischen seinem leiblichen und seinem Stiefvater befunden. Er weiß nicht, mit wem er sich eher hätte identifizieren können. Beide hatten Erfahrung mit stationärer Psychiatrie. Der leibliche Vater verspricht viel, was er nicht halten kann. Herr A. kann ein einfühlsamer Zuhörer sein, aber auch eng und streng in seinen Ansichten sein.

Die Situation war insgesamt so angespannt, dass sich M. in extrem aggressive Wutanfälle steigerte. Er wurde in einem Heim für schwererziehbare Kinder untergebracht, nachdem er seinen leiblichen Vater tätlich angegriffen hatte. Der leibliche Vater erreichte dann, dass M. bis zu seiner Volljährigkeit von Herrn A. nicht besucht werden durfte. Nur die Mutter alleine – und ohne Vera – durfte ihn sporadisch und völlig willkürlich für 1–2 Stunden besuchen. Dies wurde möglich, nachdem er selber hatte mitbestimmen können. Das Jugendamt hat längere Zeit dem eloquent auftretenden Vater mehr geglaubt als der Mutter. Der Vater behauptete, dass Herr A. M. aus Eifersucht gegen ihn aufgehetzt habe. Dies sei solange geschehen, bis M. es geglaubt und den leiblichen Vater angegriffen habe.

M. besucht die Familie, wenn er Probleme mit seinem Vater und/oder mit seinem Ausbilder hat. Herr A. behandelt ihn fast wie einen eigenen Sohn, zieht ihn manchmal sogar seinen eigenen Töchtern vor. Wenn M. die Familie mit einem Problem aufsucht, kann es passieren, dass Herr A. die Aufsichtspflicht gegenüber den Töchtern vergisst. Herr A. glaubt M. alles, weil er nicht verstehen kann, dass dieser sich ausschließlich als gut und die anderen als schlecht darstellt. Für Herrn A. sind alle Menschen nur gut.

Vera ist für Frau A. das arme Kind, das zu viel mitmachen musste und zu viel Ablehnung ›in ihrem jungen Leben erfahren habe‹. Alle Dinge, die sie bei Vera als unangenehm erlebt, versteht sie ›als angeborene Wesenszüge, die der verrückte Vater ihr mitgegeben hat‹. So sieht sie auch M., nur mit dem Unterschied, dass dieser ›böse‹ und Vera eher ›dumm‹ sei. Herr A. und Vera verstehen sich nicht. Herr A. weist sie inzwischen oft kategorisch als ›Stieftochter, die ja nicht zu mir gehört‹, zurück. Sie soll zu ihrem Vater ziehen, denn da gehöre sie hin.

Ruth und **Naomi** waren von beiden Elternteilen gewollt, aber nicht geplant. Frau A. beschreibt die Entwicklung ›ihrer Kinder aus 2. Ehe als unproblematisch‹. Sie kann aber wenig dazu sagen, da sie arbeitete, während Herr A. die Kinder versorgte. Ruth erlebt sie als das zarte, aber kluge Kind, das sich nur schlecht wehren kann. Deswegen bewundert sie besonders die Durchsetzungskraft von Naomi. Sie findet, dass Naomi ihr psychisch gesündestes Kind sei. Sie habe zwar spät angefangen, zu sprechen, sei aufbrausend und störe die Tischgebete (ca. 5 Min.) und die Gottesdienste, aber sie ›liebe und bewundere Naomi in ihrer Art‹. Manchmal gehe ihr ›Naomis Penetranz auf die Nerven, dann soll Herr A. einschreiten, die Elterngesetze Jehovas befolgen‹. Für Herrn A. ist Naomi ›der Mensch, der weiß, was er will‹. Er will lieber ›Liebe geben als schlagen‹.

12.3.3 Psychodynamik

Herr A.

Er hat sich durch den Eintritt in eine Glaubensgemeinschaft zunächst nur den Weg in die Suchtmittelabhängigkeit radikal abschneiden wollen. Mit Hilfe von Frau A. kann er seine regressiv-infantilen Abhängigkeitstendenzen weiter ausagieren, aber ohne die bedrohlich erlebte Drogenabhängigkeit. Von der von beiden als übergeordnete Kontrollinstanz erlebten Glaubensgemeinschaft erhofft er sich dabei Begrenzung für sich, aber auch von der befürchteten kaptativen Art seiner Frau. Die für ihn bisher unbewusst gebliebene, generelle Abhängigkeit von der Glaubensgemeinschaft wie früher von der Mutter teilt er in ähnlicher Weise auf. Er neutralisiert seine Abhängigkeit, indem er, wie früher die Geschwister, heute Frau und Kinder und die anderen Gemeindemitglieder (die er nicht nur als Brüder und Schwestern bezeichnet, sondern auch erlebt) als zu sich gehörig wähnt. Die Spaltung in gute, nahe inter- bzw. intrapsychische Beziehungen und böse ferne Welt kann so für ihn aufrechterhalten werden.

Es ist klar zu erkennen, dass er nicht Verantwortung für sich selbst übernehmen kann, wohl aber Verantwortung an sich übernehmen will. Er wird Hausmann und übernimmt so seiner Vorstellung nach Verantwortung im Sinne äußerer Versorgung – d. h., indem er etwas nur an der Oberfläche regelt, z. B. kauft er Brot für Kinder, isst es dann aber aus kindlichen Neidgefühlen heraus schnell selber auf. Er zeigt hier eine ähnliche Tendenz wie Frau A.

Deutlich erkennbar ist, dass sich Herr A. im Reifungsstadium von Inkorporationen befindet, also Selbst- und Fremdobjekte noch nicht ausdifferenziert sind. Als Abwehrmechanismen setzt er die wahnbildende Projektion ein; seine eigene Realität wird dadurch grob verändert, und eigene unerwünschte Impulse werden auf diese Weise anderen (Frau, Sekte) zugeschoben und dort auch angenommen.

Diese psychische Verleugnung seines Selbst und besonders seiner Aggressivität, die grobe Verzerrung der Realität und Spaltungsvorgänge sind besonders klar in der Psychose zu erkennen. Herr A. befürchtet und wünscht, ein anderer zu sein.

Frau A.

Sie hat zum zweiten Mal einen manifest psychisch labilen, kranken Mann zum Partner gewählt. In beiden Fällen sieht sie über ihr eigenes Warnsystem und die Warnungen ihrer Umgebung hinweg. Bei der Verbindung mit Herrn A. kommt noch hinzu, dass sie bewusst stark an den Erfahrungen und Folgen aus der ersten Ehe leidet, aber dass sie diese nicht reflektieren und verknüpfen kann.

Dies lässt erkennen, dass Frau A. unbewusst ein psychosoziales Arrangement als Abwehr aussucht, in dem sie sich zunächst über die Helferrolle stabilisieren kann und so sich und vermeintlich auch die anderen von ihren eigenen strukturellen Mängeln ablenkt.

Sie befindet sich im Reifungsstadium von Exkorporationen; deswegen findet sie Lösungen, die nicht mehr so grob und unrealistisch sind wie bei Herrn A. Sie hat dabei große Ängste davor, verschlungen zu werden, und vor Macht. Sie wandelt unbewusst ihre Angst vor dem Opfersein in Täterschaft um und wird zur Verschlingenden.

Ihre Abwehrmechanismen bestehen deswegen aus nicht-wahnhafter Projektion. Die Realität wird auch hier verändert wahrgenommen, aber mehr als Zuschiebungen, die sie annehmen oder vielleicht auch ablehnen könnte. Frau A. neigt zu Somatisierungen (Migräne, Rückenbeschwerden), die sie aber noch nicht als psychogen erkennen kann. Ihre Handlungen sind geprägt von Sehnsüchten nach bedingungsloser Annahme.

Sie signalisiert, dass sie Wünsche als Entscheidungen ansieht und dass sie Fantasien als Realität verkennt. In der Folge leidet sie unter Überlastung und vielen Enttäuschungen, die sie mit Härte und Bitterkeit beantwortet.

Die nächste Generation

Die nächste Generation erlebt die Welt noch als Chaos und ähnlich wie die Eltern. Ihre Angehörigen spalten die Welt in eine gute und in eine böse. Sich selber erleben sie als böse und die Eltern als gut. So kommt bei den Töchtern noch eine weitere Verwirrung als Erschwernis hinzu, weswegen sie in der Basis noch keine Integrationsschritte machen können. Da Spaltungen den jeweils erforderlichen Reifungsschritt verhindern, der zu einer psychisch gesunden Entwicklung führt, fühlen sie sich massiv bedroht und werden auffällig.

In der elterlichen Auseinandersetzung um das Verhalten der Töchter sind sie nur Anlass und haben bisher keine primäre Annahme erfahren können. Sie

werden dabei nur im Vergleich zu den Geschwistern gesehen und grobschematisch beurteilt werden:
- problematisch/1. Ehe
- unproblematisch/2. Ehe.

Sie sollen so in die gespaltenen Vorstellungen ihrer Eltern passen. So sind die Töchter in dieser Situation alleine gelassen und in der Folge können sie insgesamt nicht altersgemäß reifen, Konflikten begegnen und Spannungen aushalten. Sie fühlen sich allen Triebimpulsen ausgeliefert. Sie suchen Grenzen, ähnlich wie die Eltern, durch eine Überlagerung, d.h. über Einengungen und Schlagen, wenn die Kontrolle zu schwach zu sein droht.

Sie haben erfahren, dass absoluter Gehorsam gefordert wird. So müssen sie Impulsen, Triebregungen und Ängsten genauso gehorchen wie einem rigiden Über-Ich. Zwei sehr harte Fronten stehen sich deshalb in den Eltern und damit in ihnen gegenüber. Weder Es noch Über-Ich können über ichhaftes Containing einen angemessenen Platz zugewiesen bekommen. Ihnen ist ein ich-freundliches Klima unbekannt, d.h., dass sie sich noch nicht selbst besetzen können.

Aus Angst vor Bedrohung imitieren sie die Eltern; Naomi z.B. schlägt, um nicht unterzugehen. Dieser Versuch wird besonders von Frau A. unbewusst als Schutzhaltung und nicht als Verteidigungshaltung verstanden, deswegen als »willensstark« und als vermeintliche Ichleistung gefördert. Wenn Naomi »übertreibt«, also bei Frau A. auch Angst und Bedrohtsein auslöst, soll Herr A. »schützen« und Naomi mit Gewalt unter den Schutz der Gebote der Glaubensgemeinschaft stellen. Naomi fühlt sich verwirrt und verraten. Sie empört sich dagegen, schlägt und erhält als Antwort wiederum nur Verwirrung oder Unterdrückung durch Schläge.

Herr A., der die Umkehrung der elterlichen Autorität erlebt und gestützt durch die Glaubensgemeinschaft meint, das Recht zu schlagen habe, ist im Kampf um die Frage verstrickt: ›*Wer ist wer?*‹ Er fühlt sich bedroht von seinem Konflikt zwischen erfahrenem Leid und der Lust, dieses Leid zu wiederholen. Er sucht einen Ausweg, indem er sich »als Vertreter der Gesetze seiner Glaubensgemeinschaft« sieht. Ihm hatten ja die Gesetze der Glaubensgemeinschaft geholfen, aus einem Chaos zu einer einigermaßen funktionierenden Lebensweise zu gelangen. Dies möchte er als brauchbar vermitteln. Er ist enttäuscht in seiner symbiotischen Art, wenn die Kinder ihn nicht vollständig imitieren, d.h. inkorporieren. Er versucht nun nachzuhelfen, wählt dabei nicht den Weg des physischen, sondern des psychischen Eindringens über die Gesetzesforderungen der Zeugen Jehovas. Die Kinder versuchen, sich dagegen zu wehren; und da seine eigene Erfahrung ihn daran hindert, ungehemmt loszuschlagen, versucht er, auszuweichen. Er steht nun im Dilemma zwischen eigenen Erfahrungen und seinem rigorosen Wunsch nach Bravsein. Frau A. provoziert ihn in seinem

Dilemma und Naomi imitiert die Mutter, ohne zu spüren, wie bedroht sie dadurch ist. Naomi möchte mit unbrauchbaren Mitteln klare Antworten und letztlich Geborgenheit erzwingen.

12.3.4 Indikation

Da die Personengrenzen noch indifferent sind, kommt es wegen der erheblichen strukturellen Mängel in den einzelnen Familienmitgliedern zu massiven Verschränkungen. In dem schwachen Versuch, bei einer Person das Chaos festzumachen und zu bekämpfen, wurde der Vater ausgewählt, der mit seiner offenen psychischen Erkrankung am deutlichsten fassbar für die Familie ist. Über diese Aufspaltung in krank und gesund entstanden inter- und intrapsychisch noch mehr Druck und Überlastung, sodass das psychosoziale Abwehrarrangement hoch virulent geworden ist. Dies geschah letztlich für alle Beteiligten, wie die Symptome der einzelnen Familienmitglieder aufzeigen. Eine längerfristige Familien- und Einzelarbeit ist hier angebracht, in der alle eine psychische Reifung erfahren können. Spaltungen müssen aufgezeigt werden, damit sie überwindbar sind für zukünftige Personengrenzen. Nur so können primäre Integrationsschritte möglich werden, um eine Strukturbildung zu fördern. Daraus ergibt sich folgender Behandlungsplan:

12.3.5 Behandlungsplan

Da Herr A. in der Klinik Einzelgespräche erhält, übernehme ich bei Frau A. die Einzeltherapie. Paar- und Familiensitzungen wechseln einander ab.

Während für Ruth die Familienstunden ausreichend erscheinen, sind für Naomi und Vera Einzeltherapien sinnvoll und notwendig. Da Vera – außer den Familiensitzungen – jede weitere Form von Therapie verweigert, kommt nur Naomi zu Einzelstunden.

12.3.6 Prognose

Da das Ehepaar A. für sich selber und die Kinder eine Veränderung wünscht, ist eine gute Bereitschaft zur Mitarbeit vorhanden. Während Frau A. offen skeptisch ist und rasch auffasst, benötigt Herr A. Zeit und Ruhe, um neue Gedanken bei sich ankommen zu lassen. Ruth in ihrer stillen und Naomi in ihrer provozierenden Art sind aufgeweckte Mädchen, die alles genau erfahren möchten, was ich als prognostisch günstig ansehe. Schon die Grenzverhandlungen in der Untersuchungssituation konnten gut aufgenommen werden. Vera braucht mehr Zeit, um sich eine neue Chance geben zu können.

12.4 Familientherapie

12.4.1 Behandlungsplan

Die Familie hat einen Anfahrtsweg zu mir von 1 ½ Stunden. Wir treffen uns am Freitag, damit der Vater aus seiner jeweiligen Tätigkeit hinzukommen kann:
- zuerst von der Klinik und die Familie bringt ihn zurück,
- dann von der Klinik und er kann das Wochenende bei der Familie verbringen;
- dann von seiner Ausbildungsschule, wo er unter der Woche auch wohnt,
- nach dem Abschluss der Schule von seiner Arbeitsstätte.

Die Sitzungen umfassen insgesamt:
- 1 x wöchentlich Einzelstunden Frau A. mit 50 Sitzungen – Beginn der Arbeit
- 1 x 14-tägig Familie mit insgesamt 80 Sitzungen und
- 1 x wöchentlich Kindertherapie für Naomi mit 80 Sitzungen und
- 1 x 14-tägig Eltern- u. Paarstunden mit 38 Sitzungen begleitend
- Einzelstunden für Herrn A. mit 63 über die Zeit verteilten Sitzungen.

Ich arbeite zunächst mit insgesamt 311 Sitzungen über einen Zeitraum von fast sechs Jahren mit der Familie.

12.4.2 Wichtige Sequenzen aus dem Therapieverlauf

Anfangsphase

Erste Sitzungen

Frau A. findet eigentlich nur Vera und M. schwierig. Sie hätten diese Schwierigkeit wohl von ihrem Vater geerbt und vielleicht müsste auch Vera wie M. in ein Heim. Sie erwähnt dies, als sei es nebensächlich. Als wichtig sieht sie nur an, wie sie und die Kinder unter der Erkrankung von Herrn A. zu leiden hätten. Sie spricht vehement, und ihre Schilderungen sind mit vielen bei ihr unbewussten Abwertungen ausgeschmückt. Sie klagt Herrn A. und die Umgebung heftig an. Sie verzieht dabei ihren Mund, sodass sie – eine sehr hübsche Frau – alt, hässlich und sehr verbittert wirkt. Sie spricht von Scheidung und bemerkt offenkundig nicht, was um sie herum gleichzeitig noch los ist:
- N. (3,4 J.) quengelt auf dem Schoß der Mutter: ›Durst, Durst, ich will ein Bonbon …‹
- R. (6,2 J.) sitzt steif und blass dabei. Sie wirkt so, als verletzten sie die Worte der Mutter.
- V. (8,3 J.) hat währenddessen eingenässt und eingekotet.

- Herr A. reagiert auf den Ausbruch seiner Frau entweder mit gespanntem Kopfeinziehen oder findet es ›nicht so schlimm wie die anderen‹, wenn er ›in seiner Psychose‹ ist, und ›nun sei es ja vorbei, das Leben könne normal weitergehen und er wolle ein anderer werden‹.

Als Ruth laut verkündet, was mit Vera los sei, herrscht Frau A. sie an mit: ›Stör mich nicht, ich rede mit Frau Weidemann.‹

Naomi rutscht nach einer Weile vom Schoß der Mutter, klettert zu mir auf den Schoß und meint: ›Du hast eine schöne Kette‹, versucht, mir in den Ausschnitt zu schauen. Als ich ihr sage, dass ich das nicht wolle, droht sie: ›Wenn Du nicht machst, was ich will, dann gibt es Haue.‹ Ich: ›Und ich lass mich nicht hauen.‹

Sie will es noch genauer wissen und sagt: ›Gib die Kette, wenn Du schreist, dann gibt es noch mehr Haue.‹ Frau A. unterbricht ihren Redefluss kurz mit: ›Naomi, nicht mit Schuhen auf den schönen Rock von Frau Weidemann.‹

Probleme von Frau A.

Sie stellt sich unter Therapie ein »Zurechtrücken aller anderen in ihrem Sinn« vor. Ich soll stellvertretend für sie erreichen, was sie nicht schaffen kann. Sie gesteht mir zu, dass ich mich erst einarbeiten solle. Sie liefert zunächst bereitwillig das gesammelte Material. Sie berichtet von ihrem Einsatz in der Familie und von den ›Unzulänglichkeiten‹ ihres Mannes. Sie spricht voller Empörung und mit großer Bitterkeit oder mit weinerlicher Stimme. Sie ist davon völlig ausgefüllt und nimmt wenig anderes wahr. Sie kämpft um einen (innerseelischen) *Platz* bei mir und gegen die anderen. Je mehr sie durch ihre Einzelstunden Vertrauen fasst, dass ich auch für sie einen *Platz* habe, entspannt sie sich und bekämpft die anderen nicht mehr.

Sie übernimmt automatisch und damit unhinterfragt und ohne Auftrag Funktionen bei anderen Menschen. So antwortet sie für ihre Familienmitglieder, reguliert Konflikte, weiß alles besser und stellt ihre Ichfunktionen voll den anderen zur Verfügung. Gleichzeitig möchte sie für ihren immensen Einsatz anerkannt und gelobt werden. Sie fordert dazu auf, indem sie stöhnt, über ihre Überlastung klagt und sich gleichzeitig als Ersatzselbst anbietet.

Reaktionen der Töchter

Alle drei versuchen, sich in der elterlichen Kollusion zu arrangieren. Vera und Ruth wirken traumatisiert und es fehlen ihnen die Worte, wenn es um Selbstdarstellung geht. Die Mutter spricht dann für sie. Werden sie von der Mutter getadelt, dann leugnen und verschieben sie wie der Vater. Wenn es um eine Gelegenheit geht, einen anderen zu korrigieren, dann imitieren sie ohne Gefühl für Übergriffe und psychische Verletzungen die Mutter. Sie werden in dieser Haltung von der Mutter noch durch Lob bestärkt.

In dieser Phase:

- **Naomi** will nur auf meinem Schoß sitzen, schmusen, meine Sachen haben, mich sexuell berühren oder ›wenigstens nackt anschauen‹. Frau A. missversteht diese Situationen, muss sich immer sofort einmischen. So packt sie Naomi heftig und beschimpft Herrn A., dass er ihr alles durchgehen lasse. Naomi schreit und schlägt nach dem Vater, wenn dieser versucht, sie zu begrenzen.

Wenn ich eine Grenze setze, wiederholt sie meine Worte. Sie reagiert verdeckt ängstlich und offen drohend. Sie testet dann die Grenze auf Brauchbarkeit aus.

- **Ruth** spielt scheinbar in ein Spiel versunken vor sich hin und ihr Körper signalisiert, dass sie konzentriert zuhört. Sie fängt an, wenn sie etwas sagen will, sich wie in der Schule zu melden. Sie tut das dann, wenn ihre leisen Versuche, auch etwas zu sagen, von der Mutter übergangen werden. Sie wendet sich dann nur an mich.
- Vera sitzt oft hinter dem Sessel der Mutter, wirkt mutlos und verstört und nässt oder kotet leicht ein.

Antworten der Eltern

- **Herr A.** sitzt scheinbar unbewegt da, hin und wieder zuckt er leicht zusammen, wenn seine Frau ihn besonders heftig abwertet. Manchmal dreht sich die Szene um, Herr A. hält Glaubensmonologe, die Kinder quengeln dann oder streiten sich.
- **Frau A.** verstummt zwar, aber hört nicht wirklich zu oder entscheidet völlig willkürlich Streitereien bei den Kindern. Sie gibt dabei widersinnige Anweisungen, verspricht doppelt oder droht mit schlimmen Strafen.

Situation: Am Ende der letzten Stunde (9. Sitzung) vor Weihnachten bricht Ruth in Tränen aus, als ich die kommenden Ferien anspreche. Sie erklärt, dass sie bei mir bleiben, alleine und ganz still in der Praxis sein wolle, aber auf keinen Fall mehr nach Hause gehe. Da sei es so fürchterlich. Die anderen Familienmitglieder finden Ruths Idee toll. Herr A. erklärt, er bleibe auch da, denn es sei bei mir so entspannt, ›richtig gemütlich mit der so ruhigen Familie‹. Ruth herrscht ihren Vater an: ›Das geht überhaupt nicht. Dich will ich hier nicht haben, ich will Dich überhaupt nicht.‹ Herr A. lächelt und sagt: ›Ja, ja, so ist es.‹ Frau A. ist stark berührt. Sie nimmt Ruth in die Arme und sagt mit Tränen in den Augen: ›Ich habe nicht gewusst, wie schlimm es für Dich ist.‹ Ich habe nun

einen Einblick in die Not der Einzelnen:
die signifikante Hilflosigkeit und Verlassenheit und wie stark der Wunsch nach Angenommensein und Geborgenheit ist.

Folgen: Mein Benennen der jeweiligen erlebten Situation und das Setzen von Grenzen beginnt, sich bemerkbar zu machen:

- Frau A. spürt mein Platzangebot, greift es auf, und es kommt zu einer leichten Beruhigung in ihr und in der Familie in meiner Gegenwart.
- Naomi sucht Grenzen, die sie gleich weitergeben möchte.
- Ruth, die bislang nicht ausdrücken konnte, wie es ihr geht, wagt sich vor und wird besser verstanden.
- Vera drückt weiter ihre Hoffnungslosigkeit aus.
- Herr A. zeigt auf, wie seine theoretischen Vorstellungen vom »Familienoberhaupt« im luftleeren Raum stehen.

Phase 2

Mein dreiwöchiger Urlaub ist für die Familie zu lange geworden. Als ich »endlich zurück« bin, kommt eine gestörte und wie am Anfang keifende Frau A. auf mich zu. Sie halte die nun wieder virulent werdende Psychose ihres Mannes nicht mehr aus, sie sei erschöpft, könne nicht mehr und deswegen müsse der Mann ›schleunigst stationär aufgenommen werden‹, die tagklinische Betreuung sei ›zu lasch‹.

Ich verstehe die Situation so, dass Frau A. auch von mir enttäuscht war wegen meiner Abwesenheit während ihrer Notsituation. Ich spreche dies an und sie bestätigt es. Sie setze sehr viel Hoffnung in mich, aber wenn ich dann nicht da sei, sei sie so verlassen. Die Leute in der Klinik würden ja nicht sie, sondern nur ihren Mann betreuen. Auf meine Antwort, dass sie Hilfe für ihre Erschöpfung wolle, meint sie: ›Dann gehe eben ich in die Klinik.‹

Sie organisiert die Unterbringung ihrer Kinder und fährt mit ihrem Mann *zusammen in die Klinik und sie lassen sich gemeinsam aufnehmen.*

Weichenstellung

Die zwei Aufenthaltstage in einer psychiatrischen Aufnahmestation wurden für Frau A. der Beginn einer Weichenstellung. Sie begreift, dass das Leid ihres Mannes groß ist und dass sie eine etwas andere Leidensform hat. Sie fängt an, sich psychisch mehr als getrennte Person zu erleben.

In einer Stunde meint sie: ›Jetzt habe ich Sie lange genug beobachtet. Egal, was passiert, sie lassen sich nicht aus der Ruhe bringen und behandeln die Dinge der Reihe nach. Wenn Sie in einer Stunde nicht fertig werden, dann nehmen sie die nächste dafür.‹ Und: ›So möchte ich auch sein können.‹ Weiter:

›Ach, könnte ich das nur von Ihnen lernen.‹

Die drei Mädchen fangen an, mir von sich zu erzählen, dass es zu Hause so laut sei, dass sie Angst vor der ewigen Schreierei hätten. Dabei malen sie ihre Befindlichkeit, damit ich sie verstehen kann. Sie sind mit Spaß bei der Sache, auch wenn Naomi ständig Ruth imitieren muss und Ruth darauf sehr verärgert reagiert.

Herr A. ist nun wieder vollstationär aufgenommen, kann aber streckenweise zu den Familiensitzungen kommen. Er beginnt, sich offen damit auseinanderzusetzen, dass seine Familie ihn im manifest kranken Zustand nicht mochte. Er realisiert, dass er umgekehrt auch die Familie nicht mag, wenn er sich in diesem Zustand befindet. Er verlässt daraufhin die Klinik für mehrere Wochen nicht, will nicht besucht werden. Das Paar überlegt die Trennung.

Nach zwei Paargesprächen (Ehepaar A., Bezugsperson von Herrn A. und ich) in der Klinik will er wieder Paar- und Familiensitzungen.

In seinen Einzelstunden bespricht er seinen Konflikt zwischen Klinik und Glaubensgemeinschaft, da er sich aus religiösen Gründen weigert, Medikamente einzunehmen. Ich erweitere den Konfliktstoff, indem ich die Verantwortung gegenüber der Familie hinzunehme. Ich führe ein, dass das Gesetz der Verantwortung als Familienoberhaupt älter und größer als die Medikamentenverweigerung sei. Ich meine, dass ich davon ausgehe, dass dies wohl auch im Sinne Jehovas sei. Dies leuchtet Herrn A. ein. Er entschließt sich zur Medikamenteneinnahme, als er realisieren kann, wie sein Bravsein seine Familie strapaziert.

Nach erfolgter Medikamenteneinstellung ist Herr A. nun bereit, in der Klinik mitzuarbeiten. Dies hat den Erfolg, dass für ihn eine Umschulung vorbereitet werden kann. Dies wird für Herrn A. zur

Weiche in das Erwachsenenleben.

Zunahme von Aufmerksamkeit

Frau A. fällt auf, dass es einen deutlichen Unterschied gibt, ob Herr A. in den Familiensitzungen dabei ist oder nicht. Naomis Unruhe mildert sich sehr, wenn der Vater nicht dabei ist. Frau A. begreift nun mit meiner Hilfe, dass Naomi bei mir anfragt, wie sie sich gegen sexuelle Übergriffe wehren kann. Frau A. will daraufhin nur noch die Scheidung. Sie ›kann nicht mit einem Kinderschänder‹ verheiratet sein. Ihre moralische Empörung fällt in sich zusammen, als ich ihr aufzeige, dass sie in ihrem Erleben wegen der Kinder M. und Vera die zweite Ehe geschlossen habe und sie nun der Kinder wegen aufgeben möchte. Mein Satz, dass ich nicht so recht wüsste, wo sie dabei stehe, trifft sie tief. Sie wird darüber sehr nachdenklich und fängt an, sich mit ihrem eigenen Anteil auseinanderzusetzen, warum ihr Mann so gerne mit Naomi kuschele.

Die Personengrenzen beginnen in die Wahrnehmung zu rücken, und die Frage nach der eigenen Position kann lustvoller gestellt werden.

Phase 3

Einkehrende Ruhe

Naomi entdeckt in der Ungestörtheit ihrer Einzelstunden am sichtbarsten, Grenzen zu suchen und zu finden. Ich höre zu Beginn einer Auseinandersetzung zwar noch, dass ich ›den Popo vollkriege, wenn sie nicht auf meinen Schoß darf‹. Sie liebt aber Rollenspiele, bei denen sie sich auf meinen Platz setzt, behauptet, sie sei Frau W. Ich soll dann irgendetwas tun, und sie ist immer sehr aufgeregt, wenn ich als Naomi nicht geschlagen, beleidigt oder als angeblich böse vor die Tür gesetzt werden will.

Sie droht, schimpft, kommt mit Geboten, lacht herzlich über die ›komische Naomi‹ und setzt sich am Ende des Spiels nahe, aber abgesetzt zu mir. Gefällt ihr meine Lösung, dann will sie bei mir wohnen, immer alles aufräumen und die Familie komme uns dann besuchen. Sie malt ein Haus, in dem sie wohne. Es wird ein Grundriss eines Hauses: eine fest verschlossene Tür, dann ein langer Gang wie in einer Maulwurfhöhle. Alle Zimmer und Familienmitglieder klein, eng aufeinander, und dann kommt ein zweiter langer, gebogener Gang, der in einem großen und leeren Zimmer endet.

›Hier wohne ICH.‹

Dann soll ich böse oder distanzlos sein, und sie sagt mir, wie das geht. Wenn ich laut nachdenke darüber, wie ich etwas will, nachdem sie mir als Frau W. die Grenze gesetzt hat, ist sie oft still und will das Spiel beenden und malen.

Autonomiebestrebungen über Identifizierung
werden als weniger bedrohlich erlebt.

Folgen

Die Mädchen rivalisieren nicht mehr so heftig in den Stunden. Naomi muss nicht mehr so viel prügeln. Sie malt genau wie Ruth, intensiv und ihren jeweiligen Gesprächspart darstellend.

Die Eltern sind dabei immer sehr aufmerksam. Herr A. braucht immer viel Zeit und Nachfragen, kommt zunehmend mit eigenen Gefühlen und Erinnerungen.

Frau A. wäre gerne selber bei mir als Kind. In Identifizierung mit mir spielen die Eltern jetzt öfter mit den Kindern, nehmen ihre Aussagen sehr ernst, berichten zunehmend von gelingenden Auseinandersetzungen. Grenzverletzungen werden wahrgenommen und ein neuer Umgang gesucht.

Die Gebote der Glaubensgemeinschaft nehmen nun einen großen Stellenwert in der Nachbesprechung ein. Frau A. lehnt sich zunehmend gegen die erlebte Enge auf, und Herr A. spricht über seine Glaubenskonflikte.

Das Paar überlegt, wie sie auch einmal als Paar alleine sein können und wie jeder für sich auch Freiraum gewinnen kann. Frau A. weiß nicht mehr grundsätzlich alles besser, und Herr A. wird deutlicher, d.h. auch manchmal angemessen, aggressiv, und er »frisst« – im doppelten Sinn – nicht mehr »alles in sich hinein«. Beide fürchten sich vor der Zeit, wenn Herr A. nach der Umschulung wieder voll zu Hause wohnt.

Situation

Frau A. fühlt sich mit den in ihr wachsenden Kräften ihrem Sohn M. gegenüber immer schuldiger. Sie erträgt nur mit Mühe, dass sie ihn weggeschoben hat, nachdem sie die Folgen ihrer Erziehung nicht hatte ertragen können. Sie berichtet, dass M. wie Vera einkote.

Vera rückt damit mehr in den Vordergrund. Sie erfährt mehr Beachtung über das wachsende Verständnis der Mutter. Frau A. fällt dadurch auf, dass Vera sich sehr kokett Männern anbietet. In wachsender Sorge um sie kontrolliert sie erneut auch ihren Mann.

Sie entdeckt dabei, dass ihr Mann sehr klar seine Position als Vater einnimmt und dass sie selber manche Zurückweisung von Herrn A. als generell ablehnende Haltung gegenüber Vera aufgefasst und nicht erkannt hat, dass Herr A. umgekehrt sexuelle Avancen von Vera zurückweist.

Vera selber möchte mehr bei ihren Großeltern und ihrem leiblichen Vater sein. Sie fühle sich dort zugehöriger, sie habe schließlich keinen Platz in der Familie A. M. dagegen möchte mit in der Familie leben. Nach einigen Überlegungen entscheidet sich die Familie dagegen. M. reagiert mit Trauer, wendet sich erneut seinem Vater zu. Vera will zunächst auch mit Vater und Bruder zusammenleben und entscheidet sich nach einigen Wochenendbesuchen dagegen. Die Freundin im Heim wird von ihm schwanger, und M. will nun eine eigene Familie gründen.

Anfänglich hat Vera von Herrn A. nur von ›dem A.‹ gesprochen. Nun will sie seinen Namen tragen und die Auseinandersetzungen zwischen Herrn A. und Vera werden angemessener. Sie verliert ihre anbietende Art und nässt und kotet nicht mehr ein. Die erste Ehe und die nachfolgenden Belastungen für die Familie A. werden zum Thema.

Je deutlicher den Beteiligten wird, wie verschoben und gespalten die Positionen der einzelnen Familienmitglieder sind, umso klarer treten Veränderungen auf.

Klare Positionen werden gewünscht
und innerhalb der Familie eingenommen.

Reviere erkennen

Herr A. und Frau A. setzen sich getrennt mit ihren Herkunftsfamilien auseinander. Während früher Frau A. anstelle von Herrn A. Empörung über Übergriffe der Großeltern A. äußerte und oft unbewusst heftige Streitereien inszenierte, verschiebt nun Frau A. ihre Auseinandersetzungen nicht mehr auf die Schwiegereltern. Sie erkennt ihre Wut auf die Unfähigkeit ihrer eigenen Eltern und, dass viele ihrer Abwertungen ihrem Bruder galten, den ihre Mutter ihrer Meinung nach bevorzugte.

Situation: Frau A. hat eine Mutter-Kinder-Kur genehmigt bekommen. Nach einem Entspannungstraining kotet Vera im Schwimmbecken. Die anderen Mütter sind voller Empörung gegen Vera. Frau A. stellt sich schützend vor sie und erfährt später den Grund für das Einkoten. Sie hat sich erinnert, dass der Freund des leiblichen Vaters sich ihr sexuell missbräuchlich genähert hatte. Vera hatte sich nicht gewehrt, weil sie niemandem trauen konnte, und war nun deswegen voller Scham und Schuldgefühle.

Frau A. setzt sich besonders in ihren Einzelstunden mit dieser Situation auseinander. Sie erkennt, dass sie ihre eigenen sexuellen Missbrauchserlebnisse in ihrer Jugend bei Vera über extreme Warnungen ungeschehen machen wollte und sie damit sehr irritiert hat.

Auflösungen

Die Annäherung zwischen Mutter und Tochter ist weitreichend. Vera ist daraufhin nicht mehr so versteift und verkrampft. In der Folge muss sie sich nicht in ihren Reaktionen verlangsamen und sie beginnt

Spaß am Lernen

zu gewinnen.

Vera bringt ein Thema zur Sprache, nämlich, dass die Mutter ihr nichts zutraue und dass sie überall ›böse Männer wittere‹. Sie kann – mit meiner Hilfe und damit ohne Geschrei – sagen, dass es sie nerve, wenn die Mutter sie mit ihren Ängsten verfolge. Sie hat danach mit der Mutter aushandeln können, dass sie bestimmte Wege tagsüber alleine gehen kann.

Projektionen lösen sich auf

mit der Folge,

dass Verschiebungen, Verwirrungen, Verurteilungen aufgedeckt werden und Selbstbesetzung beginnen kann.

Wir arbeiten nun schon zwei Jahre zusammen und ich fasse dies mit einer Ausstellung zusammen. Die Mädchen haben während der bisherigen Sitzungen meistens gemalt. Ich hänge einzelne Themen, Phasen und gemeinsame Konflikte so auf, dass die Eltern sie im Überblick erfassen können. Während die Mädchen darauf stolz sind, dass ich sie so ernst nehme, ist die Mutter von der Differenziertheit der einzelnen Darstellungen und der Vater von der Entwicklung berührt.

Phase 4
Durch die Beruhigung in und zwischen den Eltern konnten nun die Kinder ihre Entwicklungswünsche deutlicher zeigen. Während dies anfänglich Herrn A. erschreckte und ihn als etwas Neues und Unbekanntes noch sehr belastete, erfreute sich Frau A. an ihren Kindern. Sie war bereit, auf sie einzugehen, und nahm sie leichter an.

Individualisierung
Während Naomi in den Familienstunden oft beide Schwestern gleichzeitig anzugreifen versuchte, vorlaut und ›oberschlau‹ war, spielt sie in den Einzelstunden ruhig und anfangs Spiele von Dreijährigen. Sie genießt die Fahrt alleine mit der Mutter und die Stunden mit mir.

Wenn wir etwas gemeinsam erarbeitet haben, dann will sie, dass die Mutter dazukommt. Die Mutter muss dann ›still sitzen‹, und Naomi zeigt ihr über das jeweilige Spiel, was ihr gerade wichtig ist. Die Mutter, die inzwischen gerne zuhört, erfasst oft sehr sensibel die Situation.

Als Naomi bei mir Bilderbücher entdeckt, werden sie zunächst als ›doof‹ verbannt. Sie schleicht aber immer wieder um das Fach mit den Büchern. Eines Tages herrscht sie mich an, dass ich gefälligst ein Buch nehmen solle. Ich überlege laut, schlage Bücher auf und suche. Naomi wird ungeduldig, schaut selber und entdeckt »Anna Andersrum« (ab 4 Jahre). Anna, die alles andersherum machen muss und von ihren Eltern verstanden wird. Naomi versteckt in den folgenden fünf Sitzungen ›das blöde Ding‹. Dann endlich kommt: ›Lies.‹

Ausschließlich für Naomi hat offenbar noch nie jemand etwas vorgelesen. Auch auf ihre speziellen Spielwünsche ist bisher nicht wirklich eingegangen worden. Sie hat eher mitgehört mit dem Gefühl, dass es nicht für sie bestimmt sei. Ich suche mit ihr einen Leseplatz und wir lesen. »Anna Andersrum« bleibt zunächst ›ihr Geheimnis‹ mit mir vor den Schwestern. Sie »schützt« ihr Geheimnis vor den Schwestern mit einer Lüge.

Sie entwickelt in der Einzelstunde ein Ritual:
- zuerst spielt sie ein »Gehorsamsspiel«,
- dann muss ich »Anna Andersrum« vorlesen,
- dann spielt sie »Anna Andersrum« mit Variationen nach
- und zum Abschluss malt sie ein Bild.

Es dauert nicht lange, und sie erzählt den Schwestern das Geheimnis, aber nicht, wo das Buch ist. Ruth reagiert eifersüchtig. Sie kontrolliert nun in den Sitzungen Naomis Spiele, wertet sie ab. Vera tut es ihr gleich, und Naomi prügelt wieder. Der Vater fordert Gehorsam und die Mutter entscheidet wieder chaotisch.

In einer Familienstunde zeigt Naomi »ihr« Buch. Die Schwestern reagieren neidisch.

Die häusliche Situation der Mädchen
untereinander kommt in die Sitzungen

und ich kann beginnen, die Beziehungen der Mädchen untereinander zu bearbeiten. Die Eltern berichten nun offener, dass es zu Hause zwischen den Kindern sehr angespannt sei, dass viel Geschrei und Unfrieden herrsche. Ich zeige auf, dass es keine individuellen Bereiche für die einzelnen Familienmitglieder gibt.

Autonomiewünsche können zunehmend erkannt und toleriert werden.

Alle erfahren, dass

Bindungs- und Autonomiewünsche sich nicht
automatisch gegenseitig ausschließen.

Folgen

In den Stunden entdecken die Mädchen das Spielangebot in der Praxis. Versuche zu gemeinsamen Spielen und streng getrennte Spiele wechseln sich ab. Der Vater hat keine Konflikte mehr, für seine Abschlussprüfung zu lernen. Er erzählt nun viel von sich und reagiert mit Gefühlsausdruck auf die Veränderungen. Er spricht von seinem Neid, dass seine Kinder so viel mehr dürften als er. Er spricht von seinen Ängsten, wenn sie so viel ausprobieren, und meldet

eigene familienunabhängige Wünsche

an. Deutlich sind noch seine Kontaktängste zu spüren. Er redet oft noch so, als sollten die anderen nur seine Zuhörer sein.

Die Mutter setzt sich damit auseinander, dass sie bisher eine versorgende, aber keine begleitende Mutter sein kann. Sie arbeitet an ihrer Willkür und deren Folgen. Sie erkennt, dass eine individuelle Entwicklung viel Kraft und für sie Unbekanntes enthält. Sie nimmt nicht mehr ihre Sehnsüchte nach gesunder Entwicklung als Entscheidung hin, sondern fragt viel öfter nach Grenzen und Möglichkeiten. So will sie nicht mehr das Kind von M. in die Familie aufnehmen, sondern dieser kann alleine vorübergehend bei ihnen wohnen, nachdem seine Beziehung zur Mutter seines Kindes gescheitert ist.

Raum entfaltet sich für eine gesunde psychische Entwicklung
und vielschichtige Lernerfahrungen können gemacht werden.

Phase 5

Die Abschlussprüfung von Herrn A. wird zur Krisensituation. Herr A. wird immer stiller und gedrückter. Er hat Angst vor der Prüfung und den daraus resultierenden Folgen. Frau A. steigert sich in großartige Pläne, und Herr A. macht es streckenweise mit:

- Frau A. will ihre Stelle vor der Prüfung schon kündigen und fängt an, ein Grundstück zu suchen, um ein Haus bauen zu können.

- Herr A. sieht sich in seiner allerersten Stelle als Prokurist eines größeren Unternehmens und damit endlich in der »angemessenen Position eines Familienvaters nach den Gesetzen Jehovas«.

Die Kinder sind entweder gedrückt oder ähnlich aufgedreht:
- Vera will aufs Gymnasium und ein eigenes Pferd.
- Ruth will eine Geige und ein großes Zimmer für sich alleine.
- Naomi findet Einzelstunden überflüssig, denn sie sei nun ›ganz groß‹.

Als ich mit Herrn A. daran arbeite, dass aus meiner Sicht erneut eine medikamentöse Einstellung sinnvoll sei, und er erleichtert zustimmt, erkennt Frau A. die reale Situation. Sie zeigt sich tief enttäuscht und weint über die nun als unrealistisch erlebten Träume. Sie spricht von Scheidung, dass sie es ›nun endgültig satt sei‹, wertet Herrn A. wegen seiner Lernschwierigkeiten ab und bedauert sich zutiefst. Herr A. ist erleichtert und traurig darüber, dass

er nicht so wie früher ›einfach in die Psychose switchen‹ kann.

Die unbewusste Angst vor Versagen hat Frau A. übernommen und sie steigert sie in maniformer Weise, sodass sie die Realität verkennt. Hier tritt bei Frau A. die bisher notdürftig kontrollierte und unterdrückte Bereitschaft, psychotisch zu reagieren, zutage. Sie zeigt sich in Realitätsverlust und maniformen Größenideen. Dies wird sichtbar in dem Moment der Entwicklung der Paarbeziehung, in dem Herr A. anfängt, verantwortlich mit seinen Reaktionen und Schüben umzugehen. Herr A. zeigt sich in dieser Krise ambivalent.

Folgen: Herr A. besteht die Prüfung, Frau A. nimmt Abstand von ihrem übertriebenen Ehrgeiz und zeigt sich nun manchmal zufrieden mit ihrem bisherigen Leben.

Phase 6
- Herr A. hat eine Stelle gefunden und ist in der Probezeit.
- Frau A. merkt, wie sie als automatisch versorgende Mutter und Ehefrau Abhängigkeit bei den anderen und Überlastung bei sich aufbaut.
- Naomi übt wieder an den Grenzen.
- Ruth zeigt die Verteidigung ihrer eigenen Position.
- Vera spielt ihre Spiele. Sie liebt die Rolle der überlasteten Mutter, die andere versetzt, oder sie ist die Besitzerin eines großen Rennstalles und niemand darf sie stören.

12.4.3 Arbeitsverhältnisse von Herrn A.

Herr A. besteht die Probezeit nicht. Sein konkretistisches Denken wirkt sich verhängnisvoll aus. Er kommt z. B. mit der Einordnung der Ablage nicht zurecht.

Seine Chefin meint zu ihm: ›Herr A., lösen Sie doch Kreuzworträtsel, dann tun sie sich leichter mit Zuordnungen.‹ Daraufhin Herr A. sehr heftig: ›Niemals!‹ Die Chefin ist gekränkt. Ich erfahre, dass Herr A. verstanden habe, was seine Chefin damit bezwecken wollte, aber dass er in einen Gewissenskonflikt mit den Gesetzen Jehovas gekommen sei. Ich erarbeite mit ihm eine andere Art Reaktion auf solche Vorkommnisse, aber die Firma stellt ihn aus, bevor er korrigieren kann.

Herr A. bekommt eine neue Stelle. Es stellt sich sehr bald heraus, dass er mit den anderen Mitarbeitern am Tempo bei der Erledigung eines Auftrages gemessen wird. Herr A. wird wieder sehr unruhig. Ich erarbeite mit ihm, dass seine Stärke nicht Tempo, sondern Gründlichkeit ist. Er kann es erfolgreich umsetzen und bekommt einen Posten mit Sonderaufgaben.

An sich fühlt sich Herr A. nun in der Arbeit wohl. Doch dann klagt er, dass er sich irgendwie unwohl fühle. Ich erarbeite mit ihm, dass er seine ganze Arbeitszeit über mit gefütterten Schuhen und einem sehr dicken Pullover unter seinem Sakko an seinem Schreibtisch sitzt und schwitzt. Ich bekomme nun eine Kostprobe seines konkretistischen Denkens, als ich frage, ob er es sich nicht bequemer machen könne, um leichter arbeiten zu können.

Herr A. will mit Hauspantoffeln und Freizeitshirt in die Arbeit gehen. Zum Glück passiert deswegen in der Arbeit nichts und ich kann Herrn A. allmählich davon überzeugen, dass es etwas dazwischen gibt. Ich arbeite und lebe in einem Doppelhaus. Erst als ich Herrn A. davon überzeugen kann, dass ich auch nicht mit Freizeit- oder Gartenkleidung von einem Haus ins andere und damit in die Sprechstunde gehen würde, wird er einsichtig.

Herr A. kann in dieser Firma acht Jahre lang arbeiten. Er wird dann mit vielen anderen Mitarbeitern wegen Rationalisierungsmaßnahmen und Firmenumzug ausgestellt. Er bekommt aber nahtlos eine neue Arbeitsstelle. Als auch diese Firma sich nach zwei Jahren verkleinert, bekommt er wieder gleich einen Arbeitsvertrag.

Die zweite Firma ist für Herrn A. sehr anstrengend, da er an dem Tempo der anderen Mitarbeiter gemessen wird. Er kann es in der Firma irgendwie aushalten, zu Hause aber hat er kaum Kraft und Zeit für sich. In der neuen Firma scheint er mehr in seiner Art arbeiten zu können.

12.4.4 Katamnese

Frau A. hat darauf gedrungen, dass die Familie in einem eigenen Haus leben solle, um sich glücklicher und geborgener fühlen zu können. Die Hausfinanzierung erfolgt ohne Eigenkapital, d.h., über dem ersehnten Ort der Geborgenheit hängt viele Jahre ein Damoklesschwert an seinem dünnen Faden. Die Familie konnte bisher in ihrem Familienhaus wohnen bleiben, weil

- Frau A. freiberuflich bis zur totalen Verausgabung (Apoplex) gearbeitet hat.
- Herr A. nicht erneut offen erkrankte.
- Ein Erbe jetzt eine bessere Finanzierung ermöglicht.

Herr A. fühlt sich trotz aller Anstrengungen viel wohler als früher. Selbstgenügsam erfreut er sich daran, dass er arbeiten und in der Freizeit Gitarre spielen kann. Er hat wenige, aber dafür gute Freunde, die alle Immigranten sind. Seine Zugehörigkeit zu seiner Glaubensgemeinschaft ist wesentlich lockerer geworden. Er denkt über eine Einzeltherapie nach, weil alle Belastungen sich an den übrigen Familienmitgliedern zeigten, weswegen:
- Vera bald nach der Familientherapie lieber in einem Mädchenheim leben wollte.
- Ruth mit 18 Jahren aus der Familie in eine Ehe flüchtete.
- Naomi und Frau A. versuchen, so viel wie möglich außer Haus zu sein.
- Frau A. einen leichten Apoplex erlitten hat und über Allergien klagt.

Er wird gemocht, geliebt und verteidigt, aber wegen seiner strengen Glaubensregeln als sehr anstrengend und einseitig erlebt.

Vera zog noch mit um, verließ aber alsbald die Familie. Eine Weile wollte sie keinen Kontakt. Sie schloss im Heim die Hauptschule ab. Sie begann eine Lehre, die sie nicht beenden konnte, da sie wegen einer Computerspielsucht, zusammen mit ihrem Freund, erst unregelmäßig und dann gar nicht mehr zur Arbeit ging.

Sie nahm dann wieder Kontakt zur Familie auf, bemühte sich besonders um Herrn A. Sie hat nun einen neuen Freund, mit dem sie zusammenlebt und der ähnlich wie sie einen zweiten Anlauf für eine Berufsausbildung braucht. Vera macht zurzeit eine zweite Lehre. Diesmal erlebt sie dabei Freude und hat Pläne für die Zukunft.

Ruth (s. eigene Therapie) ist weiterhin ängstlich geblieben. Sie hat die Hauptschule abgeschlossen. Nach einem Jahr als angeblicher kaufmännischer Lehrling stellte sich heraus, dass der Arbeitgeber sie nicht ordnungsgemäß angemeldet hatte. Sie wechselte in die Ausbildung zur Altenpflegehelferin und danach zur examinierten Altenpflegerin. Sie traut sich zurzeit noch nicht zu, die offizielle Stellvertreterin für den Pflegeleiter zu sein. Sie macht zwar tadellos die dazugehörige Arbeit, aber das Angebot verschreckt sie. Sie liebt ihre Arbeit.

Sie ist seit zwei Jahren verheiratet mit einem Mann, der dem Ehepaar A. gegenüber alles besser weiß und z. B. von Naomi nicht gemocht wird, weil er despektierlich mit ihrem Vater umgehe und Ruth unterdrücke. Ruth hingegen fühlt sich wohl mit ihm.

Naomi hat nach dem Realschulabschluss eine Lehre begonnen. Sie wäre lieber auf die FOS gegangen. Sie würde gerne studieren. Sie ist geplagt von Prüfungsangst, wenn die Prüfung in der Gruppe erfolgt. Bei Einzelprüfungen dagegen kann sie zeigen, was sie weiß.

Sie hat Angst davor, nicht den richtigen Partner zu finden.

12.5 RUTH

12.5.1 Vorgefundenes Zustandsbild

Symptomatik

Ruth, zehn Jahre alt, hat seit einigen Monaten Angst vor dem Übertritt in eine weiterführende Schule. Während sie in den vergangenen Schuljahren gute schriftliche und mündliche Leistungen erbracht hatte, verschließt sie sich zunehmend. Sie kann nicht mehr im mündlichen Unterricht antworten und ihre Aufsätze sind fantasielos und eingeengt. Sie klagt über Bauchschmerzen (ohne Befund) und es ist ihr (2 x wöchentlich) schlecht bis zum Erbrechen. Diese Zustände treten besonders stark in ihrem Lieblingsfach Heimatkunde auf. Ihre Freundin schubse sie manchmal, wenn Ruth nicht mehr richtig durchatme. Ihr Lehrer alarmiert die Mutter. Daraufhin bittet Ruth mich um eine Einzeltherapie. Ruth schildert mir:

Sie fühle sich ganz normal, bis in ihr die Vorfreude auf Heimatkunde ansteige. Ein quälender und geteilter Druck im Kopf mache sich breit, der Bauch verkrampfe sich. Sie sagt:

›Links die Neugier und rechts die Oma, die Vorsicht, Vorsicht ruft.‹

Sie zapple dann mit den Beinen, weil das helfe. Aber es wäre oft so spannend oder sie schrieben eine Probe, dann vergesse sie zu zappeln und dann müsse sie sich übergeben.

Ruth mag ihren Lehrer sehr und bewundert seine Klugheit. Sie erlebt ihn im Kontrast zum Vater, der gehemmt durch sein ›Bravsein müssen‹ ihre Neugier als Teufelswerk bezeichnet oder ihr ›den Teufel der Neugierde‹ austreiben möchte. Dies geschieht, wenn er sich – phasenweise über mehrere Stunden – in einem psychosenahen Zustand befindet und dann den absoluten Gehorsam als Gesetz Jehovas fordert. Er überlässt die Betreuung der Kinder weitgehend der Mutter, die, im Gegensatz zu ihm, Lernwillen und Wissbegier gleichförmig und angemessen fördert. Bewusst möchte er auch den Besuch des Gymnasiums für Ruth. Er bemüht sich sehr darum, ›ein guter Vater zu sein‹. Er ist aber schnell überfordert. Er orientiert sich dann an den Gesetzen Jehovas, die oft im Gegensatz zu seinen Gefühlen stehen.

Entwicklung

Ruth ist das dritte Kind von Frau A. und das erste Kind von Herrn A. Die Mutter litt an einer Nierenbeckenentzündung in der Mitte der Schwangerschaft, was sie immer noch bewegt. Sie kann die Besorgnis nicht ablegen, dass sie ihr Baby irgendwie damit krankgemacht habe. Die Geburt sei komplikationslos verlaufen. Sie fand zwar mindestens sechs Wochen vor dem errechneten Termin statt, doch habe das Baby 3200 Gramm gewogen bei 49 cm Größe und sei gesund gewesen.

Ruth ist also physisch gut entwickelt gewesen bei der Geburt.
Die Besorgnis der Mutter muss deswegen aus ihr
unbewussten anderen Quellen kommen.

Weitere Angaben zur Entwicklung von Ruth kann die Mutter nicht machen, da diese überwiegend von der Großmutter väterlicherseits betreut wurde. Sie kann sich nur an ein übervorsichtiges Laufen erinnern.

Bericht der Mutter über die Entwicklung

Der Vater habe ein Kind gewollt. Trotz gegen die Glaubensgemeinschaft und der durch die neue Ehe ausgelöste Mut hätten die Mutter bewogen, auch an ein weiteres Kind zu denken. Sie selber hätte zwar gerne mit der Schwangerschaft noch gewartet, wegen der Schwierigkeiten mit M. Dieser habe an den Spätfolgen seiner Leukämie gelitten, eine Sonderschule besucht. Zu diesem Zeitpunkt wurde wegen seines aggressiven Verhaltens seine spätere Heimunterbringung diskutiert. Die Hoffnung, dass sie bei der noch sehr kleinen Vera, die noch ›ein sehr unruhiges Baby war‹, ›bleiben könnte‹, ließ sie zustimmen. Sie habe sich fest vorgenommen, ›es könnte gehen‹.

Mit dem Anwachsen der familiären Belastung nach der Geburt von Ruth wurde der Vater so auffällig krank, dass er nicht mehr arbeitsfähig war. Zunächst erfüllte er noch die Funktion als Hausmann, sodass die Mutter nach Beendigung des Studiums für den Lebensunterhalt sorgen konnte. Als er ankündigte, dass die wenige Monate alte Ruth von nun an ›regelmäßig durchgeprügelt‹ werden müsse, was er höchst bedauerlich fände, konnte die Mutter den sich kontinuierlich verschlechternden Zustand des Vaters nicht mehr vor sich selber verleugnen. Alle drei Kinder mussten anderweitig versorgt werden. Ruth kam in die Obhut der Mutter des Vaters.

Die Mutter erinnert die ersten Lebensjahre von Ruth als ›Horrorzeit‹. Völlig überarbeitet, habe sie sich sehr im Stich gelassen gefühlt. Ruth sei

›ein merkwürdig braves Kind‹

gewesen. Die Großeltern hätten Ruth essens- und kleidungsmäßig sehr verwöhnt, aber die Mutter habe sich durch die Hilfe für Ruth nicht unterstützt, sondern ›beklaut‹ gefühlt.

Ruth habe sehr oft ›Wachstumsschmerzen‹ gehabt und viel im Bett gelegen. Die

Mutter habe sich immer mit der ›Angst geplagt‹, dass Ruth Knochenkrebs habe oder bekommen könnte. Ruth selber habe sich der Mutter entzogen, wenn diese Zeit gehabt hätte, nie geschmust. Während Ruth heute lieber daheim sei, sei sie als Kleinkind lieber bei der Großmutter gewesen. Sie fühle sich heute dort eingeengt, möge ›die ewige Schmuserei nicht‹, die ungerechte Behandlung der Halbschwester, besonders durch die Großmutter, ›nerve‹. Im Verlauf der Therapie stellt sich heraus, dass die Großmutter die Kinder regelmäßig geschlagen hat.

Derzeitige Situation
Die Mutter will unbedingt mit geringstem Eigenkapital ein Haus bauen. Der inzwischen 21-jährige Halbbruder, weiterhin psychisch sehr krank, wohnt zeitweise in den sehr beengten Wohnverhältnissen bei der Familie. Beides überfordert den Vater. Im Gegensatz zu früher sind die Tendenzen des Vaters, Konflikte psychosenah oder mit starren Glaubensregeln zu verarbeiten, für die Familie aushaltbar. Hieß es früher: ›Der Papa muss weg‹, heißt es heute: ›Dem Papa geht es im Moment nicht gut.‹

Der Vater zeigt zwei Seiten: entweder in sich gekehrt, alle Kräfte für seinen Beruf benötigend, oder emotional zugewandt, aber sehr symbiotisch agierend. Dies stößt besonders Ruth beim Vater ab. Der Vater ist auch derjenige, der frühzeitig Krisen beim Halbbruder erkennt und sich um dessen psychiatrische Versorgung kümmert.

Ruth verhält sich zum Vater distanziert und ohne Abwertungen. Sie hat noch immer

starke Erinnerungsängste,

wenn es dem Vater nicht gut geht. Sie hat miterleben müssen, wie der Vater die Mutter im Eifersuchtswahn tätlich angriff, wie er abgeholt wurde und wie er sich wehrte.

Ruths Entwicklung in der Zeit der Familientherapie
- Sie wirkt wesentlich reifer als andere Kinder ihrer Altersgruppe.
- Sie kann zunehmend ihre eigene Verletzbarkeit ausdrücken. Sie findet klare Worte.
- Ihre Lernunsicherheiten verschwinden in dem Maß, wie sich die Familiensituation entspannt.
- Wenn Ruth in Konfliktsituationen verstummt, zeigt sie später auf, dass sie Angst vor der Ähnlichkeit zum Vater hat.
- Die Klagen der Mutter über die Situation erlebt sie oft als Anklagen gegen sich und in Stellvertretung des Vaters.
- Beim Malen ist Ruth im Ausdruck sehr differenziert.
- Ihr Spiel innerhalb der therapeutischen Situation wirkt am reifsten und am sichersten unter den Geschwistern. Sie bestimmt sehr klar, was die anderen

tun sollen. So sollen wir im Spiel lange Zeit Gift- oder Schlangensuppen essen. Wenn ich – in der Rolle eines Kindes – sie ausspucke, werde ich als ›böses Kind‹ geschlagen, ausgeschlossen usw. Sie ist dann sehr streng und ihre Strafen sind unangemessen hoch. Mein Jammern, Maulen helfen mir lange Zeit nicht.

Das Wiedersehen mit Ruth

Wir freuen uns beide. Ruth schaut sich in dem für sie neuen Therapiezimmer um, sucht nach Vertrautem. Ruth ist ein zartes Mädchen geblieben. Sie wirkt stark in sich gekehrt. Sie zeigt verhärmte und unkindliche Züge, die sich mildern können, wenn sie Kontakt aufnimmt.

Sie wartet eine Weile darauf, was nun nach der Begrüßung passiert. Mit den Füßen wackelnd lächelt sie mich unsicher an und fragt: ›Gibt es noch die Puppenkleider?‹ Ich nicke, und sie kann sich denken, wo sie diese finden kann. Darüber kommen wir in ein Erinnerungsspiel:

Ruth als »Mutter« hetzt sich ab. Sie versorgt die »Kinder«. Das sind die Puppen und ich bin im Spiel ein Kind. Ruth kocht, diesmal ist kein Gift in der Suppe. Ich soll aufs Essen warten, mich langweilen, nörgeln und stören. Ich werde harsch angefahren, werde frech und zeige meinen Zorn und bekomme Schläge. Ich wehre mich weiter, sage, dass ich mitmachen und beachtet werden will. Die Mutter fährt das Kind an, dass es still sein müsse, sonst gebe es kein Essen. Die Mutter meint noch, dass das Kind noch viel zu dumm sei, um mitkochen zu können. Ruth kann am Ende des Spiels befreit lachen, als ich als Kind noch einmal sage, dass ich

›nicht zu klein‹

sei.

In der nächsten Sitzung beginnt sie, zu berichten: Jetzt sei das alles nicht mehr so wie früher, sie verstehe sich besser mit den Schwestern. Sie dürfe jetzt mit Erlaubnis der Mutter auch schon mal selbstständig etwas kochen. Die Mutter sei nicht mehr so nervös. Sie werde von niemandem mehr geschlagen. Wieder vertraut, berichtet sie, wie sie ihren Lehrer möge, der sage:

›Trau dich, Ruth!‹ Und: ›Erzähle interessante Geschichten!‹

Sie blüht sichtlich auf bei ihrer Schilderung, wird lebhaft und zeigt mir ihr Verliebtsein mit Gesten und Worten. Sie fragt mich am Ende der Stunde noch, ob ich ihr genauso zuhören würde wie damals, wenn sie ›dann richtig zu mir komme‹.

Psychodynamik

Ruth, die unbewusst Hoffnung geschöpft hat, dass sie die präödipale Liebe zu ihrem Vater ersatzweise im Lehrer erhalten könne, fühlt sich zunehmend doppelt bedroht. Sie befindet sich in einem somatisierten Dilemma zwischen dem befürchteten Verlust beider väterlicher Liebesobjekte und dem Selbstverlust. Sie hat Angst davor, dass sie, wenn sie der neuen Objektliebe nachgibt und sich entwickelt, endgültig auf die primäre (verschmelzende) Vaterliebe verzichten müsste; dass sie aber, wenn sie umgekehrt den Verschmelzungssehnsüchten nachgebe, selber zerstört würde. Sie kann nicht einfach auf der neuen Objektliebe aufbauen, da auch hier Trennung bevorsteht. Sie ahnt, dass ihre Kräfte noch nicht ausreichen, um den höheren Realitätsanforderungen gerecht zu werden.

Ruth hofft unbewusst auf einen Schutz durch Regression, d.h., in der Grundschule bei ihrem Lehrer sein zu können, wenn sie auf die Progression (weiterführende Schule) verzichtet oder zumindest drosselt (Hauptschule).

Für Ruth sind wegen der familiären Ungeborgenheit bisher ihre Grundbedürfnisse nicht adäquat befriedigt worden. So konnte sie nur unzureichend innere Strukturen im seelischen Haushalt bilden, die ja eine eminente Bedeutung für das Gelingen der seelischen Entwicklung haben. Die unbefriedigten Bedürfnisse nach Spiegelung, Kommunikation, Affektaustausch, Körperkontakt lassen Ruth anwachsend im Zustand erregt-aggressiver Gespanntheit und Labilisierung sein. Ihre primäre Sehnsucht nach Annahme wurde gebremst durch die Angst vor dem Untergang in der Familie. Traumata und kumulative Traumatisierungen konnten zwar – durch die Genesung von Vater und Mutter – in den letzten Jahren deutlich eingeschränkt werden; aber die daraus resultierende Wunde ist in Ruth noch nicht ausgeheilt, wie die Wiederbelebung – Konflikt mit dem Halbbruder – zeigt.

Eine extrem ängstigende Mischung aus Verschmelzung und Gekränktsein und einem massiven Zorn, womit sie sich unbewusst aus der Symbiose befreien möchte, ist die Folge.

Auch wenn z.B. im Test »Familie in Tieren« das Symptom Bauchschmerzen und die Art der Streitereien mit dem Halbbruder deutliche Hinweise auf einen (weiteren) ödipalen Konflikt sind, sehe ich den präödipalen Konflikt derzeit als den eigentlich behandlungsbedürftigen an.

Während sich die Mutter, durch die Familientherapie ausreichend stabilisiert, zunehmend in die Krisen und Probleme ihrer Kinder einfühlen kann und sich immer mehr zur begleitenden Mutter entwickelt, hat der durchaus sehr bemühte Vater Schwierigkeiten wegen seines konkretistischen Denkens. Während die Mutter die geforderte Spaltung in gute Glaubensgemeinschaft und böse Welt als nicht realitätsgerecht ablehnt, gerät der Vater dadurch immer noch in für ihn unlösbare Konflikte. Dies liefert letztlich auch einen großen negativen Beitrag zu der Virulenz in Ruth. Die Glaubenseinstellung des Vaters wird sich voraussichtlich nicht wirklich auflösen können. Es kann aber u.a. ein immer wieder gegebener, realitätsgerechter Blick von außen allmählich die innere Pathologie (Spaltung) verändern, wie die Erfahrung zeigt, sodass Ruth ihre eigenen inneren

Entscheidungen treffen kann – ohne Abwertungen und Kontaktabbrüche im intrapsychischen Bereich.

Diagnose
ICD10 – F.93.8 emotionale Störung im Kindesalter, ausgedrückt durch eine Identitätsstörung und verbunden mit einer nicht näher bezeichneten Entwicklungsstörung schulischer Fertigkeiten ICD 10 – F81.8

Behandlungsplan und -verlauf
Die Arbeit erstreckt sich über zweieinhalb Jahre mit 70 Sitzungen für Ruth und 28 Elternstunden. Wegen der weiten Entfernung sehe ich Ruth 1 x wöchentlich und die Eltern mit und ohne Ruth 14-tägig. Nachdem die Familie noch weiter weggezogen ist, beenden wir die Therapie vorzeitig.

Ich hatte mehr Elternstunden, als üblicherweise vorgesehen, beantragt, da ich sah, dass vermehrte Eltern-/Vaterstunden entscheidend für die psychische Stabilisierung und Entwicklung notwendig sein würden. Der Vater, der kein Symboldenken hat, nur im konkreten Erleben auf die jeweilige Situation bezogen und sehr langsam erfasst, benötigt mehr Zeit.

Ich ging davon aus, dass ihn die Mutter – wie am Ende der Familientherapie – nicht mehr durch ihre Schnelligkeit irritiert. Es war zu befürchten, dass der Vater ansonsten zukünftigen Entwicklungsschritten von Ruth nicht angemessen begegnen kann. So wäre sie auch weiterhin mehr auf die Mutter angewiesen, was nicht zu einer wirklich gesunden Persönlichkeitsentwicklung führen kann. Da die Mutter sich unbewusst noch immer als besser als der Vater erlebte, entschloss ich mich zu dieser Vorgehensweise.

Ich wollte Ruth mitgeben, dass – nicht erotisch überlagerte – vielfältige Erfahrungen mit dem Vater und anderen gegengeschlechtlichen Personen notwendig sind, um eigene Antworten zu finden. Die Tatsache, dass ich als Therapeutin mit ihr erregende und ängstigende Beziehungserlebnisse mit Männern durcharbeiten kann, kann sich positiv auswirken.

12.5.2 Wichtige Sequenzen aus dem Therapieverlauf

Ruth möchte von mir genau wissen, wie sie sich helfen kann, wenn der Halbbruder ›gemein ist‹. Dies sei er besonders zu ihr und nur, wenn die Eltern nicht da seien. Er bringe sie zur Raserei, bis sie in blinder Wut erfolglos zuschlage, was ihn besonders freue. Ruth berichtet zunächst wie eine Furie. So kenne ich sie noch nicht: Hass, Wut, Ekel brechen aus ihr heraus. Als alles herausgebrochen ist, fängt sie bitterlich an zu weinen. Ich spüre einen Impuls, zu wärmen und zu schaukeln. Ruth wirkt dem Sadismus des Halbbruders gegenüber so ausgeliefert wie früher dem psychotischen Vater. Die Mutter fordere nur dazu auf, dass sie sich wehren solle, oder sie weise an: ›Schmeißt ihn aus dem Haus!‹.

Ich erinnere mich an eine Szene aus der Familientherapie, als Ruth Weihnachten nicht nach Hause wollte.

Der Ambivalenzkonflikt taucht erneut auf:
Muss sie das kennengelernte altruistische Bewältigungsmuster übernehmen, d. h., sich selbstlos, pflichtorientiert auf ein Gegenüber depressiv einlassen,
oder
ist sie eine Verräterin, wenn sie eigene Möglichkeiten sucht?

Die Geige

Ruth fragt mit eindringlicher Stimme: ›Weißt du, wie ein Ohr innen drin aussieht? Also …‹ Am Ende ihres sehr präzisen Sachkundeunterrichts schaut sie mich intensiv an, zögert und meint verträumt: ›Weißt du, wie schön eine Geige klingt?!‹

Ruth hat offenbar die Musikalität des Vaters geerbt. Sie wünscht sich sehnlichst, regelmäßigen Geigenunterricht zu bekommen. Sie weiß aber auch um die Geldsorgen der Mutter. Sie will aber auf jeden Fall verhindern, dass der Vater ihr körperlich zu nahekommen könnte, wenn er z. B. ihre Haltung korrigieren müsste. Wir überlegen mehrere Sitzungen hin und her.

Es kristallisiert sich heraus, dass Ruth das Thema »selber musizieren« ungestört entwickeln können will. Eine Musikschule kann nicht in Betracht gezogen werden, da die Familie demnächst noch abgelegener wohnen wird. Da ergibt sich, dass eine Studentin, deren Eltern auch der Glaubensgemeinschaft angehören, ihr Unterricht geben kann.

Ruth gerät in einen Konflikt: Einerseits will sie möglichst wenig mit der Glaubensgemeinschaft zu tun haben wegen der despotischen Forderungen des Vaters, und andererseits schätzt sie den Zusammenhalt sehr. Nach einer Probestunde mit der jungen Frau ist in ihr die Entscheidung ›zugunsten der Geige‹ gefallen.

Sie redet sich frei, ihre Traurigkeit verschwindet aus den Gesichtszügen. Es wirkt so, als fühle sie sich reich an Möglichkeiten durch ihre Entdeckung, dass sie ein Instrument erlernen und darüber einen emotionalen Ausdruck finden kann. Ihre Haut wirkt nun rosig.

Sehnsucht nach individueller Entfaltung wird sichtbar.

Darüber hat sie fast ihre Ausdrucksverweigerung vergessen. Sie schafft den Übertritt in eine weiterführende Schule.

In eine der nächsten Sitzungen bringt sie die Geige mit, die sie vielleicht geliehen bekommt. Zuerst ist sie nervös, will leisten, patzt. Ich sage ihr, dass ich ihre Nervosität höre, und Ruth beginnt, sich zu entspannen.

Ihr Ton ist verhalten und gleichzeitig faszinierend klar für eine Anfängerin.

Sie lässt mich ihr ›Geheimnis‹ hören. Sie spricht mit, und ich höre es aus der Geige. Es rührt mich an, und Ruth meint: ›Die Oma sagt, ich soll das Gekratze sein lassen‹ und: ›Es ist zu teuer, und ich bin auch nicht begabt. Ich verspiele mich nämlich zu oft.‹ Sie packt unwirsch die Geige wieder ein. Später fragt sie mich, ob ich erlaube, dass sie die Geige noch einmal mitbringen könne.

Trennungsangst

Durch den bevorstehenden Übertritt an die neue Schule wird ihre Trennungsangst vom geliebten Lehrer wieder virulent. Sie ist entsetzt, als ich ihr klarmache, dass sie, egal wozu sie sich entscheiden wird, ihn keinesfalls als Lehrer behalten kann. Ruth trauert.

Die Mutter versucht nun, Ruth zu überzeugen, dass sie das Gymnasium wählen soll. Dies irritiert Ruth sehr. Als ich Ruth erkläre, dass sie zwischen zwei Unbekannten entscheiden soll und dass ich den Eindruck habe, dass sie entscheiden wolle, als hätte sie schon Erfahrung, kommt Entspannung auf. Wir fertigen eine Pro- und Kontra-Liste an mit dem Ergebnis, dass Ruth sich für die Hauptschule entschließt. Diese Liste besprechen wir alle gemeinsam und die Eltern stimmen dem Wunsch von Ruth zu.

Besonders bei der Mutter bedurfte es guter Argumente meinerseits, dass eine nicht so schwer zu erreichende Schule, in die auch Ruths Freunde gehen, für Ruth gangbarer erscheint bei den noch weit- und tiefreichenden Ängsten und noch bevorstehenden seelischen Entwicklungsschritten.

Ruth reagiert zunächst empört und gekränkt, als eine Klassenkameradin verbreitet, sie sei ›zu dumm für den Übertritt‹ (ans Gymnasium) gewesen. Als ich sie frage, ob das in irgendeiner Weise ihre Entscheidung beeinträchtigen könnte, wenn jemand sie falsch einschätze, verneint sie nach einigem Nachdenken. Sie ist manchmal auch noch sehr traurig darüber, dass ihr alter Lehrer ihren Schritt nicht wirklich verstehen könne. Sie wechselt die Schule, als die Familie umzieht, und hat damit zu kämpfen, dass die alte Schule ihr mehr entsprach. Wir beenden vorzeitig die Therapie, da sie jetzt zu weit entfernt wohnt. Leider will Ruth zu diesem Zeitpunkt keinen Therapeutenwechsel.

12.5.3 Katamnese

Ich erfahre:

- Sie hat das Erlernen des Geigenspiels ohne Kommentar aufgegeben.
- Sie schließt die Schule ohne Freude ab.
- Sie will anschließend eine Ausbildung machen, bei der sie helfend mit Menschen zu tun haben kann. Nach einem Lehrbeginn in einer physiotherapeutischen Praxis entscheidet sie sich für die Ausbildung zur Altenpflegerin, die sie demnächst beenden wird.

- Ruth ist seit zwei Jahren verheiratet. Sie hat sich keine andere Möglichkeit zugetraut, ihre Abgrenzung zu dem schwer belasteten Elternhaus leben zu können.
- Ruth malt.

12.5.4 Falldiskussion

Im vorliegenden Fall habe ich einen kurzen Abriss über eine Zeitspanne von 15 Jahren gegeben. Ich zeichne damit nach, wie ein begabter und sensibler Mensch auf das tragische Gestörtsein sämtlicher Grundbedürfnisse und Affekte reagieren kann, wenn bei aller Schwere auch liebevolles Bemühen zum Tragen kommen kann.

Ich möchte zum Abschluss noch einmal betonen, dass die schwer traumatisierte Patientin durchaus auch liebevolle und haltgebende Erfahrungen machen konnte. Sie stünde ansonsten nicht da, wo sie sich jetzt befindet. Doch insgesamt ist zu sagen, dass Quantität und Qualität von befriedigenden Beziehungen zu wenig vorhanden sind, um ein psychisch gesundes Erwachsenenleben führen zu können. Es zeichnet sich aber ab, dass die Patientin einen Bereich gefunden hat, der sie zumindest in ihrem Arbeitsleben lebendig sein lassen kann. Bei der Katamnese wird mir vom Vater berichtet, dass die Patientin sehr darauf bedacht sei, sich ein gemütliches und sicheres Zuhause zu schaffen. Ich möchte im Folgenden näher das Grundbedürfnis der Beziehung und Kommunikation beleuchten. Es ist das basale Bedürfnis nach Kontaktaustausch und Wechselseitigkeit.

Erfahrene Entbehrung

Die primäre Annahme der Patientin durch die Eltern kann nicht wirklich erfolgen, da diese zu sehr in sich selber verstrickt sind. Das Leben ist für die Patientin durchaus gewollt, doch mutet alles sehr zweckgebunden an. Der Vater will über seine »echte« Vaterschaft seine Männlichkeit beweisen, die Mutter eher ihrem Trotz Nachdruck verleihen. Beide sind sie durch eigene Überlastungen nicht in der Lage, psychisch haltend fungieren zu können. Gleichzeitig versuchen beide mit all ihren Möglichkeiten, ihrer Tochter ein Nest zu geben; doch leider genügen Sehnsucht und der Wunsch nach Geborgenheit nicht, einem Kind Halt und Schutz zu gewährleisten, wenn die fehlende psychische Kraft und widrige Umstände die Ausführung unmöglich machen.

Wie sehr sich beide bemühen, kann man z. B. daran erkennen, dass

- der Vater über die Gesetze seiner Glaubensgemeinschaft meint, genügend Halt geben zu können. Er verwechselt dabei leider Starre mit Struktur, was sich fatal auf die Entwicklung der Patientin auswirkt;
- die Mutter ihre Kräfte ständig überstrapaziert und bis zur Erschöpfung arbeitet, um wenigstens äußerlich ihren Kindern ein Nest zu geben. Sie sollen

individuelle Entfaltungsmöglichkeiten erhalten, sich geborgener fühlen und sich zu psychisch gesünderen Menschen entwickeln können, als die Eltern es ihnen vorleben. Sie verwechselt streckenweise äußeren Wohlstand mit emotionaler Wärme. Durch die Mutter bekommt die Patientin im Verlauf zwar zunehmend mehr Beachtung und Anerkennung, doch kann die Mutter nicht mehr emotionale Wärme abgeben, als sie sich selbst gegenüber empfindet, auch wenn sie es gerne möchte.

Durch die chronische Erkrankung des Vaters, die zwar durch Therapien erträglicher für alle Betroffenen wird, ziehen sich durch Kindheit und Jugend der Patientin schwere Beeinträchtigungen der eigenen Lebensqualität. Schicksalsgefühle wie Enttäuschung, Befürchtung, Sorge, Resignation und Verzweiflung bestimmen das psychische Leben der Patientin nachhaltig.

Zunächst erscheint die Möglichkeit, durch Anwachsen der kognitiven Fähigkeiten einen Ausgleich in den ungleichgewichtigen seelischen Haushalt der Patientin zu bringen. Auch die Eltern und der Lehrer vermitteln, dass die Entwicklung von kognitiven Fähigkeiten die Aussicht erhöht, aus der Bedrückung herauszuwachsen. Die Patientin kann diesen Weg verfolgen, bis sie in einen Ambivalenzkonflikt gerät:

Sie befürchtet, die immer noch ersehnte Liebe vom Vater zu verlieren, wenn sie genau das macht, was er sich scheinbar wünscht – die kluge Tochter zu sein, der das Schicksal der Eltern nichts anhaben kann.

Unmöglicher Spagat

Diesen »Spagat« kann die Patientin nicht schaffen. Sie kann intuitiv ihre eigenen Kräfte als zu wenig ausreichend einschätzen. Sie wendet sich einer Lern- und Lebensform zu, die sie bewältigen kann. Die Lernstörung spielt nun keine Rolle mehr im Verlauf ihres bisherigen Lebens. Hier ist zu verstehen, welche Folgen es zeitigt, wenn in wichtigen Jahren Erschrecken, Angst, Misstrauen, Wut, Verachtung, Ekel, Trauer, Scham, Schuld, Minderwertigkeitserleben überwiegen gegenüber Selbstachtung, Vertrauen, Interesse, Überraschung und Freude. Die sehr überforderte Mutter wollte gerne ihrer Tochter die Schwere abnehmen. Doch dazu fehlten auch ihr Kraft und oft auch Zeit.

Dies alles ist für die Patientin hochambivalent besetzt, da sie die ständigen Bemühungen ihrer Eltern miterlebt, ein psychisch und sozial erträglicheres Milieu zu schaffen. Die Großeltern wollen selbstverständlich auch ausgleichen. Sie verwechseln aber äußere Verwöhnung mit wirklicher Unterstützung. Hinzu kommt eine Verwendung. Die Patientin soll in Symbiose mit der Großmutter nur ähnliche Gefühle und Bedürfnisse leben dürfen. So überwiegen auch hier wieder Angst, Wut und Ekel. Die Befriedigung des Grundbedürfnisses der Beziehung und Kommunikation soll sich über spielerische Lebendigkeit vermitteln.

Dafür, dass Ruth in so vielen Bereichen nach wie vor starke Abstriche erleben muss, ist es umso erstaunlicher, wie sie ihr Leben gestalten kann. Dies zeugt von einer guten Anlage ihrer Intelligenz im kognitiven, sozialen und emotionalen Bereich.

Wie dargestellt, konnte die Patientin mehrere wichtige Anstöße für ihre Weiterreifung erhalten. Im emotionalen Bereich erfährt sie zunächst durch die Familientherapie Orientierung und Bestätigung. So gestärkt, kann sie sich zu einem Lehrer hinwenden, der sie individuell betrachtet und fördert. So ermutigt, zeigt sie Mut zur kognitiven Weiterentwicklung, bis sie ihr somatisiertes Dilemma zwischen dem befürchteten Verlust beider väterlicher Liebesobjekte (Vater, Lehrer) und dem Selbstverlust nicht mehr bewältigen kann.

Vertraut mit den Wirkmechanismen einer Therapie, beginnt sie nun eine Einzeltherapie, die leider wegen des Wegzugs der Familie vorzeitig beendet werden muss. Sehr erschwerend für die Patientin kommt hinzu, dass sie nicht mehr auf eine, sie ganzheitlich annehmende Lehrkraft trifft. Die Lebensgrundstimmung in der Patientin entspricht nun der ihres Vaters, beruflich ein Mensch mit geringeren Chancen zu sein.

Teil III: Diskussion

1 Der Zusammenhang zwischen intra- und interpsychischem Geschehen

Anhand der Fallvignetten in Teil II habe ich zu zeigen versucht, wie depressive Verstimmungen zur Depression anwachsen können. Dies geschieht, wenn sich für die Betroffenen kein Ausweg aus der krankmachenden Situation erkennen lässt, wenn keine Veränderung von außen erfolgt, der Frust anhält und Ohnmachtsgefühle hinzukommen.

Diesem intrapsychischen Geschehen habe ich die interpsychische Wirkweise des Dreigenerationenkonflikts gegenübergestellt und damit die Funktion dieser Störungen aufgezeigt. Im Folgenden möchte ich den Zusammenhang zwischen intra- und interpsychischem Geschehen diskutieren, der durch die Wechselwirkung zwischen individuellen Störungen und krankheitsähnlichen Strukturstörungen in gesellschaftlichen Systemen entsteht. Davon ausgehend, dass alle gesellschaftlichen Systeme ähnlich wie Familiensysteme aufgebaut sind und funktionieren, ist zu folgern, dass sie auch ähnlich positiv wie negativ auf Betroffene einwirken. Zusammenfassend erläutere ich einige typische Reaktionsweisen und stelle sie tabellarisch dar.

2 Reaktionen auf intra- und interpsychischen Rückzug

Sich psychisch verlassen zu fühlen, führt – wie aufgezeigt – zum innerseelischen Rückzug. Je verlassener sich Betroffene fühlen, desto häufiger und länger ziehen sie sich zurück. Wie in Tabelle 7 sichtbar wird, hat dies auch signifikant gehäufte Fehlzeiten am Ausbildungs- und am Arbeitsplatz zur Folge.

2.1 Fehlzeiten der Studienfälle

Tabelle 7: Fehlzeiten und Diagnose der Studienfälle

NAME	DIAGNOSE ICD10	FEHLZEITEN sichtbar
STEFANIE	F.60.7 abhängige Persönlichkeitsstörung mit manifester neurotischer Depression F32.8, F 44 dissoziative Störung, F81,9 nicht näher bezeichnete Entwicklungsstörung schulischer Fertigkeiten	1. Drittel der Therapie: normal; innerlich oft abwesend 2. Drittel der Therapie: OP 3. Drittel der Therapie: keine
CORINNA	F 43.23 Anpassungsstörungen mit vorwiegender Beeinträchtigung von anderen Gefühlen, F 45,31 somatoforme autonome Funktionsstörung des oberen Gastrointestinaltrakts, F81,9 nicht näher bezeichnete Entwicklungsstörung schulischer Fertigkeiten	1. Drittel der Therapie: extrem 2. Drittel der Therapie: häufig 3. Drittel der Therapie: abnehmend Ende der Therapie: normal
TERESA	F43.22 Reaktionen auf schwere Belastungen und Anpassungsstörungen mit Angst und depressiver Reaktion, F81,9 nicht näher bezeichnete Entwicklungsstörung schulischer Fertigkeiten	1. Drittel der Therapie: häufig 2. Drittel der Therapie: abnehmend 3. Drittel der Therapie: ansteigend Ende der Therapie: normal
JULIAN	F 98.1 Enkopresis, F93.8 sonstige emotionale Störungen des Kindesalters mit Identitätsstörung u. Störung mit Überängstlichkeit, F81,9 nicht näher bezeichnete Entwicklungsstörung schulischer Fertigkeiten	Gering, innerlich absent
FRAU B.	F 43.23 Anpassungsstörungen mit vorwiegender Beeinträchtigung von anderen Gefühlen	Gering; Lebensschwerpunkt im Arbeitsleben
HERR B.	F.34.1 depressive Persönlichkeitsstörung, F43.22 Reaktionen auf schwere Belastungen und Anpassungsstörungen mit Angst und depressiven Reaktionen	1. Drittel der Therapie: extrem 2. Drittel der Therapie: häufig 3. Drittel der Therapie: abnehmend Ende der Therapie: normal

((Fortsetzung))

NAME	DIAGNOSE ICD10	FEHLZEITEN sichtbar
WOLFGANG E.	F.32.8 larvierte Depression, G44.2 Spannungskopfschmerz, F81,9 nicht näher bezeichnete Entwicklungsstörung schulischer Fertigkeiten	1. Drittel der Therapie: extrem 2. Drittel der Therapie: häufig 3. Drittel der Therapie: abnehmend Ende der Therapie: normal
MICHAELA S.	F 60.31 Borderline-Typus mit F50.01 anorexia nervosa, F51.0 nichtorganische Insomnie	Keine; arbeitet azyklisch zu ihren Mitarbeitern
AYSE	F34.1 neurotisch depressive Persön-lichkeitsstörung, F51 nichtorganische Insomnie, F81,9 nicht näher bezeichnete Entwicklungsstörung schulischer Fertigkeiten	Normal; innerlich abgelenkt
VASILIS T.	F 20.0 paranoide Schizophrenie, F81,9 nicht näher bezeichnete Entwicklungsstörung schulischer Fertigkeiten	2. Drittel der Therapie: arbeitsunfähig 3. Drittel Therapie: arbeitsfähig Ende der Therapie: normal
CHRISTIAN A.	F 20.0 paranoide Schizophrenie, F81,9 nicht näher bezeichnete Entwicklungsstörung schulischer Fertigkeiten	1. Drittel der Therapie: arbeitsunfähig 2. Drittel der Therapie: teilweise arbeitsfähig Ende der Therapie: normal
FRAU A. NAOMI VERA	G44.2 Spannungskopfschmerz F 93.8 tiefgreifende Identitätsstörung F 93.8 tiefgreifende Identitätsstörung, F 98.1 Enkopresis, F98.0 Enuresis, F81,9 nicht näher bezeichnete Entwicklungsstörung schulischer Fertigkeiten	Gering; Lebensschwerpunkt im Arbeitsleben kaum gering; häufig innerlich absent
RUTH A.	F93.8 emotionale Störung im Kindesalter ausgedrückt durch Identitätsstörung, F81,9 nicht näher bezeichnete Entwicklungsstörung schulischer Fertigkeiten.	Kaum; innerlich absent

Absentismus lässt sich leicht nachweisen, nicht aber Präsentismus[110]. Hier müssen schon bedeutsame Fehlleistungen vorliegen, damit eine Problematik vom Gegenüber erfasst werden kann. Noch schwerer ist allerdings, die innere Abwesenheit einer Person wirklich zu erfassen, wenn sie gewohnheitsmäßig und jeweils nur kurzfristig in einer Person stattfindet. Jeder Ausbilder ist vertraut mit Mitmenschen, die

- äußerlich und innerlich anwesend = im guten Kontakt mit sich und der Situation sind,
- äußerlich anwesend und bewusst Verachtung und Nicht-dazu-gehören-Wollen signalisieren,
- äußerlich anwesend und unbewusst Verachtung und Nicht-dazu-gehören-Wollen signalisieren,
- äußerlich anwesend und innerlich ausschließlich von ungelösten Konflikten gefangen sind,
- vorgeben, sie seien im Kontakt, aber metakommunikativ ein Gestörtsein signalisieren:
  - als andauernde Kontaktstörung,
  - als kurzfristige Kontaktstörung,
- meist äußerlich und innerlich anwesend sind und dann signalisieren, dass etwas passiert sei, was sie augenblicklich ausschließlich beanspruche,
- bei bestimmten Themen ausweichen,
- bei bestimmten Themen aus ihrer inneren Versenkung auftauchen,
- ständiges Über- oder Unterfordertsein signalisieren.

Es handelt sich um eine Palette, die auch typisch für beziehungsgestörte Pubertierende, Adoleszente und junge Erwachsene ist. Hier erhebt sich gleichzeitig die Frage, inwieweit ein Ausbilder über ein mögliches differenziertes Registrieren des jeweiligen affektiven Zustands im Gegenüber hinausgehen kann. Kann er sich in seinem Kontext für »gestörte Schutzbefohlene« interessieren? Und wenn ja: Hat er Möglichkeiten, mit den Betroffenen ausreichend in Kontakt zu kommen?

Ich habe in den einzelnen Studien aufgezeigt, wie wertvoll ein zugewandter Ausbilder für die Betroffenen sein konnte. Ich habe die Folgen gezeigt, wenn eine generalisierte ablehnende Haltung des Ausbilders offen auf Betroffene trifft und wenn sie verdeckt wirkt, also der Ausbilder sich als Lehrender von Lernstoff definiert und nicht als Begleiter. Ein Begleiter, der zwar im Schwerpunkt Lehrstoff vermittelt, aber sich gleichzeitig auch als Wegbereiter für junge Menschen versteht, wäre ideal.

Oft höre ich von seelisch weniger stark bedrückten Patienten, dass in die

110 Definiert als Verhalten, trotz Erkrankung zur Arbeit zu gehen.

Schule zu gehen ›verlorene Zeit‹ sei. Durch Nachfragen erfahre ich, dass es sich im Schwerpunkt um Enttäuschungen in Bezug auf den zwischenmenschlichen Kontakt handelt. Bei außerschulischen Ausbildungen wird eher über äußere Präsenz – aus Angst, den Ausbildungs- oder Arbeitsplatz zu verlieren – und innere Absenz geklagt. ›Den Tag frei zu nehmen‹, wenn weniger wichtige Fächer auf dem Stundenplan stehen oder wenn die Berufsschule besucht werden soll, ist Usus. Anders gelagert sind die Fälle, bei denen die Aussicht besteht, Freunde zu treffen, oder wenn Prüfungen anstehen. Ein lapidares ›Das machen alle so‹ ist die häufigste Antwort darauf. Meist kann sich diese psychisch ungesunde Haltung ändern, wenn hinterfragt wird:

›*Was mache ich da mit mir, wenn ich automatisch so ausweichen muss?*‹
Und: ›*Wofür steht das bei mir?*‹

Davon ausgehend, dass nach der Familie die Lerngruppen (beginnend mit dem Kindergarten) eine herausragende Bedeutung für die psychosoziale Entwicklung haben, wird es umso bedenklicher, wenn rein ökonomisches Denken allgemein anerkannt die Oberhand haben soll. Der Entwicklung, dass die ökonomisch betriebswirtschaftlichen Vorstellungen des Arbeitsmarktes sich zerstörerisch in unser Ausbildungswesen ausbreiten können, indem der Fokus ausschließlich auf den Lehrinhalten liegen soll, ist Einhalt zu gebieten. Denn dabei wird die menschliche Empfindsamkeit besonders missachtet. Normale menschliche Reifungskrisen – hier im Schwerpunkt der Pubertät und Adoleszenz – dürfen nicht stiefmütterlich behandelt werden, wenn der Satz im Anrisstext des Bundesministeriums für Bildung und Forschung:

> »Gleichzeitig gibt es aber noch eine große Zahl von Bewerbern und Bewerberinnen, denen der Übergang von der Schule in die Ausbildung nicht sofort gelingt. Auch diese jungen Menschen werden gebraucht, um künftig den Fachkräftenachwuchs in Deutschland sicher zu stellen«,

ernst gemeint ist und ernsthaft angegangen werden soll.

Neue Antworten müssen gefunden werden; denn wir müssen nicht mehr wie nach dem Zusammenbruch 1945 – arbeitsmäßig betrachtet – ökonomische Höchstleistungen erbringen, um die nackte Existenz zu sichern. Gleichzeitig kann die verbreitete Antwort der ›*Keine Ahnung*‹-Generation auf diesen erstarrten Ehrgeiz nicht greifen, die da lautet: ›*Dann mache ich gar nichts.*‹

Hier sehe ich Aufgabengebiete für die interdisziplinäre Zusammenarbeit von Wissenschaftsbereichen. Wirtschaftspädagogik bietet sich dabei als doppelqualifizierter Fachbereich für die Aufgabe der Verknüpfung an. Es handelt sich um einen Fachbereich, der zweigleisig arbeitet, weil er sich einerseits konzeptionell und andererseits mit dem anwendungsbezogenen Umgang auseinandersetzt.

Wenn ich Vorschläge zu machbaren Lösungsschritten andenke, dann fallen mir sofort meine Besuche von Bildungs- und Sozialeinrichtungen seit den 1970er Jahren in Norwegen, Schweden und in den Niederlanden ein. Sie sind atmosphärisch anders als bei uns üblich konzipiert – man könnte ihnen die Überschrift »Nicht ökonomisches, sondern integratives Denken herrscht vor« verleihen.

Dies gilt für alle Schuldisziplinen gleichermaßen. Die Gebäude, die Inneneinrichtungen sind zum Teil viel bescheidener als bei uns, aber die Atmosphäre strahlt aus, dass man sich des gesamten Wohlergehens eines jungen Menschen annimmt. Ich bin bisher jedes Mal bei den Besichtigungen von Neidgefühlen erfasst worden. Hier muss nicht über ausschließlich vermittelten Lernstoff »abgelöscht« werden, sondern im Schwerpunkt wird integrativ gebildet und gefördert. Hier weiß ein Lehrer am Nachmittag noch, mit wem und wie er arbeiten konnte, und ist nicht ausgepowert von der »Schülermasse«. Der Beruf des Lehrers ist allgemein anerkannter als in Deutschland und wird deshalb aus einer anders gearteten Motivation gewählt.

Durch die Art der Stoffvermittlung bleibt genügend Zeit, dass andere Bereiche, die Kinder und Jugendliche oft als wesentlicher für sich erleben, selbstverständlich auch Platz finden können, ohne dass dies im Vergleich zu Deutschland längeren Unterricht bedeutet. Alles findet in größerer Ruhe statt. Eine wissenschaftliche Auseinandersetzung mit dem Thema »Die Auswirkungen der Lehr- und Lernatmosphäre auf Lernstörungen im internationalen Vergleich« wäre interessant.

Exkurs: In den norwegischen Schulen sind »Außentage« üblich. So sind immer wieder Klassen mit ca. dreißig Schülern und einer Lehrkraft unterwegs und dies ohne das in Deutschland übliche, laute Geschrei. Kinder und Jugendliche müssen weder beim Schwimmen noch sonst in der Öffentlichkeit schreien, wenn sie lebhaft einer Tätigkeit nachgehen, lachen und sich angeregt unterhalten. Sie signalisieren, dass sie viel weniger Angst davor haben, überhört zu werden. Sie zeigen an, dass sie sich mehr wahrgenommen fühlen und sich selbst deswegen offener wahrnehmen können.

Mitmenschen, denen als Kinder ihre Angst ausgeredet wird, bekommen vermittelt: ›Du brauchst = ›darfst‹ keine Angst haben‹. Sie lernen nicht, dass Angst ein wichtiges Signal ist, um Wege aus dem jeweiligen Konflikt zu ermöglichen. Sie lernen stattdessen, sich in sich zurückzuziehen, wenn die Hoffnung schwindet, angemessene Hilfe von außen bekommen zu können. Sich einsam und verlassen fühlend, ziehen sie sich früher oder später in ihre innere Welt zurück. Dies geschieht teilweise sehr tief und bis hin zu einer psychotischen Erkrankung.

Um sich die »gute Objektwelt« zu erhalten, die man zum psychischen Überleben braucht, nehmen sie vermeintliche Schuld auf sich. Die Folge sind erdrückende Kaskaden von Selbstvorwürfen, die in Beschuldigungen, Rechtfertigungen und Gegenvorwürfen ausarten. Es sind Versuche, sich innerseelisch zu entlasten. Das Ignorieren eigener Wünsche und Bedürfnisse zugunsten von ausgedachten ist eine Konsequenz. Aus diesem Grund findet man die in Punkt 5.2 aufgeführte Affektkaskade vor: von strukturell nicht ausgereift bis signifikant gestört, zusammen mit der daraus resultierenden Lern- und Arbeitsstörung. Wie aufgezeigt, haben Betroffene meist keinen Wortschatz für die Beschreibung der entsprechenden innerpsychischen Vorgänge entwickelt.

Im Rahmen psychotherapeutischer Behandlungen konnte ich aufzeigen, wie der depressive Rückzug in dem Maß abnimmt, wie »Luft« = empathische Benennung an die Konfliktkonstellation kommt. Was bis dahin abgespalten, verleugnet, verdrängt oder mit weiteren Abwehrmechanismen belegt bleiben musste, kann durch angemessene Benennung schon Erleichterung erfahren. Wenn starke Scham- und Schuldkomplexe den klaren Blick verstellen, kann dieser Prozess längere Zeit beanspruchen, bis sich im Betroffenen eine signifikante Erleichterung ausbreiten kann. Da es sich um einen schwierigen Nachreifungsprozess handelt, kann es zu erneuten Rückzügen kommen, sobald die Bearbeitung von tieferliegenden Konfliktbereichen ansteht. Dies ist auch in Tabelle 1 erkennbar. Das hohe Aufkommen von krankheitswertigen Störungen und einen derzeitigen Diskussionsstand mit den Umgangsweisen zeigt der folgende Artikel aus dem »Deutschen Ärzteblatt« auf:

2.2 Die Prävalenzen zu psychischen Störungen

Norbert Jachertz schreibt zu psychischen Erkrankungen:

> »Das Psychomodul des Deutschen Gesundheitssurveys fördert endlich zuverlässige Aussagen über Prävalenzen und die Versorgungswirklichkeit zutage.
> Genau 33,3 Prozent der Bevölkerung weisen aufs Jahr gerechnet eine oder mehrere klinisch bedeutsame psychische Störungen auf. Die höchsten Prävalenzen treten überraschenderweise bei jungen Leuten auf. Frauen sind von psychischen Erkrankungen geringfügig mehr betroffen als Männer. Erhebliche geschlechtsspezifische Unterschiede gibt es indes bei einzelnen Diagnosen, wie Angststörungen und Depression. Psychische Störungen treten häufig zusammen auf oder gehen mit anderen Erkrankungen einher. Mit der Komorbidität nimmt auch die Arbeitsunfähigkeit rapide zu: Kommt ein Drittel aller Personen mit psychischen Störungen innerhalb von vier Wochen auf ›nur‹ einen Fehltag, so steigt der Anteil bei Multimorbidität von 63 Prozent (bei drei Diagnosen) auf nahezu 90 Prozent (bei fünf Diagnosen). Nur 42,9 Prozent der von einer psychischen Krankheit Betroffenen hatten deswegen jemals Kontakt zum Medizinsystem. Die niedrige Behandlungsrate hält Prof. Dr. phil. Hans-Ulrich Wittchen, Dresden, für alarmierend. Drei Fragen an ihn:
> **Ihre in diesem Jahr abgeschlossene Erhebung zur psychischen Gesundheit betrifft Erwachsene, die in den letzten zwölf Monaten von einer oder mehreren psychischen**

Störungen betroffen waren. Wie hoch ist denn deren Behandlungsrate, also der Anteil jener, die in Behandlung waren?
WITTCHEN: Man muss unterscheiden zwischen denen, die überhaupt schon einmal ›behandelt‹ wurden, wie auch immer, und den ›aktuellen‹ Zwölfmonatsfällen. Von allen Personen mit einer Zwölfmonatsdiagnose hatten 42,9 Prozent irgendwann in ihrem Leben zumindest Kontakt mit dem professionellen Versorgungssystem, unabhängig davon, ob dieser Kontakt wegen psychischer Beschwerden beim Hausarzt, Nervenarzt, Psychologen/Psychotherapeuten oder Beratungsstellen oder Kliniken war, auch ungeachtet dessen, ob eine ‚Lege artis‹-Behandlung tatsächlich erfolgte. Der Anteil aller ›Zwölfmonatsfälle‹ aber, der auch in den letzten zwölf Monaten ›behandelt‹ wurde, ist deutlich niedriger (knapp ein Drittel). Zur Art des Kontakts/der Behandlung können wir wegen der derzeit laufenden Analysen aber noch keine Aussagen machen.
Halten Sie die Behandlungsrate insgesamt für zu niedrig?
WITTCHEN: Jeder Fall mit einer ›Zwölfmonatsdiagnose‹ impliziert zumindest ›Interventionsbedarf‹, sei es bei einer Beratungsstelle oder einer ambulanten oder im schlimmsten Fall stationärer Einrichtung. Dass mehr als die Hälfte oder sogar zwei Drittel aller ›Zwölfmonatsfälle‹ keinerlei Kontakt aufweisen, ist alarmierend und zeigt, dass wir im Vergleich zu körperlichen Störungen psychische Erkrankungen offensichtlich nach wie vor gravierend schlechter »versorgen«. Hinzu kommt, dass sich seit dem Gesundheitssurvey 1998 die Lage nicht verbessert hat. Wegen der anderen Beurteilungsstrategie können Vergleiche zwar noch nicht vorgelegt werden, aber die Behandlungsrate dürfte mit knapp einem Drittel ähnlich hoch gewesen sein wie bei unserer aktuellen Erhebung.
Streben Sie an, mithilfe Ihrer Untersuchung zur psychischen Gesundheit auch die Versorgungslage zu verbessern?
WITTCHEN: Aber natürlich – diese Erkenntnisse sollten auf allen Ebenen (Politik, Kassen, Öffentlichkeit, Patienten) ein Umdenken und sofortige Maßnahmen anregen.«[111]

3 Psychodynamik von Lern- und Arbeitsstörungen

Bei der Auswahl der Fallbeispiele habe ich mich überwiegend auf Fälle konzentriert, bei denen eine Erstbehandlung durch eine länger anhaltende psychische Erkrankung notwendig geworden war. Hierbei habe ich aufzuzeigen versucht, wie die jeweilige Erkrankung durch ungünstige Ausgangsbedingungen, gepaart mit anstehenden psychischen Reifungsschritten, manifest wurde. Dazu habe ich Fälle ausgesucht, bei denen zu Beginn der Therapie die Eingliederung in das Ausbildungs- und Arbeitsleben krankheitsbedingt gestört oder verhindert war (Tabelle 8).

Es würde das Maß der vorliegenden Arbeit sprengen, Maßnahmen und

111 Jachertz, Norbert: Hohes Aufkommen, niedrige Behandlungsrate. in: Deutsches Ärzteblatt/PP, Heft 2/Februar 2013.

Möglichkeiten zu diskutieren, wie Betroffene, die aufgrund ihrer psychischen Erkrankung ihren Arbeitsplatz aufgeben mussten, wieder in das Arbeitsleben eingegliedert werden können. Es sei jedoch angemerkt, dass dieses wichtige Thema einer eigenen wissenschaftlichen Auseinandersetzung bedarf.

3.1 Virulenz und Auswirkungen der Erkrankung in Bezug auf Lern- und Arbeitsleistung

Tabelle 8: Virulenz und Auswirkungen der Erkrankung

NAME	Virulenz der Erkrankung durch:	Auswirkungen bei Therapiebeginn
STEFANIE	Anforderungen der Adoleszenz	schlechte Schulleistungen und Abschluss
CORINNA	signifikante Verschlechterung in den Familienbeziehungen, Pubertät	schlechte Schulleistungen in Realschule und nach Austritt aus dem Gymnasium
TERESA	entscheidende Lebensveränderung im sozialen Umfeld, Adoleszenz	schlechte Schulleistungen, weniger Ausbildungsmöglichkeiten
JULIAN	Trennung und Identitätsstörung	schlechte Schulleistungen, Gefahr, nicht der Intelligenz angemessen gefördert zu werden
FRAU B. HERR B.	entscheidende Lebensveränderung im sozialen Umfeld signifikante Verschlechterung in den Familienbeziehungen	Ehrgeiz, weniger Ausbildungsmöglichkeiten, geistige Unterforderung in der Arbeit schlechte Schulleistungen, lustlose Ausbildung
WOLFG. E.	larvierte Depression	schlechte Arbeitsmöglichkeiten
MICHAELA S.	Trennung	schlechtes Arbeitsklima, bedrohte Mitarbeiter
AYSE	Anforderungen des anstehenden Reifungsschritts im Konflikt mit Immigration	schlechte Schulleistungen
VASILIS T.	Folgen einer misslingenden Integration	ohne Arbeitsmöglichkeiten
CHRISTIAN A.	Folgen von psychischer und sozialer Überforderung	ohne Bildungsabschluss, schlechte bzw. ohne Arbeitsmöglichkeiten
FRAU A. NAOMI VERA	Folgen von psychischer und sozialer Überforderung	schlechtere Arbeitsmöglichkeiten als Ausbildung Aggressivität im Kindergarten schlechte Schulleistungen
RUTH A.	Folgen von psychischer und sozialer Überforderung	schlechte Schulleistungen, später weniger Ausbildungsmöglichkeiten

Eine grundlegende Voraussetzung für die Integration in das Ausbildungs- und Arbeitsleben und das Erhalten der Arbeitsfähigkeit ist eine sehr sorgfältig erarbeitete psychische Stabilisierung über Prozesse, welche die Psychodynamik eines Menschen betreffen. Nur so ergibt sich die Option, Ausbildung und Arbeitsleben sinnvoll und mit Freude zu gestalten.

Eine gut stabilisierte Persönlichkeit wird besonders dann benötigt, wenn nach einem eventuellen Rezidiv einer psychischen Erkrankung eine Rückkehr ins Arbeitsleben ohne Spätfolgen ermöglicht werden soll. Genetisch mit hoher Vulnerabilität ausgestattete und dadurch leicht irritierbare Mitmenschen bleiben immer störbarer als Andere. Die Vorzüge dieser Ausstattungen zeigen sich oft in einer kreativen Seite. Diese Seite kann gute bis sehr gute Beiträge für das Arbeitsleben bringen.

Die Kehrseite zeigt sich dadurch, dass sie gestörter als Andere auf ähnliche Belastungen reagieren, weil sie diese schneller als zu groß erleben. Dieses Phänomen kann man deutlich bei arbeitslosen Adoleszenten sehen. Nicht mehr wie die vorherigen Generationen gedrillt auf »Durchhalten«, geben sie ihrer Erschöpfung schneller nach und ziehen sich aus der Realität zurück. Bleibt dies unerkannt, dann sind die Folgen verheerend. Diese Betroffenen sind dann am schwersten integrierbar, wenn sie keine – oder nur eine nicht-abgeschlossene – Ausbildung nachweisen können.

3.2 Konflikterleben zwischen Wunsch und Angst

Bei der Auswahl der Studien habe ich darauf geachtet, dass sie Problembereiche betreffen, die dem Leser in Ansätzen intra- und interpsychisch durchaus vertraut sind. Im Folgenden möchte ich das beziehungsanalytische Verständnis und Vorgehen zusammenfassend darstellen.

Bauriedl schreibt dazu:

> »Es geht immer um den intrapsychischen Konflikt zwischen Wunsch und Angst, beziehungsweise zwischen Wunsch und Abwehrmechanismus, der die Angst zu verhindern sucht. Im Erleben heißt das: Ich möchte etwas (wobei der Wunsch unbewusst oder verdrängt sein kann), aber ich habe Angst es zu bekommen, oder nicht zu bekommen. Ich habe Angst vor dem Risiko, meine Wünsche wahrzunehmen und auszudrücken. Wenn die Angst zu groß ist, wird das Dilemma durch eine Spaltung gelöst und das Ergebnis ist zum Beispiel: ›Ich möchte gar nichts‹ oder ›Ich weiß nicht, was ich will‹ oder, wenn man diese intrapsychische Spaltung in ihren Folgen auf die Beziehungen betrachtet: ›Ich erwarte, dass Du errätst, was ich will, ohne, dass ich meinen Wunsch ausdrücke‹, oder ›Ich würde schon etwas wollen, aber Du gibst es mir ja doch nicht.‹«[112]

112 Bauriedl, Thea (1985): Psychoanalyse ohne Couch, Urban & Schwarzenberg, S. 56.

Beispiel: Früher war Anna eine gut funktionierende Schülerin. Kurz vor dem Abitur kommt sie zu mir. Sie leidet seit einem Jahr an einem generalisierten Schulversagen. Die Fähigkeit, Lernstoff sowohl aufzunehmen als auch wiederzugeben, ist derart blockiert, dass sie trotz guter Intelligenz in den Schulaufgaben nur null Punkte bekommt. Die Lösung gebe ich ihr in Form eines Bildes, nachdem sie wiederholt betont hat, dass sie von ›nichts eine Ahnung‹ habe und heilfroh sei, wenn sie die ›doofe Schule‹ hinter sich habe. Ich: ›Sie machen das Gegenteil von dem, was Sie mir sagen, das Sie wollen.‹ Anna stutzt: ›Verstehe ich nicht.‹ Ich: ›Ja, das glaube ich, denn ansonsten würden Sie so nicht handeln.‹ Anna: ›Ach, ich bin so dumm und zu nichts geeignet.‹ Ich: ›Und deshalb wollen Sie weiter in der Schule bleiben, denn damit kennen Sie sich aus.‹ Ich fahre fort: ›Ich gebe Ihnen dafür ein Bild: Stellen sie sich eine Brücke vor. Sie stehen auf der einen Seite. Das ist ihr Leben mit der Schule, und damit kennen Sie sich aus. Auf der anderen Seite der Brücke sehen Sie noch keine Ziele, keine Möglichkeiten, was Sie in Zukunft machen könnten, da ist das große Unbekannte, und das macht Ihnen Angst.‹ Anna: ›Ja, damit kann ich etwas anfangen. Das verstehe ich.‹ Anna kann in die Abiturprüfungen gehen mit der Vorstellung: Ich kann mein Abitur bestehen, ohne dass ich sofort gezwungen bin, über die Brücke zu gehen und damit in eine angstbesetzte Nebelzone. Sie kann mit meiner Hilfe ihre derzeitige Leistungseinschränkung akzeptieren und in der Zukunft bearbeiten.

Anna fühlte sich als Versagerin bei Dingen, von denen sie natürlicherweise ›keine Ahnung‹ haben kann. Ihre Schulwelt besteht aus theoretischer Stoffvermittlung. Anna hatte mit Hilfe von *Erledigungsdenken* gelernt, durch die Wiedergabe der Gedanken Anderer gute Noten zu erzielen. Dabei wurden eigenes Nachdenken, die Entwicklung des Denkens nicht für den nun anstehenden Reifeschritt geschult. Deswegen hat sie mit Recht große Angst vor der anstehenden Überforderung. Anna galt lange Zeit als angenehme Schülerin. Hätte sie eine Idee für eine berufliche Ausrichtung, könnte sie das Funktionieren auf diese Art und Weise fortsetzen. Da sie aber ›keine Ahnung‹ von einer Studienrichtung, aber die gesellschaftliche Forderung internalisiert hat, dass sie bei der beigebrachten Lernstoffmenge wissen müsse, was ›aus ihr werden soll‹, gerät sie in Panik mit Blackouts. Ein depressives Lebensgefühl beherrscht ihr Dasein. Bedrücktheit, Lustlosigkeit, Erschöpfung, Resignation, Selbstvorwürfe, Selbstentwertung, Schuldgefühle, Ängstlichkeit und Beschämung sind im Lebensgefühl vorherrschend. Wer mit Adoleszenten als Ausbilder zu tun hat, kennt dieses Phänobild der *›Keine Ahnung‹*-Generation.

Hier ist zu erkennen, welche Konsequenzen eine »Ausbildung ohne Seele« nach sich zieht. Überwiegt ökonomisches Denken als Leitbild, kann schließlich nur ein depressives Lebensgefühl vorherrschend sein. Stress und Belastungsgefühle durch innerseelisches Gestörtsein sind die weitverbreitete Antwort darauf, wenn zunächst motivierte Mitmenschen durch rastloses Abarbeiten intra- und interpsychisch »abgelöscht« werden. In Tabelle 9 zeige ich auf, wie durch eine Therapie, wenn äußere Lernhilfen wegen des Ausmaßes der Störung nicht mehr greifen können, neuer Mut zur Aufnahme und Verarbeitung von Lernstoff entsteht.

3.3 Auswirkungen der Erkrankung auf Leistungsverhalten und Lernhilfen

Tabelle 9: Auswirkungen der Erkrankung auf Leistungsverhalten und Lernhilfen

NAME	**Auswirkungen auf Ausbildung oder Beruf bei Therapiebeginn**	**Lernhilfen durch andere bis zum Beginn der Therapie**	**Lernhilfen durch andere am Ende der Therapie oder nach Katamnese**
STEFANIE	schlechte Schulleistungen und Abschluss	langjährige private Nachhilfe, kaum Erfolg	im Verlauf der Therapie nicht mehr notwendig, guter Abschluss
CORINNA	schlechte Schulleistungen in Realschule	langjährige private Nachhilfe, kaum Erfolg	im Verlauf der Therapie nicht mehr notwendig, guter Abschluss
TERESA	schlechte Schulleistungen, weniger Ausbildungsmöglichkeiten	wünschenswert, aber durch die Mutter verhindert	im Verlauf der Therapie nicht mehr notwendig, guter Abschluss
JULIAN	schlechte Schulleistungen, Gefahr nicht der Intelligenz angemessen lernen zu können	lernt erfolglos m. d. Mutter, kann häusliche Lernerfolge nicht in der Schule einsetzen, versteht Kernaussagen nicht	kann, wenn nötig geworden, Nacherklärungen verstehen und in der Schule einsetzen
FRAU B. HERR B.	Ehrgeiz, weniger Ausbildungsmöglichkeiten, geistige Unterforderung in der Arbeit schlechte Schulleistungen, lustlose Ausbildung	keine wurden durch die Mutter nie in Erwägung gezogen	macht Abendabitur, lernt wieder leicht, plant Studium neben Arbeit bleibt weiterhin ohne Lust am beruflichem Weiterkommen

((Fortsetzung))

NAME	Auswirkungen auf Ausbildung oder Beruf bei Therapiebeginn	Lernhilfen durch andere bis zum Beginn der Therapie	Lernhilfen durch andere am Ende der Therapie oder nach Katamnese
WOLFGANG E.	schlechte Arbeitsmöglichkeiten	langjährige private Nachhilfe, kaum Erfolg	benötigt keine Lernhilfen, aber Hilfen beim Gewichten, später Studium
MICHAELA S.	schlechtes Arbeitsklima, bedrohte Mitarbeiter	Nachhilfe vor Abitur erfolgreich	nimmt Wissensstoffe reflektierter wahr
AYSE	schlechte Schulleistungen	mehrjährige Nachhilfe, kann Gelerntes nicht abstrahieren	kann eigenständig Praxis m. theoretischem Hintergrund verbinden, befriedigender Abschluss
VASILIS T.	o. Arbeitsmöglichkeiten	mehrjährige Nachhilfe, kann Gelerntes nicht abstrahieren	kann eigenständig Praxis mit theoretischem Hintergrund verbinden, findet angemessene Arbeit
CHRISTIAN A.	o. Bildungsabschluss, schlechte bzw. ohne Arbeitsmöglichkeiten	mehrjährige Nachhilfe, kann Gelerntes nicht abstrahieren, blockiert durch konkretistisches Denken	schafft Umschulung, bleibt, verlangsamt, arbeitet gründlich, hat angemessene Arbeit
FRAU A.	schlechtere Arbeitsmöglichkeiten als Ausbildung	Ausbildung o. Hilfen u. alleine mit zwei kleinen Kindern	überfordert sich weniger, durchläuft Schule m. Einschränkung d. soziale Überforderung, plant Weiterbildung
NAOMI	Aggressivität im Kindergarten	hört nicht, nimmt nicht auf	keine schulische Extraförderung
VERA	schlechte Schulleistungen	keine schulische Extraförderung	mutiger, zieht in ein Heim

((Fortsetzung))

NAME	Auswirkungen auf Ausbildung oder Beruf bei Therapiebeginn	Lernhilfen durch andere bis zum Beginn der Therapie	Lernhilfen durch andere am Ende der Therapie oder nach Katamnese
RUTH A.	schlechte Schulleistungen, später weniger Ausbildungsmöglichkeiten	keine schulische Extraförderung, aber mutmachender Lehrer	keine schulische Extraförderung, etwas mutiger für sich bei vorzeitigem Therapieende, bleibt hinter ihren Möglichkeiten zurück

4 Transgenerationelle Familienbeziehungen und psychogene Lernstörungen

Bei der Frage: ›*Wodurch kann diese weitverbreitete depressive Haltung entstanden sein?*‹, komme ich auf die transgenerationelle Vermittlung zurück. Wie eingangs erwähnt, gilt:

> In jeder Familie werden von Generation zu Generation bewusst oder unbewusst Risiko- und Schutzfaktoren, Beziehungserleben, Verhaltensweisen, Bindungsweisen, Möglichkeiten der Konfliktverarbeitung weitergegeben. Zusammengefasst geht es um die transgenerationelle Dynamik, die sich oft in einem Dreigenerationenkonflikt darstellen lässt.

In welchem Kontext steht die ›*Keine Ahnung*‹-Generation, dass es ihr objektiv betrachtet nicht und subjektiv, weil depressiv, doch schlecht geht? Für mich lautet die Antwort:

Der nach innen gerichtete Aufschrei der *Kriegskinder*, die ja heute die Großelterngeneration stellen, ist die Ursache für das ›*Keine Ahnung*‹-Verhalten der derzeitigen Adoleszenten.

4.1 Signifikante Prägungen der NS-Erziehung

Diese *Kriegskinder* sind selbst die Kinder einer Kriegsgeneration. Schon deren Eltern wuchsen als Kinder und Jugendliche in Zeiten großer Erschütterung und Entbehrung auf:

Bald nach Beginn des Ersten Weltkrieges erfolgen für die meisten erhebliche Einschränkungen: Beginnende Kriegswirtschaft, zunehmende Lebensmittelknappheit durch Embargo, die in eine allgemeine Hungersnot (Steckrübenwinter 1917) mündet, persönliche Verluste, Zerfall äußerer Sicherheiten, Angst um die Gesundheit nach der Pandemie »Spanische Grippe« (1918–1919) mit 700 000 Toten, zwei Millionen Gefallene, weitreichende Verelendung in der Bevölkerung, Hochverschuldung des Staates sind nur einige Stichpunkte, die nachfolgend weitgehend das Denken, Fühlen und Handeln der urgroßelterlichen Generation geprägt haben.

Selber gestört und verhärtet, wollen sie ihre Kinder für das zu erwartende Leben wappnen. Sie sollen gerüstet sein für herrschende und kommende Zustände. Die eigene, als zu schmerzhaft erlebte sowie die kollektive Ohnmacht sollen durch eine kollektive Allmachtsfantasie kompensiert werden. Die Hoffnung, mit kollektiver Allmacht die eigene Ohnmacht zu überwinden, lässt die Betroffenen weitgehend blind sein für die Unmöglichkeit dieser Vornahme.

Sie versuchen, das Unmögliche über Leistung zu erreichen.

Hier unterscheiden sich die beiden Kriegskindergenerationen: Während die 1. zunächst nur generell zu Gehorsam und Fleiß angehalten war, sollte die 2. Kriegskindergeneration viel härter dazu gezwungen werden. Eine kaum zu bewältigende Steigerung bahnte sich hier an. Dies war letztlich aus der realen Notsituation heraus bedingt: Hochverschuldung des Staates, nicht zu leistende Reparationszahlungen, zunächst weitverbreitete Arbeitslosigkeit und später die Angst davor sowie die Folgen der Weltwirtschaftskrise, um nur einige Fakten zu nennen, erklären anhaltende und seelisch tiefergehende Verhärtung.

Ein ähnlicher Prozess wie einst nach dem Dreißigjährigen Krieg soll das Elend begrenzen. Damals war es der Pietismus, der zum Einsatz aufgerufen hatte und der dadurch entscheidend zum allgemeinen Ende der Verelendung und Verrohung hatte beitragen können. Diese Bewegung war von den gebildeten und privilegierten Jungen getragen worden. Sie waren die Kinder der wohlhabenderen Handwerker, Akademiker und Adeligen, welche die Ideen zu einer geeinten, gefestigten Nation mit Fleiß, Bildung und Disziplin umzusetzen versucht hatten. Als Beispiel sei die Universität Halle genannt, an der ein angehender Theologe nicht nur Theologie, sondern unter anderem auch die Grundlagen der damaligen Agrarwissenschaften vermittelt bekam. Die Anfänge des Humanismus hatten sich entwickeln können.

Auch in der Theorie des Nationalsozialismus sollte davon viel enthalten sein. Eine Reinkultur der hehren Ideen sollte die Menschen aus dem Elend führen. Dies ist eine extrem manisch-depressive Position, die abgehoben, unrealistisch, abstrakt gefolgert wurde und deswegen im Desaster enden musste. Im Rückblick lautet die Diagnose: Die Nation war gewissermaßen an einer bipolaren affektiven Störung erkrankt. Die Wellen der Erkrankung sind Depression und Manie – als Angst vor der Depression.

Die nachvollziehbaren Erneuerungswünsche und -notwendigkeiten sollten bei der Kriegskindergeneration im Hau-Ruck-Verfahren greifen können. Dies sollte mit rigiden Mitteln und losgelöst von ethischen Vorstellungen zur Menschenwürde geschehen. Hierzu ein Blick in den weitverbreiteten Erziehungsratgeber von Johanna Haarer »Die deutsche Mutter und ihr erstes Kind«[113]. Im Jahre 1943 waren 552 000 Exemplare dieses Buches im Umlauf, 1949 fand eine leichte Umarbeitung statt und bis 1987 erzielte das Buch eine Auflage von 1,2 Millionen.

Die folgenden Zitate aus der Ausgabe von 1934 charakterisieren gut das Einüben des ökonomischen Denkens:

> »IV. Alle Tage wird zu den selben Zeiten gestillt. Nach diesen Zeiten richtet sich der ganze Tageslauf [...]. V. Außerhalb der regelmäßigen Trinkzeiten gibt es keinen Grund, das Kind an die Brust zu nehmen! Von vorneherein mache sich die ganze Familie zum Grundsatz, sich nie ohne Anlass mit dem Kind abzugeben. Das tägliche Bad, das regelmäßige Wickeln und Stillen des Kindes bieten Gelegenheit genug, sich mit ihm zu befassen, ihm Zärtlichkeit und Liebe zu erweisen und mit ihm zu reden. Dies braucht das Kind ebenso wie Ernährung und Pflege [...].«

In der Ausgabe von 1961 wurde dieser Abschnitt kaum geändert:

> »Wird das Kind richtig ernährt und gepflegt, ist es dabei ruhig und zufrieden und gedeiht es gut, so sollen es die Erwachsenen auch in Ruhe lassen. [...] und die ganze Familie sollte sich von vorneherein daran gewöhnen, sich nicht ohne Anlass mit dem Kind abzugeben. Beim täglichen Bad, beim Wickeln, Stillen oder Füttern hat es genügend Umgang mit den Großen und man kann ihm dabei alle Liebe und Zärtlichkeit erweisen, die es braucht. Dabei ist es gut, wenn man mit dem Kinde von Anfang an in einer vernünftigen Umgangssprache redet.«[114]

4.2 Die 1. oder ›*Alles halb so schlimm*‹-Generation

Nach dem emotional nicht zu bewältigenden Grauen des Kriegsgeschehens und verbunden mit den rigiden in Familien und Schulen weiterhin geltenden und somit auch ausgeführten Erziehungsmethoden wuchs eine Generation heran, die – zutiefst getroffen – nach außen sowie meist auch nach innen emotional stumm, tapfer und tüchtig sein wollte. Sichtbare Zeichen des Wirtschaftaufbaus dienten als Orientierung und Kompensation für das innerseelische Getroffensein und die daraus folgenden Verwirrungen und Schamgefühle. Sie waren Ausgleich in dem Sinn: ›*Wenn ich schon keine Anerkennung und Liebe bekomme, dann wenigstens äußeres Wohlergehen.*‹ Hier zeigt sich die logische Konsequenz

113 Haarer, Johanna (Erstauflage 1934, aufgelegt bis 1987): Die deutsche Mutter und ihr erstes Kind, Carl Gerber.

114 Haarer, Johanna (1967), S. 116.

und unreflektierte Weiterführung des Erziehungsstils aus der Zeit des Nationalsozialismus:

Es soll uns wenigstens wirtschaftlich gut gehen. Niemand soll hungern, alle bekommen und haben Arbeit – wir wollen gesunden und uns von den uns heimlich verfolgenden Grauen durch Verdrängen befreien. Als Vorgabe dienten Parolen wie: ›*Wir müssen trotz tiefer seelischer Narben und schlecht verheilter seelischer Wunden gut funktionieren*‹ und: ›*Ja, ja, der Krieg war schlimm, nun ist er vorbei und deswegen stell Dich nicht so an.*‹

Hochstilisierte Sprüche aus der Zeit des Nationalsozialismus lauten: ›*Halt die Ohren steif!*‹; ›*Ein Indianer kennt keinen Schmerz!*‹; ›*Ein deutscher Junge weint nicht!*‹ u. Ä. Dies alles wird wie selbstverständlich fortgesetzt. *Kriegskinder* haben diese Sprüche nicht nur ständig gehört, sondern sie auch tief internalisiert und können sie mit freundlicheren Worten weitervermitteln. Bewusst lehnen sie diese durchaus meistens als unsinnig ab, unbewusst aber leben sie danach.

Kriegskindern wurde nicht nur die äußere Welt weitgehend zerstört, sondern genauso stark die innere. Die sogenannte Vergangenheitsbewältigung als Folge der Schädigung durch den Nationalsozialismus ist nach Kriegsende niemals wirklich angegangen worden und kann deswegen nicht als abgegolten angesehen werden. Leider wollen viele Mitmenschen dieses für sie nicht bewältigbare Thema »für abgehakt« erklären. Erschütterungen, Umorientierungen der Wertevorstellung gelten beispielsweise als »zu mühsam« und sollen lieber einigen Wissenschaftsbereichen überlassen werden.

Wegen der Schwere des Konfliktstoffes ist es verständlich, dass sich ein Abwehrmechanismus ausbildet, gemäß dem jegliche Informationsaufnahme flüchtig und unreflektiert bleiben muss.

Aus dieser Abwehrhaltung resultieren daher auch die hier gezeigten überdauernden Lernstörungen, die sich über lange Zeiträume erstrecken und mit der Zeit oft verschlimmern. Sie ziehen negative Folgen für das Selbstbild und das soziale Verhalten nach sich, was sich wiederum auf das Lernen auswirkt.

Beispiel: Ausgangssituation: Der knapp zehnjährige Lukas hat bei guter Intelligenz erhebliche Probleme in der Schule. Die Eltern befürchten, dass er den Übertritt in eine weiterführende Schule nicht bewältigen kann und stellen ihn vor. Die Eltern geben an, dass sie selber nur mit Schwierigkeiten und sehr viel Nachhilfe durch Schulzeit und Studium gelangten. Die Mutter könne deswegen Lukas nicht bei den Hausaufgaben unterstützen, da sie schon bei den Grundrechenarten erhebliche Schwächen habe.

Ich erfrage: Lukas nässt Tag und Nacht ein; er gerät in Panik, wenn seine Mutter mit dem Auto nicht wie verabredet vor dem Schultor steht, sondern erst vorfährt, wenn er schon draußen ist. Er ist schwer zu beruhigen, kann nicht verstehen, dass die Mutter manchmal aufgehalten wird von den vielen Fahrzeugen mit anderen Müttern, die alle ihre Kinder auf diese Weise abholen. Er weigert sich, in einer Seitenstraße, welche die Mutter leichter anfahren könnte, zu warten. Die Szene wiederholt sich stereotyp.

Zu Hause lehnt er Spiele mit dem jüngeren Bruder ab. Er sei zum Spielen zu groß. Er will wie James Bond sein, sich kleiden und leben wie ein Erwachsener. Es kränkt ihn z. B. zutiefst, wenn er spät abends nicht Erwachsenenfilme anschauen darf. Er besteht gleichzeitig darauf, am Fußende des Elternbetts, auf einer kleinen Matratze liegend, zu schlafen, eng an den jüngeren Bruder gekuschelt.

Die Therapie läuft sehr zäh an. Lukas kann nicht ohne Mutter bei mir bleiben, spielt nicht und ist beleidigt, wenn ein noch so harmloses Problem ausgesprochen wird. Er zieht dann seine Kapuze über den Kopf und krümmt sich in sich zusammen. Eine Lockerung entsteht allmählich dadurch, dass er die Stunden bei mir als »Übersetzungshilfe« zwischen seiner Mutter und ihm entdeckt. Nach einem Jahr ist er so weit, dass er nicht mehr einnässt, mit dem Bruder spielt, fröhlicher und altersgemäßer wird. Den Übertritt kann er mit Nachhilfeunterricht und weniger Erstarrung schaffen. Mir ist aufgefallen, dass Mathematik als erstes Fach frei wurde, dann Deutsch, aber nicht Heimat- und Sachkunde. Ich taste mich sehr vorsichtig heran, was ihm in diesem Fach nicht behagt, und bekomme eine arrogante Antwort: ›Ich merke mir doch so etwas nicht. Das ist alles Vergangenheit.‹ Lukas sitzt dabei kerzengerade und mit hochgezogenen Augenbrauen da. Er streift mich mit einem empörten Blick. Immerhin verzieht er sich nicht mehr wie früher unter die Kapuze.

In einer der nächsten Elternstunden kommt die Mutter wieder auf das Thema »Schwiegermutter«. Der Vater, der inzwischen die Mutter nicht mehr abwiegeln muss, wenn dieses Thema kommt, spricht erstmals davon, dass seine Mutter ›die Hosen anhat‹. Ich frage, ob er denn etwas von der Vorgeschichte seiner Mutter wüsste, weshalb sie so stark den Überblick bräuchte, und er berichtet:

Sie war die Älteste und bei der Flucht aus Schlesien neun Jahre alt. Die Familie war zu Fuß unterwegs, hatte alles verloren. Sie lebte dann in einer Baracke, und es ging der Familie auch nach dem Krieg schlechter als anderen Familien. Der Großvater war durch die Amerikaner als SS-Mann nach der Rückkehr aus der Gefangenschaft erneut interniert und zu drei Jahren Haft verurteilt worden. Dem Vater laufen bei seinem Bericht die Tränen. Er ist darüber ganz verwundert. Er fühle nämlich gleichzeitig nur Leere und kann deswegen seinen Tränenfluss nicht verstehen. Erst als er sagt, dass er nicht wisse, was mit dem Großvater genau gewesen sei, es sei das absolute Tabuthema in der Familie, fühlt er sich wieder lebendiger.

Während er berichtet, rutscht die Mutter auf ihrem Stuhl hin und her, verdreht wie verrückt geworden die Augen und stößt heftig hervor: ›Hör auf, ich kann das schreckliche Zeug nicht ertragen. Ich will nichts davon hören.‹ Sie führt aus: ›Ich habe als Kind mir immer diese schrecklichen Geschichten anhören müssen. Ich kann das nicht verkraften.‹ Der Vater kontert: ›Euch ist doch nichts passiert, dein Vater war ein Bub auf dem Land.‹ Die Mutter stockt: ›Ich glaube, da ist was mit meiner Mutter.‹

Beide berichten von ihrem stummen Entsetzen, als Lukas beim Anblick des Brandenburger Tors gemeint habe, dass er auch toll sein wolle und so ein Hitler werden möchte. Sie seien so sprachlos gewesen, dass sie bis jetzt mit ihrem Sohn nicht darüber hätten reden können.

An diesem Beispiel ist zusammengefasst zu erkennen, was passiert, wenn das Narrativ einer Familiengeschichte gewaltsam wegen eines Konfliktgeschehens und daraus nachfolgender Scham unterbrochen wird, und wie diese gravierende Irritation sich in der nächsten und übernächsten Generation als erhebliche Lernstörung auswirkt.

4.3 Die 2. oder *Rechtmacher*-Generation

In der Einleitung habe ich die 2. Generation als die sogenannten *Rechtmacher* bezeichnet, die meist unbewusst durch dieses Rechtmachen das Leid ihrer Eltern kompensieren wollen. Sie sind von der Angst, anzuecken, und von Existenzangst geprägt, die sie unbewusst übernommen haben. Ihre Hochambivalenz zeigt sich meist in ihrer Haltung gegenüber ihren eigenen Kindern. Sie fordern diese nonverbal zum stummen Funktionieren, zugleich jedoch verbal zur Entfaltung ihrer Freiheitsbedürfnisse auf. Sie haben ausgesprochene Schwierigkeiten, Kinder angemessen zu begleiten, indem sie ihnen Grenzen setzen.

Bewusst wollen sie frei sein von den vorgenerationellen Erschwernissen, die ihnen selber auch »irgendwie die Luft zum Leben« einengen. Sie sind kontrolliert, karrierebedacht und erfüllt von der Sehnsucht nach mehr Lebenserfüllung, die nicht so recht gelingen will. Von ihnen geht signifikant gehäuft eine unbewusste und damit unreflektierte verwirrende Haltung aus.

4.4 Die 3. oder ›*Keine Ahnung*‹-Generation oder auch Indexgeneration

Auf der 3. Generation, der ›*Keine Ahnung*‹-Generation mit ihren Integrationsschwierigkeiten, liegt der Schwerpunkt dieser Studie. Wesentliche Elemente der Integrationsschwierigkeiten bei dieser Generation sind die gleichen wie bei Immigranten und können gemeinsam diskutiert werden. Es sei jedoch angemerkt, dass dieses wichtige Thema einer eigenen wissenschaftlichen Auseinandersetzung bedarf.

In Tabelle 10 habe ich einen zusammenfassenden Überblick über die drei Generationen, wie ich sie für die Studie erfassen konnte, kompiliert. Dabei war es aus Gründen starker psychischer Abwehr manchmal sehr schwer, generationsübergreifende Daten zu erhalten. Je massiver sich eine innerseelische Störung zeigte, umso intensiver waren die Versuche der Betroffenen, eine Erklärung durch transgenerationelle Wirkweisen abzuwehren. Sie konnten diese anfangs nur schwer zulassen. Diese Wirkweisen bei sich zuzulassen und durchzuarbeiten, damit sie weniger störend für ein selbstbestimmteres Leben sind, erfordert viel Vertrauen in die therapeutische Arbeit.

Beispiel: Der 18-jährige Florian klagt, dass er sich die wenigen Zahlen und Ereignisse der Weimarer Republik nicht merken könne. Diese würden wegrutschen, er fühle sich wie vernebelt. Das bereite ihm Sorge, denn er brauche in Geschichte eine gute Note. Ich frage ihn, ob er jemanden habe, der ihm etwas über diese Zeit berichten könnte, damit sie für ihn nicht so abstrakt bleiben muss. Florian spontan: ›Klar der Opa. Der war doch Kind in der Zeit.‹

Information: Florians Opa ist Vaterersatz und lange Konfliktthema gewesen. Florian fühlte sich immer wieder abgelehnt von dem verdeckten Zynismus des Großvaters. Er erlebte sich verwirrt (›Ich bin dann wie vernebelt, ich rutsche weg‹, waren seine Klagen) von den gleichzeitig zynischen, aber durchaus liebevoll gemeinten – eben hochambivalenten – Bemühungen des Großvaters.

In die nächste Sitzung kommt Florian mit einer herben Enttäuschung. Der Großvater habe ihm außer spröden und allgemein verbindlichen Sätzen nichts mitteilen können. Wir erarbeiten in den nächsten Sitzungen, dass der Großvater noch immer so betroffen ist von den Umständen zwischen den Kriegen, dass er nach wie vor keine Worte für seine Befindlichkeit als Kind und Jugendlicher findet. Florian kann dies respektieren und gleichzeitig seinem erwachten Interesse nachgeben. Anfangs schimpft der Großvater auch auf das aufgetauchte Geschichtsinteresse seines Enkels. Er wird dann zunehmend interessierter und offener, findet erstmals Worte für sich und fängt an, für seine Enkelsöhne aufzuschreiben, was er immer meinte, verborgen halten zu müssen. Die Mutter von Florian reagiert darauf mit Ablehnung. Sie habe nun ›zwei Spinner im Haus‹. In einer späteren Mutter-Sohn-Stunde kann sie sagen, dass sie eifersüchtig auf Florian sei, denn ihr gegenüber habe sich ihr Vater nie so öffnen können, als sie es als Kind und Jugendliche gebraucht hätte. In einer der folgenden Sitzungen berichtet sie von ihrem Irrtum. Sie habe gedacht, dass ihr Vater ›nun alt ist und vielleicht dement wird‹, aber dann erkennen können, dass er sich ›irgendwie den Jungens‹ (Florian und seinem jüngeren Bruder) anders gegenüber verhält. ›Ich weiß nicht, wie ich es sagen soll, lockerer (– Pause –). Ich bin ganz schön eifersüchtig auf die beiden.‹ Florian: ›Klar, Mama.‹

In diesem Beispiel ist zu sehen, dass sich, wenn der therapeutische Prozess schon tiefer greifen kann und sich durch die Erkenntnis, dass hier in einer anderen Generation etwas als nicht aushaltbar verleugnet werden muss, Befreiung in der bis dahin unbewusst involvierten Nachfolgegeneration anbahnen kann.

4.5 Symptomanstieg über mehrere Generationen

In der folgenden Tabelle 10 ist zusammengefasst dargestellt, wie durch schwere Erschütterungen in der 1. Generation das Konfliktgeschehen – psychisch gesehen – unreif abgewehrt werden muss, um überleben zu können. Dies kann durchaus sinnvoll für einen begrenzten Zeitraum sein, wird aber, wenn dieser Zustand zu lange andauert und unbewusst weitergegeben wird, transgenerationell betrachtet zu einem wesentlichen Faktor in der Prävalenz einer psychischen Erkrankung.

Um das Anwachsen des Dreigenerationenkonflikts plastischer darzustellen, gebe ich dazu das Bild eines Baumkuchens = *Phänotyp,* der aus vielen Schichten = *Genotyp* besteht und über dem eine Glasur = *Abwehr* liegt. Wenn nun eine oder mehrere Schichten als unbekömmlich bewertet und erlebt oder verschoben werden bzw. gestört, noch nicht ausreichend vorhanden sind, dann kommt es zu einer mehr oder weniger ausgeprägten Beeinträchtigung des gesamten psychischen Apparats im Indexpatienten. Oder, anders ausgedrückt: Dessen Baumkuchen mutet verschoben, schief, verunstaltet an.

Als ein Gegenüber kann man über die Position rasch bis sehr verzögert erahnen, dass im Inneren etwas nicht stimmt, wenn man das Phänobild und die Abwehr selbstreflexiv auf sich wirken lässt. Dazu gehören nicht nur die eigenen Gefühle, Empfindungen und Affekte, sondern auch die Metakommunikation. Mit dem Fachbegriff formuliert, bedeutet dies, mit der *Gegenübertragung* zu arbeiten. Eine gute Grundvoraussetzung zum Gelingen lautet: Wir bekommen von unserem Gegenüber so viel mit, wie wir selber in uns zulassen.

Tabelle 10: Symptomanstieg über mehrere Generationen

NAME	Dreigenerationenkonflikt verursacht durch schwere Erschütterungen	1. GENERATION	2. GENERATION	3. GENERATION
STEFANIE	**Großvater:** als Jugendlicher, Verlust der äußeren Sicherheiten, kriegsbedingte Flucht, neue Integration **Großmutter:** stummes Verweigern und Wehren gegen Parentifizierung »hintenherum« **Großeltern väterlicherseits:** ohne Ausbildung vom Land in die Stadt, neue Integration	**Großvater:** Sehnsucht nach sozialer Sicherheit u. familiärer Geborgenheit, Tendenzen z. Parentifizierung der Ehefrau, Selbstwert über Tüchtigsein und Vermögen emotional stumm im Kontakt, nachtragend **Großeltern väterlicherseits:** alle Hoffnung beim Sohn, bescheidene Lebensziele für basale Bedürfnisbefriedigung	**Mutter:** Erstarrung, Tüchtigsein für andere, Tendenzen Ehemann zu parentifizieren, enttäuscht schwellende Partnerkonflikte **Vater:** »Bremser«, tüchtig für andere, aber nicht für Ehefrau, sucht Entspannung außerhalb	Symptomträgerin: s. Tabelle 7, am Ende der Therapie: frei
CORINNA	**Großmutter mütterlicherseits:** aus Italien eingewandert, Partnerschaft mit einem Deutschen, neue Integration erforderlich. **Großeltern väterlicherseits:** kriegsbedingte Flucht, Verlust äußerer Sicherheiten, Umorientierung und neue Integration	Eingliederungs- u. Sprachschwierigkeiten Heimweh u. Spaltung, äußerlich angepasst, viele Heimlichkeiten Eingliederungsschwierigkeiten, Alkoholprobleme	**Mutter:** Identitätsstörung, Spaltung in Angepasstheit und Heimlichkeiten **Vater:** Workaholic, gestört, verlassen	Symptomträgerin: s. Tabelle 7, am Ende der Therapie: frei

((Fortsetzung))

NAME	Dreigenerationenkonflikt verursacht durch schwere Erschütterungen	1. GENERATION	2. GENERATION	3. GENERATION
TERESA	**Großvater mütterlicherseits:** nach Zerstörung Wiederaufbau des Familienunternehmens mit erheblichem Zuwachs des Vermögens	Selbstwert ü. Tüchtigsein; geht auf Kosten anderer Werte, Tochter als Ersatzpartnerin	**Mutter:** 4 Ehen, Typ Borderline, larvierte Depression, Parentifizierung d. Partner u. d. Indexpatientin	Symptomträgerin: s. Tabelle 7, am Ende der Therapie: frei
	Familie väterlicherseits: kriegsbedingte Flucht, Umorientierung, neue Integration, 2. Partnerschaft	keine Erwartungshaltung bescheidene Lebensziele für basale Bedürfnisbefriedigung	**Vater:** 3 Ehen, beruflich kein großer Ehrgeiz, reiche oder tüchtige Frauen und Freunde, Bruder drogenabhängig	
JULIAN	Partnerkrise der **Eltern,** Bedrückung durch die unbewusst großelterliche Problematik			Symptomträger: s. Tabelle 7, am Ende der Therapie: leichter
FRAU B.	**Mutter:** 3 Ehen, Partnerschaften b. Vater unstet. **Stiefvater:** Kriegswaise, adoptiert, 2 Ehen Flucht der Eltern aus der DDR, Umorientierung	beruflich tüchtig, wenig Wünsche für sich selber, Partnerprobleme, Depression verb.	ehrgeizig im kognitiven Bereich, sonst wenig Wünsche für sich selber, nur für die Kinder	Symptomträgerin: s. Tabelle 7, am Ende der Therapie: leichter
HERR B.	**Mutter:** 2 Ehen, Integration erforderlich.	schlechtes Verhältnis zum Sohn	berufliche u. Alkoholprobleme	Symptomträger: s. Tabelle 7, am Ende der Therapie: leichter

((Fortsetzung))

NAME	**Dreigenerationenkonflikt verursacht durch schwere Erschütterungen**	**1. GENERATION**	**2. GENERATION**	**3. GENERATION**
WOLFG. E.	**Großvater väterlicherseits:** kriegstraumatisiert, »nur angeheiratet« **großmütterlicher Betrieb:** ausgebombt, wiederaufgebaut, Verluste durch Verkleinerung **Mutter:** Kriegshalbwaise, Flucht	konnte sich beruflich nicht mehr integrieren Parentifizierung der Kinder über den Betrieb, schlechte Partnerschaft nichts bekannt	**Vater:** schwach und abhängig, schlechte Partnerschaft **Mutter:** depressiv, späte berufliche Entfaltung	Symptomträger: s. Tabelle 7, am Ende der Therapie: frei
MICHA. S.	**Großvater** Spätheimkehrer, krank u. schwer integrierbar, **Großmutter** abhängig, Mutter schwach, Vater missbrauchend und betrügerisch	krank u. schwer integrierbar	**Mutter:** nie erwachsen, starb früh **Vater:** Typ Borderline	Symptomträgerin: s. Tabelle 7, am Ende der Therapie: frei
AYSE	**Eltern** aus der Türkei eingewandert, jeweils 2 Ehen der Eltern, Integrationsverweigerung der **Mutter**, Ambivalenzkonflikt: als gute türkische Tochter ›richtig‹ deutsch zu sein.	**Großeltern:** fordern bedingungslosen Gehorsam, sehr arm, suchen 2 x schwer gestörte Männer für ihre Tochter aus	Integrationsverweigerung der **Mutter** über Sprache, fordert: gute türkische Tochter, die ›richtig‹ deutsch zu sein hat.	Symptomträgerin: s. Tabelle 7, am Ende der Therapie: frei

((Fortsetzung))

NAME	Dreigenerationenkonflikt verursacht durch schwere Erschütterungen	1. GENERATION	2. GENERATION	3. GENERATION
VASILIS T.	**Vater** als Kind aus Bulgarien nach Griechenland, später mit **Mutter** nach Deutschland eingewandert. 2 Kinder in Griechenland als Integrationssicherheit in der alten Heimat	nichts bekannt	**Eltern:** guter Sohn = ›richtig‹ deutsch werden u. ›richtig‹ griechisch bleiben schwierige Partnerschaft **Mutter:** depressiv	Symptomträger: s. Tabelle 7, am Ende der Therapie: lebensmutiger und lebensfähiger
CHRIST. A.	**Großmutter:** mütterlicherseits als Denunziantin im KZ, lebensgierig, **Großvater:** eine Legende	**Großvater:** Schneider **Großmutter:** nichts bekannt	**Mutter:** 2 Ehen, fordert Ersatz für verstorbenen Sohn **Vater:** Grieche, deutscht seinen Namen ein, soll Integrationsprozess bei sich überspringen und alte Heimat »vergessen«	Symptomträger: s. Tabelle 7, am Ende der Therapie: lebensmutiger und -fähiger
FRAU A. NAOMI VERA	**Vater:** kriegsbedingte Flucht, Schwierigkeiten sich zu integrieren; emigrierte nach Kanada, kam später zurück. **Mutter** vom Land, Integration in Stadt	**Vater:** schlecht integriert **Mutter:** Kettenraucherin, Alkoholprobleme, verstorben	**Frau A.:** 2 Ehen, 4 Kinder, erschwerte Ausbildungssituation, verbittert, beruflich ehrgeizig, aber ohne pekuniären Gewinn.	am Ende der Therapie: Frau A. leichter Naomi: freier Vera: mutiger
RUTH A.	Spätfolgen v. generationsübergr. Integrationsschwierigkeiten			Symptomträgerin: etwas freier

4.6 Gegenübertragung

Rom führt zur Gegenübertragung aus:

> »Das wichtigste und ergiebigste Werkzeug für die Wahrnehmung und Ortung des schizophrenen Menschen in seiner Innenwelt ist die Gegenübertragung. Sie ermöglicht vorerst nur einen Blick durchs Schlüsselloch.
> Unsere Gegenübertragung basiert auf einer passiven intuitiven Wahrnehmung, die von außen, nämlich vom Patienten, in uns aktiviert wird. Das ist zu unterscheiden von unserer Gegenidentifikation, die mit unserer aktiven Fähigkeit und der Absicht zu tun hat, sich in die Situation des Gegenübers hineinzuversetzen. Ein sehr schwieriges Thema, bei dem es um mehr als Mitgefühl und Empathie geht.«[115]

Beispiel: Eine Familie, bestehend aus den Eltern und zwei jungen Erwachsenen, kommt zum Erstgespräch. Ich stehe an der Praxishaustür und mir kommt eine »große Einheit« entgegen. Mein Wartezimmer scheint mir voll ausgefüllt und irgendwie zu klein. Ich spüre eine Erleichterung von der Bedrückung, nachdem sich alle im Kreis gesetzt haben und als ich meinen Stuhl etwas weiter aus dem Kreis nach hinten schiebe.

Die Familie kommt zu mir nach einem stationären Aufenthalt des jüngeren Sohnes in der Psychiatrie. Die Polizei hatte ihn eingewiesen, als sie zu einem eskalierten Streit zwischen ihm und der Mutter gerufen worden war. Er habe nur noch ›wirres Zeug‹ geredet und Gewalt angedroht. Es wird in den folgenden Sitzungen schnell sehr laut, der Vater greift verbal den jüngeren Sohn als einen Tunichtgut an, der faul sei und in allen bisherigen Schulen versagt habe. Der Sohn verteidigt sich durch Bagatellisierung, wird frech, und der Vater legt noch eins drauf: Er betont, wie gut der ältere Sohn studiere und dass er sich wohl verhalte im Vergleich zum jüngeren. Der ältere Sohn versucht, den Vater zu beschwichtigen, die Mutter schweigt. Sie hat dabei die Haltung eines etwas schüchternen Mädchens, und die »Ritter« kämpfen. Diese in der Familie eingefahrene Dynamik hält einige Sitzungen an. Dann passiert Folgendes:

Der Vater schreit den jüngeren Sohn an, was ihm denn einfalle, wenn er so rücksichtslos mit der Mutter umgehe. Der Sohn sagt zu mir mit einem abwertenden Blick zum Vater: ›So ein Schmarrn, Frau W.‹ und zur Mutter: ›Los steh auf.‹ Die Mutter steht brav auf. Der Sohn stellt sich hinter sie, nimmt sie fest am Arm, dreht ihn nach hinten und deutet mit der anderen Hand an, dass er ihr ein Messer an den Hals setzt und sagt: ›Schauen Sie Frau W., ist das eine Bedrohung?‹ Die Mutter schmiegt sich fast an den Sohn und wirkt nicht ängstlich, eher kokett. Ich fühle in mir Leere, nüchterne Gedanken kommen hoch beim Miterleben dieser verrückten Szene. Erst, als die Familie vor mir den Raum verlässt,

115 Rom, J. (2013): Schizophrenien: Wissen – Verstehen – Handeln, Vandenhoeck & Ruprecht, S. 83.

spüre ich Angst. Ich habe verstanden, was den jüngeren Sohn verrückt macht, und die Arbeit mit ihm kann beginnen. Es ist die inzestuöse Umklammerung durch die Mutter, die ihn im Gegensatz zum älteren Bruder gefangen nimmt und bedroht. Sein bisheriger fantasierter Ausweg geht nur über einen Mord an sich oder der Mutter. Durch die nachfolgende Einzeltherapie kann sich diese inzestuöse Umklammerung auflösen und damit die weitreichende Lern- und Arbeitsstörung des jüngeren Sohnes.

5 Prozess einer Therapie

Im therapeutischen Prozess gilt es, die Beeinträchtigungen im Betroffenen aufzuspüren und zu verstehen. Es muss dabei beobachtet werden, ob und wie das Ergebnis entweder integriert oder nicht integriert werden kann. Je nachdem ist nun erforderlich, das Ergebnis mit dem Betroffenen durchzuarbeiten und neu oder erstmalig zu integrieren. Dieser Vorgang kann gleichzeitig große und Angst einflößende Affekte hervorrufen, die zunächst als annehmbar erlebbar gemacht werden müssen. In diesem Kontext verweise ich auf Tabelle 7 mit den Fehlzeiten. Daran lässt sich deutlich ablesen, wie sich die Häufigkeit der Fehlzeiten nicht mit Therapiebeginn verändert, sondern prozesshaft abnehmen kann. So lernen wir in der Lehranalyse:

›*Alles in uns darf ohne Zensur sein.*‹

Und: ›*Es kommt nur darauf an, wie wir es verstehen.*‹

Beziehungsanalytische Therapien setzen sich in der Regel aus folgenden Phasen zusammen: Wechselseitiges Kennenlernen, mit den Zielen:

1. Die Therapeuten versuchen – über Zuhören und Einfühlen in die Klagen des Patienten –, die krankmachende Dynamik, den transgenerationellen Hintergrund und die Umwelt des Patienten mit all seinen eigenen Möglichkeiten zu erfassen und zu reflektieren.
2. Die Therapeuten ertasten im Kontakt mit dem Patienten, wie viel der Patient jeweils von seinem unbewusst vorgetragenen und gesendeten und seine Psyche krankmachenden Material in seinem Bewusstsein aufnehmen kann. Dies bestimmt das Procedere einer jeweiligen Therapie.
3. Die somit behutsam vorgehenden Therapeuten können im Verlauf des therapeutischen Prozesses immer differenzierter zum Filter für den Patienten werden. Dadurch wird möglich, dass sich Reflexive Kompetenz im Patienten erstmalig oder weiterentwickelt. In einem glückenden Verlauf muss der Filter im Therapeuten weniger stützend sein, da der Patient einen eigenen, für seine psychische Hygiene zuverlässigen Filter entwickelt.

4. Aus einer zunächst als dyadisch geprägten Patient-Therapeut-Beziehung wird eine Beziehung, in der das triangulierende Element überwiegt mit dem Thema: *Patient – seine Realität – seine Geschichte und seine originäre Erlebnisweise.*
5. Die anfängliche Abhängigkeit des Patienten vom Therapeuten und von dessen reflektierterem Umgang mit Ängsten, Konflikten und Affekten kann sich wieder lösen.

Dabei ist von entscheidender Bedeutung, dass Therapeuten ein sicheres Gespür dafür entwickelt haben, wie viel ihr Gegenüber von dem jeweiligen Konfliktbereich reflexiv verarbeiten kann oder überhaupt muss. Letzteres ist besonders relevant für die Bewältigung von Traumata. Nur dann können folgende Schritte gelingen:

1. Dass die Patienten anwachsendes Vertrauen in die Annahme durch den Therapeuten gewinnen und eine veränderte oder erstmalige Sicht auf ihre jeweilige psychische Befindlichkeit erfahren.
2. Da der Wortschatz zur Beschreibung von affektiven und mentalen Zuständen meist signifikant gestört oder noch nicht entdeckt worden ist, braucht es ein therapeutisch behutsames Vorgehen. Beim Jugendlichen und Erwachsenen geschieht dies im Dialog, der die volle empathische Präsenz des Therapeuten erfordert. Beim Kind findet die Begegnung im gemeinsamen Spiel statt und oft ohne Erklärung seitens des Therapeuten.
3. Es gibt so etwas wie »psychischen Eiter«. Bekanntermaßen tut Eitertupfen weh, d.h., eine wichtige Voraussetzung ist, dass der Patient selber seinen Schmerz nicht mehr ertragen will oder kann und dass er sich im Vertrauen auf den Behandler zunächst den erneuten psychischen Schmerzen aussetzt.
4. Der Prozess des Abheilens und Vernarbens muss sich einspuren können. Die psychisch gesunde Abwehr von Verletzungen muss anwachsen, damit bei erneuten – nicht zu tiefen – Verletzungen krankmachende Reaktionen aufgefangen werden können.
5. Zum Abschluss jeder Therapie braucht es noch die Phase der Sicherung, d.h., dass der Betroffene sich auch ohne Hilfe von außen schützen und helfen kann.

Das schönste Abschiedsgeschenk für mich ist, erleben zu können, dass meine Hilfestellung überflüssig geworden ist – oder im absehbaren Zeitrahmen wird; zu erleben, dass mein Leitgedanke aus dem Vorwort greifen kann:

Wer bin ich?
Ich bin nicht das, was mir passiert,
ich bin das, wie ich darauf reagiere.

Wie aufgezeigt, besteht dieser Prozess aus einer Entwicklung und nicht aus einer von außen angetragenen Verhaltensänderung. Meine Aufgabe als Therapeutin besteht darin, deswegen »Vorsicht vor Einsicht« zu praktizieren. Einsicht ist nicht belastbar und steht nicht automatisch zur Verfügung. Die bisherigen Möglichkeiten im Patienten bleiben bestehen – es kommen nur neue hinzu, denn die Amygdala als »emotionale Einfärberin« von Informationen »vergisst nicht«.

6 Schamkonflikt bei Lern- und Arbeitsstörungen und dessen Auswirkungen

Ein großer Bestandteil in einer Therapie ist die Bearbeitung von Schamkonflikten. Ich habe aufgezeigt, dass wesentliche Elemente der beziehungsanalytischen Konfliktbewältigungsstrategie lauten:
- Alles in uns darf ohne Zensur sein und es kommt nur darauf an, wie wir es verstehen.
- Wir erfassen von unserem Gegenüber so viel, wie wir selber in uns zulassen können.
- Der Therapeut wird zum »reinigenden« Filter.

Das heißt, wenn jemand sich so schämt, dass er seine Konflikte
- verleugnen = es gibt keinen Konflikt, also habe ich keinen,
- abspalten = ich muss gut sein und der andere ist böse, blöd, gemein,
- verdrängen = abschieben ins Unbewusste = *›keine Ahnung‹*

muss, dann braucht er Hilfe, die ihm die Chance gibt, die Konflikte erneut bewusst zu erleben. Der Therapeut wird dann zunächst als ein Mensch wahrgenommen, der sich mit scheinbar unmöglichen und verbotenen Dingen beschäftigt. Weder im Individuum noch in unserer derzeitigen Gesellschaft ist ein Schamkonflikt ein »angesehener« Konflikt. Er wird immer als unangenehm erlebt, ist oft durch moralische Vorstellungen negativ besetzt und kollektiv schwer belastet wegen des Holocaust und der eigenen Vorgeschichte.

Gefühle von Entwertung und tiefe Beschämung über die versagende Leistungsfähigkeit begleiten die Betroffenen von Lern- und Arbeitsstörungen. Die Spannung zwischen dem Ich und dem Ideal ist immanent. Die persönliche Würde ist dadurch in Frage gestellt. Das beschämte und verletzte Selbst kann nichts mehr ertragen. Es fühlt sich eigenen und fremden Angriffen gegenüber ausgeliefert. Üblich sind bei Berichten über neue Misserfolge des Lernens oder der Arbeitssuche entweder selbstschädigende Abwertungen oder die Umkehr ins Gegenteil in Form von unangemessener Verteidigung gegen vermeintliche oder befürchtete Angriffe. Die in den hier dargestellten Fällen beobachteten emotionalen Reaktionen sind in der folgenden Tabelle zusammengetragen:

Tabelle 11: Lern- und Arbeitsstörungen – emotionale Reaktionen und innerseelische Auswirkungen

NAME	emotionale Reaktionen der Familie auf Leistungsversagen	innerseelische Auswirkungen
STEFANIE	stumme Vorwürfe, falsches Trösten, abwertend vergleichen, ›hintenherum reden‹, verdeckte Schuldzuweisungen	Selbstanklage, von Schamgefühlen bedrückt, verleugnete Wut, mangelnder Selbstwert
CORINNA	abwertend vergleichen, verdeckte Verachtung, im Streit offene Arroganz, Unverständnis, kein Trost	Selbstanklage, Schamkonflikte, Wut, mangelnder Selbstwert
TERESA	Abwertungen, Verachtung, Unverständnis, Gleichgültigkeit, Spott, Arroganz	Selbstanklage, v. Scham überflutet, Wut, Verleugnung der Wut auf andere, mangelnder Selbstwert
JULIAN	offene Abwertungen d. Vater u. Schwester, verdeckte d. Mutter, Symptom soll ›nur‹ verschwinden, unbewusste Arroganz	Selbstanklage, Scham, Wut, Mutlosigkeit
FRAU B. HERR B.	bei älterer Schwester erlebt: Schläge, Abwertungen, Verlassenwerden. Schläge, Hohn, keine Hilfe, offene Schuldzuweisungen, Verlassenwerden	Angst vor eigenem Versagen, will andere ungefragt unterstützen, extremes Rationalisieren mangelnder Selbstwert, Schamgefühle abwiegeln
WOLFG. E.	Schläge, Abwertungen, Verlassenwerden, Desinteresse, Spott, Arroganz	Gedankenkreisen, Suizidalität, Gewaltbereitschaft, Arroganz, Scham
MICHA. S.	massive Abwertungen, Verachtung, Wegschauen	mangelnder Selbstwert projiziert nach, Aggressivität, Gedankenkreisen, Suizidalität
AYSE	Schläge, Abwertungen, Verlassenwerden	mangelnder Selbstwert, Aggressivität, Scham
VASILIS T.	Schläge, vernichtende Abwertungen, Verlassenwerden, Unverständnis, abwertende Vergleiche	Gedankenkreisen, Suizidalität, Verleugnung der Wut auf andere, mangelnder Selbstwert
CHRIST. A.	Schläge, vernichtende Abwertungen, Verlassenwerden, Unverständnis	Gedankenkreisen, Suizidalität, Verleugnung der Wut auf andere, mangelnder Selbstwert, Scham
FRAU A. NAOMI VERA	Schläge, Abwertungen, alleingelassen Schläge, Abwertungen, unverstanden Schläge, Abwertungen, alleingelassen	wehren über Selbstüberschätzung mangelnder Selbstwert, Aggressivität Selbstanklage, Scham, Wut, Mutlosigkeit
RUTH A.	Schläge, Abwertungen, unverstanden, überfordert	Selbstanklage, Scham, verleugnete Wut, Mutlosigkeit

Rudolf ordnet Scham als Affekt der Entbehrung in den Grundbedürfnissen nach Autonomie und Identität ein[116] – wie bereits in Punkt 6.5 »Emotion und Kognition« der Einleitung zitiert (s. S. 67):

»Es gibt keine Kognition, d. h. Denken, Wahrnehmen, Erinnern, ohne emotionale Beteiligung.«

An dieser Stelle möchte ich mit Hilgers eine typische Tarnung für Reaktionen auf Schamempfindung anführen:

> »Als ich vor einiger Zeit mit meinem fünfjährigen Sohn über sein gelegentliches Beleidigtsein sprach, meinte er etwas verschmitzt: ›Wenn ich beleidigt bin, mache ich ein Fischgesicht‹. Tatsächlich: Die Ausdruckslosigkeit des Fischgesichts (das Fehlen des Facialis-Gesichtsnervs bei Fischen ist der Grund für die Unmöglichkeit mimischen Ausdrucks) ist eine treffende Beschreibung für den Versuch, einfach nicht da zu sein, nicht mehr zu kommunizieren und keinerlei mimische Information über das eigene Innenleben geben zu wollen. Wer sich schämt oder ›beleidigt‹ ist, will sich verbergen, womöglich im Erdboden versinken und sich den Blicken entziehen. Dieses Verschwindenwollen und das Verbergen eigenen Gefühls- und Innenlebens charakterisiert zahlreiche schamvolle Erlebnisse. Das ›Fischgesicht‹, die mimische Ausdruckslosigkeit als Mittel der Verteidigung gegen peinliches Gesehenwerden ist jedoch bereits eine Reaktion auf Schamempfinden. Die gewitzte Antwort hat bereits Mittel zum Inhalt, sich der ärgsten Nöte des Schamerlebnisses zu erwehren, nämlich des wehrlosen Ausgeliefertseins an die Blicke der anderen und damit der Preisgabe intimer Geheimnisse. Scham ist ein Gefühl, welches zumeist nur in der Verhüllung, der Maskierung erscheint, selten jedoch offen und unverkleidet. Dieses Verbergen bezieht sich allerdings nicht bloß auf umstehende Teilhaber der Schamszene, sondern mindestens ebenso sehr auf den eigenen, den inneren Blick.«[117]

Ich habe aufgezeigt, wie aus Angst und Scham unbearbeitete, weitreichende innerseelische Auswirkungen der psychogenetischen Lern- und Arbeitsstörung nur kaschiert in den zwischenmenschlichen Bereich gelangen sollen. Der unbewusste, negative Wunsch, dass das Gegenüber ebenfalls über die ›*Keine Ahnung*‹-Abwehr kommunizieren möge, kann sich dann erfüllen, wenn das Gegenüber selber über zu wenig Reflexive Kompetenz verfügt.

Um diese Abwehrform zu erkennen, bedarf es bei Ausbildern generell eines tiefer greifenden Wissens um innerseelische Wirkmechanismen. Erst dann können sie erkennen, weshalb auch didaktisch gut aufbereitetes Lernmaterial im Auszubildenden nicht wirklich ankommen und verarbeitet werden kann, wenn eine eingeschränkte Bindungsfähigkeit Auswirkungen auf die Lern- und Arbeitswelt hat. Wenn negative Wahrnehmung die Vertrauenswürdigkeit zwischen zwei Personen in Frage stellt, bedarf es erweiterter Hilfsmaßnahmen, denn bekanntlich haben Störungen Vorrang und müssen erst beseitigt werden.

116 Rudolf, G. (2004), S. 39.

117 Hilgers, Micha (1997): Scham, Vandenhoeck & Ruprecht, S. 9.

Dringlich erforderlich ist deshalb, dass Ausbilder im Rahmen ihrer Tätigkeit auch Supervision für ihre schwierigen Auszubildenden erhalten – Supervisionen, in denen sie ohne Stress Lern- und Lehrsituationen durchleuchten können, damit sich ihre persönliche Reflexive Kompetenz mit Erfahrungen und theoretischem Hintergrund verknüpfen kann.

Bildhaft ausgedrückt: Ist ein Abfluss verstopft, prüft man selbstverständlich die Ursache. Niemand würde versuchen, weitere Inhaltsstoffe nachzufüllen. Die Frage:

›*Was ist hier los, dass nichts mehr*
oder nur sehr wenig aufgenommen werden kann?‹,

sollte somit zwischen Ausbildern und Betroffenen von Lern- und Arbeitsstörungen genauso selbstverständlich gestellt werden können. Es geht dabei nicht um in die Intimsphäre eindringende Fragestellungen, sondern um ein

Wahrnehmen im Respekt.

Dies gilt als Grundvoraussetzung gleichermaßen für den Psychotherapeuten sowie für den Ausbilder im Lern- und Arbeitsbereich, damit

Handlungsfähigkeit in einem beruflich
respektvoll strukturierten Beschäftigungssystem

entwickelt werden kann. Nur wer sich mit sich selbst identifizieren kann, ist letztlich fähig, seine innere Einstellung zum Erwachsenendasein in Verbindung mit beruflichen Fähigkeiten angemessen zu gestalten.

Anhang

1 Literaturverzeichnis

1.1 Monographien, Sammelbände und Aufsätze

Alanen, Y. (2001): Schizophrenie: Entstehung, Erscheinungsformen und die bedürfnisangepaßte Behandlung, Klett-Cotta.

Allen, J.G., Fonagy, P., Bateman, A. u. Vorspohl, E. (2011): Mentalisieren in der psychotherapeutischen Praxis, Klett-Cotta.

Argelander, H. (1970): Das Erstinterview in der Psychotherapie, Darmstadt: Wissenschaftliche Buchgesellschaft.

Auchter, Th. u. Strauss, V. (2003): Kleines Wörterbuch der Psychoanalyse, Vandenhoeck & Ruprecht.

Bateman, A. u. Fonagy, P. (1999): Effectiveness of Partial Hospitalisation in the Treatment of Borderline Personality Disorder, in: The American Journal of Psychiatry, Bd. 156 (1999), H. 10, S. 1563–1569.

Bateman A. u. Fonagy, P. (2014): Psychotherapie der Borderline-Persönlichkeitsstörung, Gießen: Psychosozial-Verlag.

Bauriedl, Th. (1980): Beziehungsanalyse – das dialektisch-emanzipatorische Prinzip der Psychoanalyse und seine Konsequenzen für die psychoanalytische Familientherapie, Suhrkamp (vergriffen).

Bauriedl, Th. (1985): Psychoanalyse ohne Couch, Urban & Schwarzenberg.

Bauriedl, Th. (1994): Auch ohne Couch – Psychoanalyse als Beziehungsanalyse und ihre Anwendungen, Klett.

Beebe, B. u. Lachmann, F. (2004 [2002]): Säuglingsforschung und die Psychotherapie Erwachsener, Klett-Cotta.

Bion, W. R. (1990): Lernen durch Erfahrung, Suhrkamp.

Blos, Peter (2001 [1996]): Adoleszenz, Klett-Cotta.

Blos, Peter (2009): Adoleszenzpsychiatrie, 2. Auflage, Schattauer.

Böker, H. (Hrsg.) (2006): Psychoanalyse und Psychiatrie, Springer.

Bohleber, W. (1996): Adoleszenz und Identität, Stuttgart: Klett-Cotta.

Bohleber, W. (2012 [Originalausgabe 2010]): Was Psychoanalyse heute leistet (Deutsche Ausgabe), Klett-Cotta.

Boszormenyi-Nagy, I. u. Framo, J. L. (Hrsg.) (1975): Familientherapie, Theorie und Praxis, Bd. 1 u. 2, Reinbek: Rowohlt.

Boszormenyi-Nagy, I. u. Spark, G. (2006 [1973]): Unsichtbare Bindungen, Klett-Cotta.

Bowlby, J. (1960): Grief and mourning in infancy and early childhood, in: The Psychoanalytical Study of the Child, Jg. 15 (1960), H. 1, S. 9–52.

Bowlby, J. (1995 [1988]): Elternbindung und Persönlichkeitsentwicklung, Heidelberg: Dexter.

Bowlby, J. (2006): Bindung und Verlust (3 Bde.: Bindung; Trennung – Zorn und Angst; Verlust – Trauer und Depression), reinhardt.

Brisch, K. H. (2011 [1998]): Bindungsstörungen, 11. Auflage, Klett-Cotta.

Bruch, H. (1982): Der goldene Käfig, Fischer TB.

Bürgin (1999): »Adoleszenz und Trauma«, in: Streeck-Fischer, A. (Hrsg.): Adoleszenz und Trauma, Vandenhoeck & Ruprecht.

Ciompi, L. (1982): Affektlogik. Über die Struktur der Psyche und ihre Entwicklung. Ein Beitrag zur Schizophrenieforschung. Stuttgart: Klett-Cotta.

Clarkin, J. F., Yeomans, F. E. u. Kernberg, O. F. (2001): Psychotherapie der Borderline-Persönlichkeit, Schattauer.

Clarkin, J. F., Fonagy, P. u. Gabbard, G. O. (2013): Psychodynamische Psychotherapie der Persönlichkeitsstörungen, Schattauer.

Dennett, D. (1987 [1978]): Brainstorms. Philosophical Essays on Mind and Psychology, Cambridge (MA): MIT Press.

Dilling, H., Mombour, W. u. Schmidt, M. H. (Hrsg.) (1999): Internationale Klassifikation psychischer Störungen, 3. Auflage, Hans Huber.

Dornes, M. (1999 [1993]): Der kompetente Säugling, 10. Auflage, Fischer.

Dornes, M. (1999): Die frühe Kindheit, 3. Auflage, Fischer.

Dornes, M. (2000): Die emotionale Welt des Kindes, 4. Auflage, Fischer.

Dornes, M. (2006): Die Seele des Kindes, 1. Auflage, Fischer.

Dreikurs, Rudolf u. & Soltz, Vicky (1964): Kinder fordern uns heraus (Erstausgabe), Klett-Cotta.

Eckhardt-Henn, A. u. Hoffmann, S. O. (Hrsg.) (2004): Dissoziative Bewusstseinsstörungen, Stuttgart: Schattauer.

Ekman, P. (1992): Facial Expressions of Emotion, in: Psychological Science, Bd. 3/1992, S. 34–38.

Endres, M. (Hrsg.) (1994): Krisen im Jugendalter, Ernst Reinhardt.

Erikson, J. E. H. (1980): Jugend und Krise (Deutsche Ausgabe).

Erikson, J. E. H. (1996 [1959]): Identität und Lebenszyklus, Suhrkamp.

Fend, H. (1997): Der Umgang mit Schule in der Adoleszenz, Bern: Huber.

Fend, H. (2005): Entwicklungspsychologie des Jugendalters, Wiesbaden: VS.

Flammer, A. u. Alsaker, F. (2001): Die Entwicklungspsychologie der Adoleszenz, Bern: Huber.

Fonagy, P. (2003): Bindungstheorie und Psychoanalyse, Stuttgart: Klett-Cotta.

Fonagy, P. (2006): Psychoanalyse und die Psychopathologie der Entwicklung, Stuttgart: Klett-Cotta.

Fonagy, P., Gergely, G., Jurist, E. L. u. Target, M. (2004 [2002]): Affektregulierung, Mentalisierung und die Entwicklung des Selbst (übersetzt v. E. Vorspohl), Stuttgart: Klett-Cotta.

Fonagy, P. u. Klostermann, M. (2009): Bindungstheorie und Psychoanalyse, Klett-Cotta.
Fonagy, P. u. Target, M. (2003): Frühe Bindung und psychische Entwicklung, Psychosozial-Verlag.
Freud, Anna (1980 [1936]): Die Schriften. Gesamtausgabe, München: Kindler.
Fryser, A. u. Schwing, R. (2012): Systemisches Handwerk, Vandenhoeck & Ruprecht.
Gast, U. u. Wabritz, P. (2014): Dissoziative Störungen erkennen und behandeln, Stuttgart: Kohlhammer.
Gastager, H. u. S. (1973): Die Fassadenfamilie, Kindler.
Gerisch, B. (2012): Suizidalität, Psychosozial-Verlag.
Green, V. (Hrsg.) (2005): Emotionale Entwicklung in Psychoanalyse, Bindungstheorie und Neurowissenschaft, Brandes & Apsel.
Grimmer S., Sammet, I. u. Dammann, G. (Hrsg.) (2012): Psychotherapie in der Spätadoleszenz, Stuttgart: Kohlhammer.
Groß, Anke (2012): Die Bowen'sche Familiensystemtheorie – eine Einführung, in: Kontext, Bd. 43 (2012), H. 1, Vandenhoeck & Ruprecht.
Haarer, Johanna (Erstauflage 1934, aufgelegt bis 1987): Die deutsche Mutter und ihr erstes Kind, Carl Gerber.
Hennigsen, P. u. Rudolf, G. (2013): Psychotherapeutische Medizin: ein einführendes Lehrbuch, 7., überarbeitete Auflage, Thieme.
Hering, W. (2011): Scham in der psychotischen Erkrankung, in: PSYCHE, Jg. 65 (2011), H. 5, S. 439–463.
Hilgers, M. (1997): Scham – Geschichte eines Affekts, Vandenhoeck & Ruprecht.
Hirsch, M. (1997): Schuld und Schuldgefühle, zur Psychoanalyse von Trauma und Introjekt, Vandenhoeck & Ruprecht.
Hirsch, M. (1997): Transgenerationale Weitergabe von Schuld und Schuldgefühl, in: Opher-Cohn L. et al. (Hrsg.): Das Ende der Sprachlosigkeit?, Psychosozial-Verlag.
Hirsch. M. (2011): Trauma, Psychosozial-Verlag.
Hohage, Roderich (2004): Analytisch orientierte Psychotherapie in der Praxis, 4. Auflage, Schattauer.
Jachertz, N. (2013): Hohes Aufkommen, niedrige Behandlungsrate, in: Deutsches Ärzteblatt/PP, H. 2/Februar 2013.
Johnson, H., Munkata, Y. u. Gilmore, R. O. (Hrsg.) (2002): Brain Development and Cognition, 2. Auflage, Blackwell.
Kandel, E. R., Schwartz, J. H. u. Jessel, Th. M. (2000): Principles of Neural Science, 4. Auflage, McGraw-Hill.
Kipp J., Unger H.-P. u. Wehmeier, P. (1996): Beziehung und Psychose, Thieme.
Küchenhoff, J. (1999): Selbstzerstörung und Selbstfürsorge, Psychosozial-Verlag.
Küchenhoff, J. (2012): Psychose, Psychosozial-Verlag.
Kühn, M. (2004): Kant, C. H. Beck.
Laucht, M., Schmidt, M. H. u. Esser, G. (2000): Risiko und Schutzfaktoren in der Entwicklung von Kindern und Jugendlichen, in: Frühförderung interdisziplinär, Jg. 19 (2000), H. 3, S. 97–108.
Linderkamp, F. u. Grünke, M. (Hrsg.) (2007): Lern- und Verhaltensstörungen, Basel: Beltz.
Lorenzer, A. (1966): Zum Begriff der ›traumatischen Neurose‹, in: PSYCHE, Jg. 20 (1966), S. 481–492.
Lorenzer, A. (1970): Sprachzerstörung und Rekonstruktion, Frankfurt a. M.: Suhrkamp.

Lorenzer, A. (2002): Die Sprache, der Sinn, das Unbewusste, in: Prokop, U. (Hrsg.): Psychoanalytisches Grundverständnis und Neurowissenschaften, Stuttgart: Klett-Cotta.
Lorenzer, A. (2005): Szenisches Verstehen, Tectum.
Maschke, S. u. Steder, L. (2010): In der Schule, vom Leben und Lernen in der Schule, Wiesbaden: SpringerVS.
Mentzos, S. (1988): Interpersonale und institutionalisierte Abwehr, Suhrkamp TB Wissenschaft.
Mentzos, S. (1992): Neurotische Konfliktverarbeitung, Fischer.
Mentzos, S. (Hrsg.) (1992): Psychose und Konflikt, Vandenhoeck & Ruprecht.
Mentzos, S. (1995): Depression und Manie, Vandenhoeck & Ruprecht.
Mentzos S. u. Münch, A. (Hrsg.) (1999–): Forum der Psychoanalytischen Psychosentherapie. Schriftenreihe des Frankfurter Psychosenprojekts (FPP) e. V., Vandenhoeck & Ruprecht.
Mentzos, S. (2011): Lehrbuch der Psychodynamik, 5. Auflage, Vandenhoeck & Ruprecht.
Mitchell, S. A. (2005 [1997]): Psychoanalyse als Dialog 2005, Gießen: Psychosozial-Verlag.
Moser, U. (2013): Was ist eine Mikrowelt?, in: PSYCHE, Jg. 67 (2013), H. 5.
Muck, M. u. Trescher, H. (Hrsg.) (2007): Grundlagen der Psychoanalytischen Pädagogik, Psychosozial-Verlag.
Müller-Spahn, M. (2005): Symbolik – Traum – Kreativität im Umgang mit psychischen Problemen, Vandenhoeck & Ruprecht.
Nissen, G. (Hrsg.) (2003): Affekt und Interaktion, Kohlhammer.
Richter, H.-E. (1967): Eltern, Kind und Neurose, 2. Auflage, Rowohlt.
Rom, J. (2008): Identitätsgrenzen des Ich, Vandenhoeck & Ruprecht.
Rom. J. (2013): Schizophrenien: Wissen – Verstehen – Handeln, Vandenhoeck & Ruprecht.
Roth, G. (2001): Fühlen, Denken, Handeln. Wie das Gehirn unser Verhalten steuert, Suhrkamp.
Rudolf, G. (2000): Der depressive Grundkonflikt und seine Verarbeitungen; Krankheitsbilder in der Folge des depressiven Grundkonfliktes, in: Rudolf, G. u. Henningsen, P.: Psychotherapeutische Medizin und Psychosomatik, Stuttgart: Thieme, S. 149–207.
Rudolf, G. (2004): Strukturbezogene Psychotherapie, Schattauer.
Salge, H. (2013): Analytische Psychotherapie zwischen 18 und 25, Heidelberg: Springer.
Schultz-Venrath, U. (2013): Lehrbuch Mentalisieren, Stuttgart: Klett-Cotta.
Singer, K. (1970): Lernhemmung, Psychoanalyse und Schulpädagogik, Ehrenwirth.
Sohni, H. (Hrsg.) (1999): Geschwisterlichkeit. Psychoanalytische Blätter, Vandenhoeck & Ruprecht.
Sohni, H. (2011): Geschwisterdynamik, Psychosozial Verlag.
Spitz, R. A. (1969 [1965]): Vom Säugling zum Kleinkind, Stuttgart: Klett.
Stern, W. (1993): Psychologie der frühen Kindheit bis zum sechsten Lebensjahr, Darmstadt u. Leipzig: Wissenschaftliche Buchgesellschaft.
Stierlin, H. (1976): Eltern und Kinder, Suhrkamp.
Streeck-Fischer, A. (Hrsg.) (1999): Adoleszenz und Trauma, Vandenhoeck & Ruprecht.
Tiedemann, J. L. (2013): Scham, Psychosozial-Verlag.
Valentin, Bertl (1971): Du bleibst da, und zwar sofort. Mein Vater Karl Valentin, Piper.
Wellendorf, F. u. Wesle, Th. (Hrsg.) (2009): Über die Unmöglichkeit zu trauern, Klett-Cotta.
Winnicott, D. (1967): Vom Spiel zur Kreativität, Stuttgart: Klett.

Wittchen, H. U. u. Jacobi, F. (2001): Die Versorgungssituation psychischer Störungen in Deutschland. Eine klinisch-epidemiologische Abschätzung anhand des Bundes-Gesundheitssurveys 1998, in: Bundesgesundheitsblatt, Bd. 44 (2001), H. 10, S. 993–1000.
Wöller, W. u. Funke, U. (2014): Bindungstrauma und Borderline-Störung, Stuttgart: Schattauer.

1.2 Zeitschriften, Broschüren, unveröffentlichte Arbeiten, Vorträge, Online-Quellen und Sonstiges

Andreas-Salomé, Lou: Mein Dank an Freud. Offener Brief an Professor Freud zu seinem 75. Geburtstag, copyright 1951 by Internationaler psychoanalytischer Verlag Ges.m.b.H. Wien I, herausgegeben von der International Psychoanalytic University, der psychoanalytischen Hochschule in Berlin.
Bundesministerium für Bildung und Forschung (2015): Berufsbildungsbericht 2015, URL: http://www.bmbf.de/de/berufsbildungsbericht.php.
Heinrich-Böll-Stiftung (Hrsg.) (2010): Dossier: Dritte Generation.
Journal für Psychoanalyse, Zürich: Seismo Verlag AG.
Psyche. Zeitschrift für Psychoanalyse und ihre Anwendungen, Hrsg.: Werner Bohleber, Klett-Cotta.
Psychoanalytische Familientherapie. Zeitschrift für Paar-, Familien- und Sozialtherapie, Hrsg.: Bundesverband Psychoanalytische Paar- und Familientherapie (BvPPF), Psychosozial-Verlag.
Schopper, M. (2010): Kontrollierte Interventionsstudie zur Ausprägung somatoformer Syndrome bei wenig integrierten Migrantinnen vor und nach einem intensiven Deutschsprachkurs, LMU München: Dissertation.
Steinke, M. u. Badura, B. (2011): Präsentismus: Ein Review zum Stand der Forschung, 1. Auflage, Dortmund: Bundesanstalt für Arbeitsschutz und Arbeitsmedizin, URL: https://www.baua.de/DE/Angebote/Publikationen/Berichte/Gd60.pdf?__blob=publicationFile&v=1.
Rom, J. (2013): »Junge psychotische Menschen«. Vortrag anlässlich der Arbeitstagung der überregionalen Weiterbildung in analytischer Psychosentherapie, München, Juni 2013.

2 Abbildungs- und Tabellenverzeichnis

2.1 Abbildungen

Abbildung 1: Innerseelische Brücke, idealtypisch
Abbildung 2: Innerseelische Brücke bei seelischen Erkrankungen
Abbildung 3: Das Drei-Säulen-Modell, aus: Mentzos, Stavros (2011): Depression und Manie. Psychodynamik und Therapie affektiver Störungen, 5. Auflage, Vandenhoeck & Ruprecht, S. 40.

2.2 Tabellen

Tabelle 1: Übersicht über Konflikte und die mit ihnen verbundenen Ängste nach Mentzos
Tabelle 2: Konfliktbild aus der Sicht von Stefanie
Tabelle 3: Ehen der Mutter
Tabelle 4: Ehen des leiblichen Vaters, der selber aus einer Patchworkfamilie stammt
Tabelle 5: Akzentverschiebungen in den adaptiven Emotionen
Tabelle 6: Familiensituation von Frau B.
Tabelle 7: Fehlzeiten und Diagnose der Studienfälle
Tabelle 8: Virulenz und Auswirkungen der Erkrankung
Tabelle 9: Auswirkungen der Erkrankung auf Leistungsverhalten und Lernhilfen
Tabelle 10: Symptomanstieg über mehrere Generationen
Tabelle 11: Lern- und Arbeitsstörungen - emotionale Reaktionen und innerseelische Auswirkungen

3 Auszüge und Erläuterungen

3.1 Dornes, M.: Die emotionale Welt des Kindes (Auszug)

»Aber nicht nur die Wahrnehmungswelt des Säuglings ist von erheblicher Komplexität und Differenziertheit, sondern auch seine Gefühlswelt. Die Auffassung, daß Säuglinge anfänglich nur Lust und Unlust empfinden, hat sich als übermäßige Vereinfachung herausgestellt. Genauere Untersuchungen haben gezeigt, daß für mindestens sieben sogenannte Primäraffekte spezifische Gesichtsausdrucksmuster existieren, die in allen Kulturen gleich sind. Es gibt jeweils typische Gesichtsausdrücke für Interesse, Überraschung, Ekel, Freude, Ärger, Traurigkeit und Furcht. Sie alle finden sich schon beim Säugling im ersten halben Lebensjahr (Dornes 1993, Kap. 5; Izard et al. 1995).
Sie müssen nicht gelernt werden, sondern sind Bestandteil der normalen Verhaltensaustattung eines jeden Mitglieds der Spezies Mensch (Krause 1983, Ekman 1993). Auf Grund neurobiologischer und anderer Überlegungen kann man die auch intuitiv einleuchtende Annahme plausibel machen, daß es eine weitgehende Entsprechung von Gesichtsausdruck

und Gefühl gibt, der Säugling also nicht nur freudig, ärgerlich oder traurig blickt, sondern sich auch so fühlt (Ekman 1992; Dornes 1993, Kap. 5). Weiter läßt sich sagen, daß sich sein Gefühlsleben nicht auf die eben genannten Primäraffekte beschränkt, sondern noch vielfältiger ist. Säuglinge verfügen über ziemlich präzise Zeit- und Intensitätswahrnehmungen (Literatur bei Dornes 1993, Kap. 2 und 4). Deshalb erleben sie nicht nur Freude, Ärger, Überraschung etc., sondern auch Eigenschaften wie ›rasch‹, ›plötzlich‹, ›an- und abschwellend‹. Affekte sind also nicht nur stark oder schwach, lust- oder unlustvoll, sondern haben dynamische Eigenschaften, die ihnen eine bestimmte ›Textur‹ verleihen. Plötzlich auftauchender Ärger fühlt sich anders an als langsam anschwellender, und ähnliches gilt für die Ereignisse in der Welt. Wir können von Licht überflutet oder auch nur berührt werden. Wir können beobachten, wie eine Mutter oder ein Vater den Säugling entweder langsam oder bedächtig oder schnell und ruckartig aus dem Bettchen nimmt. Diese vitale Dimension von Affekten oder Ereignissen wird schon von kleinsten Kindern wahrgenommen und trägt dazu bei, daß sie ein ganzes Spektrum von fein nuancierten Gefühlen und Empfindungen haben (Stern 1985, Kap. 3; neuere Literatur zur emotionalen Entwicklung bei Walker-Andrews/Dickson 1997 und Saarni et al. 1998).
Auch im Bereich der zwischenmenschlichen Interaktion sind Säuglinge kompetente Teilnehmer. Sie verfügen über ein subtiles Repertoire von mimischen, lautlichen und gestischen Verhaltensweisen, mit denen sie den Eltern ihre Befindlichkeit signalisieren und deren Interaktionsangebote beeinflussen. Diese mit dem bloßen Auge kaum sichtbare – aber mit moderner Videotechnologie sichtbar zu machende – wechselseitige Regulation der Beziehung hat den Blick auf die Mutter-Kind-Dyade revolutioniert. Der Säugling erscheint nun als *aktiver* Teilnehmer eines Austauschs und beeinflußt seine Eltern (fast) ebenso, wie er von ihnen beeinflußt wird. Die angemessene Metapher dafür ist die des Tanzes, in dem zwei Partner sich in fein eingespielter Weise miteinander bewegen und Unstimmigkeiten im Synchronisierungsprozess innerhalb kürzester Zeit nachreguliert werden (Gianino /Tronick 1988; Tronick 1989; Beebe et al.1997; zusammenfassend Franco 1997 und Braten 1998). Der Säugling erlebt seine Fähigkeit, die Eltern zu beeinflußen, als Wirkmächtigkeit, und dieses Gefühl – von den psychoanalytischen Narzißmustheorien als (gesunde) Omnipotenz bezeichnet – ist eines der bedeutsamsten in der frühen und auch in der späteren Lebenszeit. Es ist (mindestens) genauso wichtig wie Lust und Unlust, Sexualität und Aggression, Rivalität und Eifersucht, denn es entscheidet darüber, ob sich im Menschen die Überzeugung ausbildet, den weiteren Gang der Ereignisse beeinflussen zu können oder nicht. Mit der Betonung der Aktivität im Prozeß der wechselseitigen Beziehungsregulierung wandelt sich die Paradiesvorstellung, die wir mit der frühen Kindheit verknüpfen. Nicht mehr das Bild des satten, selig an der Brust in den Schlaf sinkenden Säuglings, sondern das des reziproken Lächelspiels zwischen Mutter und Kind, das mit drei bis vier Monaten seinen Höhepunkt erreicht, symbolisiert nun den *aktiven* Ursprung der menschlichen Existenz. Dieses Paradies ist kein Ort mehr, an dem Milch und Honig in den Säugling fließen, der nur noch den Mund zu öffnen braucht, sondern einer, an dem zwei Subjekte Milch und Honig *austauschen* und sich über die Art des Austausches kontinuierlich miteinander verständigen.«[118]

118 Dornes, M. (2000), S. 20.

3.2 Das Drei-Säulen-Modell nach Mentzos

Das Drei-Säulen-Modell

»Abbildung 1 zeigt eine runde, robuste waagerechte Plattform, die auf drei Säulen steht. Die Plattform repräsentiert, sofern sie horizontal und stabil bleibt, die adäquate Selbstwertgefühlregulation, also eine relativ ausgeglichene *narzisstische Homöostase*. Sie stützt sich auf die drei Säulen. Die von rechts nach links erste Säule, also die rechte, repräsentiert in ihrer Basis das Größen-Selbst, also die beim Kind noch normale, vorübergehende grandiose Vorstellung vom eigenen Selbst, und die nunmehr pathologische Vorstellung des Erwachsenen in der Manie. Etwas höher, darüber, sind die bei allen Menschen mehr oder weniger lebenslang vorhandenen halbbewussten Größenfantasien positioniert. Schließlich, zur Spitze hin, findet man das reife Ideal-Selbst, also die realistisch korrigierte positive Vorstellung von sich selbst, das uns trotz unvermeidlicher Fehler, Mängel, negativer Kritik etc. ein gewisses Maß an konstantem Selbstvertrauen und einen Puffer gegen Erschütterungen (durch Kränkungen und Misserfolge) garantiert. Die Voraussetzungen für eine günstige Entwicklung, also für einen guten, stabilen Aufbau und ein adäquates Funktionieren, besonders in schwierigen Situationen, sind ein körperliches wie auch seelisches ›Grundkapital‹ (Gesundheit, Vollständigkeit, Sättigung, körperliches Wohlbefinden,Begabungen etc.), aber maßgebend auch eine ausreichende positive Spiegelung und Bewunderung, also narzisstische Zufuhr durch das Primärobjekt (›der Glanz in den Augen der Mutter‹, Kohut). In gewissem Umfang wird dies alles auch durch die nachfolgenden Beziehungen zu anderen wichtigen Bezugspersonen gesichert. Diese Bewunderung und positive Spiegelung – und nicht nur die Anerkennung für gute Leistungen, wie wir sie bei der dritten (der linken) Säule treffen werden –, also diese sozusagen gratis erhaltene Akzeptanz, sind die Garanten für die Entstehung eines gesunden und widerstandsfähigen Ideal-Selbst (›auch wenn ich manchmal Mist baue, bin ich im Grunde ein guter Kerl!‹; Henseler, 1974).
Die zweite, die mittlere Säule repräsentiert in der Basis die symbiotische Bindung, aber dann bald auch die identifikatorische Partizipation an den idealisierten Eltern-Imagines. Im mittleren Abschnitt dieser Säule wird die Identifikation mit anderen Leitbildern repräsentiert, die zum Teil die Eltern in ihrer Funktion ergänzen und/oder ablösen. Im oberen Abschnitt stellt die Säule das reife (assimilierte und nicht nur introjizierte) Ideal-Objekt – wonach man sich orientiert – dar. Hier wird also der sich entwickelnde Mensch nicht wie bei der Dynamik der ersten Säule bewundert, sondern umgekehrt, er bewundert seinerseits das Ideal-Objekt und möchte auch selbst so sein, indem er sich mit den idealisierten Eltern und später mit den anderen Leitbildern identifiziert.
Die dritte, linke Säule entspricht in der Basis dem archaischen, unreifen, vorwiegend auf der Zweierbeziehung basierenden Über-Ich, im mittleren Abschnitt dem so genannten ödipalen Über-Ich (also die während der ödipalen, triadischen Konflikte und ihrer Verarbeitung übernommenen Verbote und Gebote). Im oberen Drittel findet sich das reife Gewissen. Dies umfasst zwar zum Teil die früher übernommenen Verbote und Gebote, welche jedoch nunmehr bewusst akzeptiert und bewusst bejaht werden. Zum anderen Teil aber besteht dieses reife Gewissen

auch aus eigenen, neu entstandenen Maßstäben und Werten. Die Stabilität dieser Säule beruht auf der Anerkennung durch erbrachte Leistungen. Die Funktion der Säule ist somit handlungs- und leistungsorientiert, sie garantiert die Erfüllung von Pflichten und die Einhaltung von Verboten und Verpflichtungen, die die Rechte und das Wohl der Anderen betreffen, aber dadurch gleichzeitig auch der zusätzlichen Stärkung der eigenen Selbstwertigkeit dienen. Die Reifung innerhalb dieser Säule und die dadurch garantierte zuverlässige Funktion stellen jenseits des Individualpsychologischen einen der mächtigsten und erfolgreichsten Regulatoren sozialen Zusammenlebens dar.«[119]

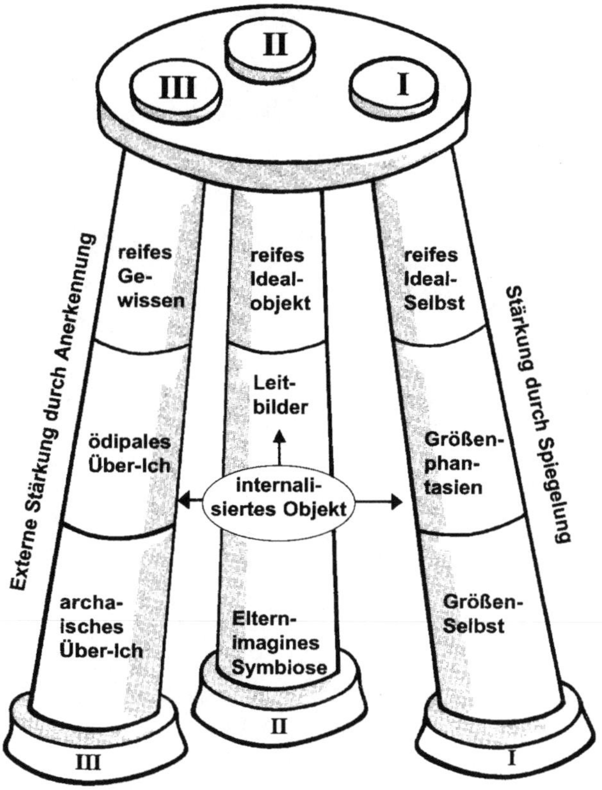

Abbildung 3: Das Drei-Säulen-Modell

119 Mentzos, S. (2011), S. 68ff.